다이어트운동생리학

머리말

장수시대를 살아가는 현대인에게 삶의 질을 향상시키는 문제는 무엇보다 중요합니다. 특히 삶의 질을 떨어뜨리는 주요 원인인 비만 문제의 해결을 위해서는 규칙적인 운동이 올바른 영양관리와 병행되어야 한다는 점은 거듭 강조해도 지나치지 않습니다. 비만을 비롯하여 건강한 삶을 위협하는 다양한 만성질환 예방을 위해서는 과학적인 운동 처방이 선행되어야 합니다. 따라서 비만 관리 및 건강 증진을 위한 운동 처방에는 운동생리학에 대한 기본적인 이해가 필요합니다.

운동생리학은 운동을 통한 인체의 변화를 이해하는 데 꼭 필요한 학문입니다. 운동생리학은 태생적으로 인체생리학을 응용한 학문이기 때문에 인체의 기능과 메커니즘에 대한 학습이 선행되어야 합니다. 인체생리학의 충분한 이해와 함께 운동의 생리적 작용에 대한 학습이 이루어져야 하므로 학생들의 입장에서는 어려운 과목으로 생각하는 경향이 있습니다. 게다가 대부분 운동생리학 책은 외국 서적을 번역하거나 분량이 너무 많아 한 학기용으로 강의를 진행하기에는 어려운 점이 많았습니다. 실제로 운동생리학 강의를 담당하고 있는 저자들 역시 수업 교재를 정하는 것이 쉽지 않았습니다. 이에 따라 어떻게 하면 운동생리학을 쉽게 이해하고 재미있게 학습할 수 있을지를 고민하면서 이 책을 집필하게 되었습니다.

1장에서 5장까지는 인체생리학을 기초로 하여 운동이 인체 시스템, 즉 골격계, 신경계, 호흡계, 순환계에 미치는 효과에 대해 설명하였습니다. 운동이 비만 문제의 개선, 즉 에너지 대사 시스템에 주는 영향에 대해서도 상세하게 다루고 있습니다. 인체생리학에 대한 선행 학습이 없어도 이 책을 통해서 충분히 이해할 수 있도록 하였으며 인체 구조에 대한 그림을 통해 이해도를 높이고자 하였습니다.

6장에서 11장까지는 현장에서 직접 접목할 수 있는 운동 처방을 다루었습니다. 우선 6장에서 8장까지는 유산소 및 근력 트레이닝의 원리에 대해 최근 연구를 기초로 상세하게 설명하였습니다. 특히 준비운동, 정리운동, 근력 트레이닝의 정확한 동작을 부록에 실어 응용학문인 운동생리학의 목적에 적합하도록 구성하였습니다. 이어서 9장부터 11장까지는 아동, 노인, 여성, 비만, 고혈압, 당뇨병 등 운동 처방의 개별성 원리에 입각하여 대상별 운동 처방을 제시하여 운동생리학의 현장 적응력을 높이고자 하였습니다.

이 책은 폭발적으로 늘어나는 비만 문제를 고려하여 다이어트를 위한 운동생리학에 초점을 맞추었습니다. 특히 기존의 책에서 비중이 크지 않았던 영양학 측면의 내용을 많이 소개하여 스포츠 전공자들이 다이어트 프로그램을 구성할 때 쉽게 응용할 수 있도록 하였습니다. 각 장에는 '알아봅시다' 를 통해 운동이 인체에 미치는 영향에 대한 흥미로운 이야기가 소개되어 있으며, 연구문제가 수록되어 학습 수준을 스스로 점검할 수 있습니다.

최근에는 운동 전공자뿐만 아니라 식품영양학, 의학, 간호학, 보건학 등 다양한 분야에서 운동생리학을 응용하려는 시도를 하고 있고 스포츠 현장 지도자 역시 운동생리학에 대한 학습 의욕이 높은 편입니다. 심지어 과학적인 다이어트를 위해 운동생리학의 기본적인 이해가 필요하다고 생각하는 이들 역시 학습 의지를 보이고 있습니다. 이 책을 통해 운동생리학의 이해를 높이고 운동이 비만을 해소하여 건강한 삶을 영위하는 데 중요한 역할을 한다는 사실을 학문적으로 해석하는 데 도움이 되기를 바랍니다.

이 책이 나오기까지 많은 분이 도움과 지지를 아끼지 않으셨습니다. 꼭 필요한 인체 그림의 사용을 기꺼이 허락하신『이해하기 쉬운 인체생리학』의 저자 서울대 이연숙 교수님을 비롯하여 구재옥 · 임현숙 · 강영희 · 권종숙 교수님께 무한한 감사를 드립니다. 운동 동작 시연에 적극적으로 참여한 단국대학교 운동처방재활학과 서윤정, 김준희, 김상원 학생의 열정도 고마울 따름입니다. 이 밖에 편집에 도움을 준 이경영 벤에세레 김성경 실장과 다이어트 프로그래머 선생님들에게도 감사의 마음을 전합니다. 끝까지 좋은 책을 만들기 위해 힘써 주신 파워북 출판사의 유제구 사장, 김재원 실장, 편집부원들에게도 깊은 감사를 드립니다. 마지막으로 저자들의 영원한 스승이자 운동생리학이라는 학문의 진정성을 가르쳐 주신 서울대 전태원 교수님께 무한한 사랑과 감사를 보냅니다.

저자 일동

차례

Chapter 1

골격근의 이해

Chapter 1

골격근의 이해

골격근skeletal muscle이란 신체의 움직임을 관장하는 근육으로 결합조직인 건tendon에 의해 뼈에 부착되어 있으며, 병렬로 배치된 횡문근으로 구성되어 있다. 골격근은 의식적으로 조절할 수 있는 수의근이며, 인체에는 약 650여 개의 골격근이 존재한다. 신체활동은 골격근의 수의적 운동을 통해 이루어지며, 다이어트 프로그램은 골격근의 활동을 통한 에너지 소비와 골격근의 지방 이용률을 증가시키는 것을 중심으로 구성된다.

일반적으로 골격근은 체중의 45% 정도를 차지하며, 여성은 남성에 비해 골격근의 양이 적다. 골격근의 양은 인체의 에너지 소비 중 가장 큰 비율을 차지하는 기초

그림 1-1 ●● 근육

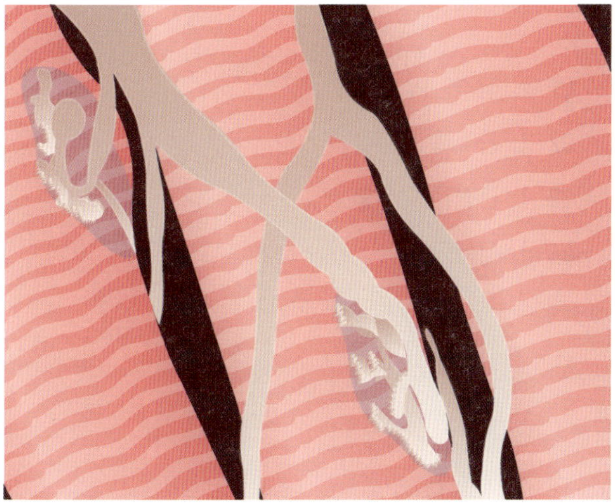

출처 : 이연숙 등. 이해하기 쉬운 인체생리학, 2011

대사율에 직접적인 영향을 미친다. 따라서 여성이 남성에 비해 골격근의 양이 적어 상대적으로 기초대사율이 떨어지므로 다이어트 효율 역시 여성이 더 낮은 편이다. 한편 인체 수분량의 50% 이상이 골격근에 존재하기 때문에 잘못된 다이어트로 체수분이 손실되면, 결국 골격근에서 수분이 빠져나가기 때문에 운동수행능력이 떨어지게 된다.

01 골격근의 구조

인체의 근육 조직은 골격근 · 심장근 · 평활근으로 분류할 수 있다.

골격근skeletal muscle은 뼈에 붙어서 인체의 움직임을 의식적으로 조절할 수 있어 수의근이라고 하며, 원통 모양으로 많은 핵을 가지고 있다. 가로무늬가 뚜렷이 보이기 때문에 가로무늬근(횡문근)이라고도 한다. 평활근smooth muscle은 혈관이나 내장에 있는 근육으로, 한 세포에 하나의 핵을 가지고 있다. 평활근은 골격근과 달리 의식적으로 움직일 수 없는 불수의근으로, 가로무늬가 없어 민무늬근이라고 한다. 심장근cardiac muscle은 심장에만 존재하는 불수의근으로 중앙에 한 개의 핵을 가지고 있으며, 각각의 심장근세포를 연결하는 개재판이 있다. 또 심장근은 골격근처럼 뚜렷하지 않지만 가로무늬가 있어 횡문근이라고도 한다.

체성신경의 자극을 받아 의지대로 움직일 수 있는 수의근인 골격근과 달리, 평활근과 심장근은 자율신경의 지배를 받기 때문에 의지대로 움직일 수 없다. 일반적으로 근육이라고 할 때는 대부분 골격근을 말하는데, 골격근은 전체 근육과 각각의 근섬유를 둘러싸고 있는 여러 층의 결합조직으로 구성되어 있다.

■ 근육 종류

- 수의근(골격근) ↔ 불수의근(평활근, 심장근)
- 횡문근(골격근, 심장근) ↔ 민무늬근(평활근)

1 | 결합조직

근외막이라는 촘촘한 **결합조직**에 의해 둘러싸인 근육에는 근섬유다발을 덮고 있는 근다발막이 있다. 근다발막 안에는 여러 개의 근섬유속(근속)이 다양한 크기로 존재하고 있다. 또한 각각의 근속에는 원통 모양의 근섬유들이 근내막에 의해 둘러싸여 있다. 근육의 기본단위인 근섬유muscle fiber는 근섬유막이라는 결합조직이 보호하고 있다 그림 1-2.

근외막 > 근다발막 > 근내막 > 근섬유막

■ **결합조직**

결합조직connective tissue은 근육조직, 신경조직, 상피조직과 함께 인체의 4대 조직에 해당될 만큼 우리 몸에 가장 많은 부위를 차지한다. 세포, 장기, 기관 등을 결합시켜 지지하고 보호하는 조직으로 세포 사이의 물질을 구성하고 있다. 결합조직을 구성하는 섬유에는 아교섬유collagen fiber, 탄력섬유ellastin fiber, 세망섬유reticular fiber가 있다. 근육의 수축을 골격에 전하는 건(힘줄)은 대부분 아교질로 구성되어 있으므로 강한 장력을 가질 수 있어 인체를 보호하면서 운동을 수행할 수 있다.

2 | 근섬유

전체 근육은 근섬유다발로 구성되며, 근섬유다발은 원통 모양의 근섬유가 평행으로 나란히 모여 있는 형태이다. 근섬유muscle fiber는 근육세포muscle cell로서 핵 · **근형질** · 근원세포로 구성되는데, 근원세포는 수축기능을 하는 액틴과 미오신으로 구성되어 있다. 근원섬유 사이의 공간은 젤라틴과 같은 액체성 물질인 근형질로 채워져 있다 그림 1-2.

근육 > 근섬유다발(근속) > 근섬유 > 근원섬유 > 액틴, 미오신

■ 근형질(sarcoplasm)

일반 세포의 세포소기관 사이를 채우는 유동성 물질인 원형질plasma을 근섬유에서는 근형질이라고 부른다. 근형질이 세포질과 다른 것은 근형질세망sarcoplasmic reticulum이라는 촘촘한 그물 모양 형태의 세포소기관을 함유하고 있다는 점이다. 활동전위가 발생하면 근형질세망에 있는 칼슘이온이 증가하면서 방출되어 근수축을 일으킨다.

그림 1-2 ●● 골격근의 구조

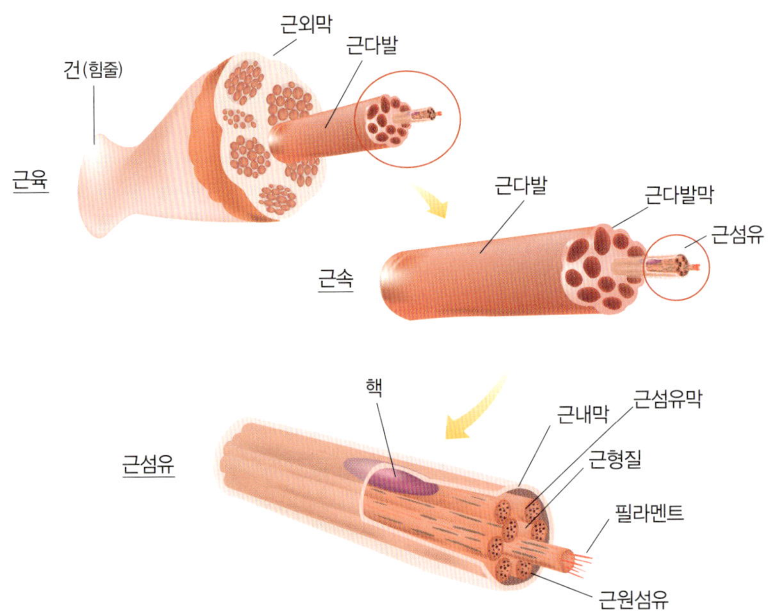

출처 : 이연숙 등. 이해하기 쉬운 인체생리학, 2011

3 | 근절

근절sarcomere은 근원섬유의 기본 기능단위로서 가는 세사thin filament인 3,000여 개의 **액틴**actin **세사**와 굵은 세사thick filament인 1,500여 개의 **미오신**myosin **세사**의 배열에 의해 나타난다. 근절의 가운데에 위치하는 미오신 세사의 양쪽에 액틴 세사가 배치되어 있으며, 미오신 세사와 액틴 세사가 겹치는 어두운 부위를 **A띠**A band라고

하고, 굵은 미오신 세사가 없이 가는 액틴 세사만 있는 밝은 부위를 I띠I band라고 한다. 또한 액틴과 미오신이 겹치지 않는 근절의 중앙 부위는 H띠H zone이며, 근절의 가운데를 나누는 M선M line을 포함한다. 근절은 양 끝에 Z원판Z disk이라는 선이 있는데, 액틴 세사를 고정시키고 I띠를 둘로 나누는 역할을 한다. 근원섬유의 횡단면을 보면 여섯 개의 액틴과 하나의 미오신이 맞물려 있는 육각형의 벌집 모양을 하고 있다 그림 1-3.

액틴과 미오신

근원섬유를 이루는 기본 단위인 근절은 액틴 세사와 미오신 세사로 구성되어 있다. 액틴 단백질로 구성된 가는 필라멘트thin filaments를 얇은 세사 또는 액틴 세사라고 하고, 미오신 단백질로 구성된 굵은 필라멘트thick filaments를 굵은 세사 또는 미오신 세사라고 한다.

얇은 세사 = 가는 필라멘트 = 액틴 필라멘트 = 액틴 세사
굵은 세사 = 굵은 필라멘트 = 미오신 필라멘트 = 미오신 세사

그림 1-3 ●● 근절의 구성

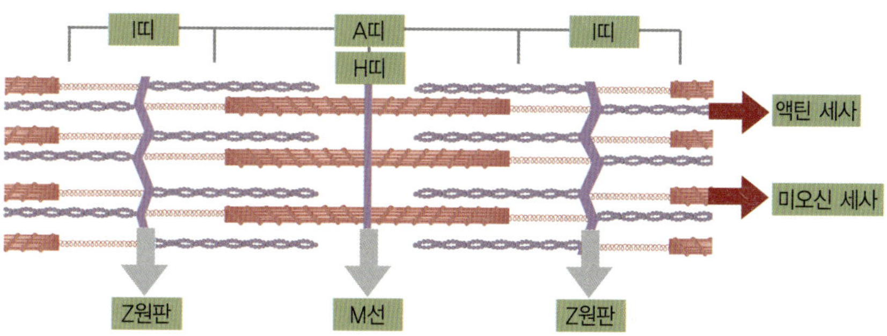

출처 : 이연숙 등. 이해하기 쉬운 인체생리학, 2011

■ 근절의 구성

- A띠 : 미오신 세사로 이루어진 어두운 부분
- H띠 : 액틴 세사와 미오신 세사가 겹치지 않은 근절의 중앙 부위
- I띠 : 액틴 세사로 이루어진 밝은 부분
- M선 : 근절의 정중앙선
- Z원판 : 근절의 양쪽 끝

A, I, H, M, Z ?

- A띠A band : 영어 anisotropic(비등방성의)의 약자로, 단면을 잘라 현미경으로 봤을 때 가는 액틴과 굵은 미오신이 겹쳐 있어 단백질이 고르게 분포되어 있지 않는 어두운 상태를 나타낸다.
- I띠I band : 영어 isotropic(등방성의)의 약자로, 현미경으로 봤을 때 A띠와 달리 가는 액틴 세사만 일정하게 배열되어 있어 밝게 나타난다.
- H띠H zone : 독일어 helles의 약자로 깨끗한clear이란 의미이다. 액틴 세사 없이 굵은 미오신 세사만 있어 현미경으로 볼 때 깨끗하게 보인다.
- M선 M line : 독일어 Mittel의 약자로 가운데middle의 뜻으로 근절의 중앙부를 가르는 선을 말한다.
- Z원판Z disk : 독일어 zwischen의 약자로, 근절과 근절 사이between를 나타낸다.

4 | 미오신 세사와 액틴 세사

미오신 세사는 중심부의 M선에 연결되어 있으며, 각 끝은 안으로 구부러져 있는 공 모양의 교차다리인 십자교가 일정한 간격으로 존재한다. 액틴 세사는 수축성 단백질인 액틴과 **트로포닌**과 **트로포미오신**의 3가지 단백질로 구성되며, Z선에 연결되어 근절의 중앙으로 뻗어 있다 그림 1-4.

그림 1-4 ●● 액틴 세사와 미오신 세사

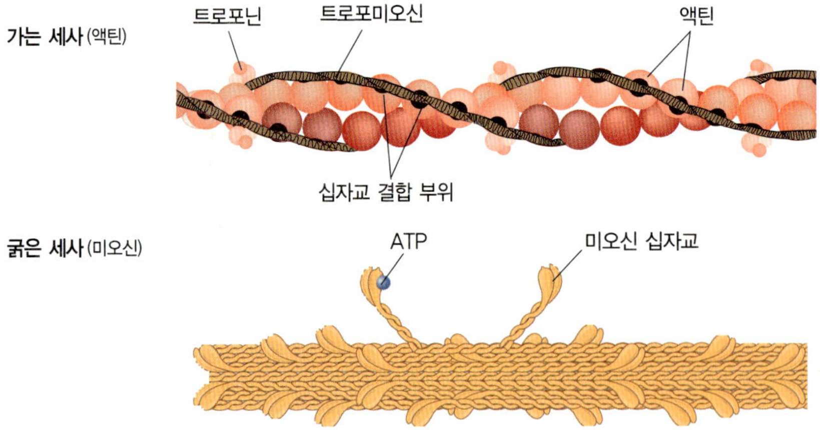

출처 : 이연숙 등. 이해하기 쉬운 인체생리학, 2011

트로포닌(troponin), 트로포미오신(tropomyosin)

트로포닌은 액틴에 직접 붙어 있지 않고 빨랫줄처럼 긴 줄 모양의 트로포미오신에 붙어서 미오신 십자교가 액틴과 결합할 때 작용을 한다. 근세포가 자극을 받으면서 근형질세망에서 방출된 칼슘이온은 트로포닌과 결합을 하면서 액틴을 둘러싼 빨랫줄 모양의 트로포미오신을 움직이게 한다. 이때 노출된 액틴 단백질이 미오신 십자교와 결합하면서 근육이 수축된다.

5 | 신경근연접

운동신경이 근섬유와 만나는 지점을 신경근연접neuromuscular junction 또는 운동종판motor end plate이라고 한다. 신경자극이 신경세포체의 축삭돌기를 통해 전달되고 신경근연접에 도달하면 축삭말단의 작은 주머니 안에 있는 신경전달물질인 **아세틸콜린**acetylcholine을 분비한다. 분비된 아세틸콜린은 근섬유로 전달되어 근섬유막을 탈분극시키고, 근형질세망에 저장된 칼슘이온을 방출하면서 근육수축이 일어나게 된다 그림 1-5.

그림 1-5 ●● 신경근연접과 신경자극 전달

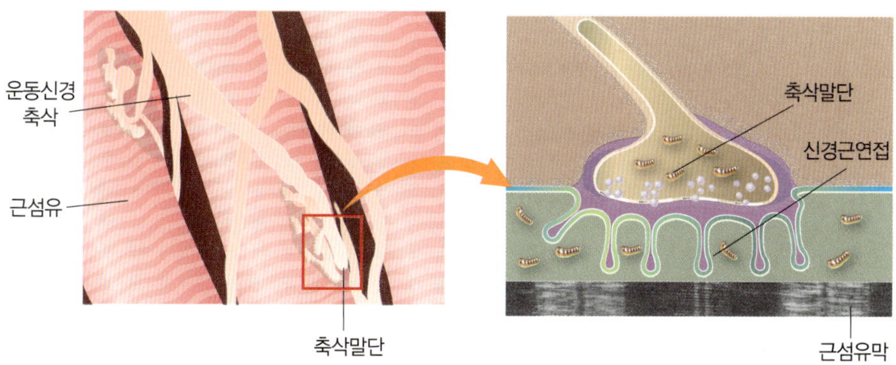

출처 : 이연숙 등. 이해하기 쉬운 인체생리학, 2011

아세틸콜린(acetylcholine)

아세틸콜린은 동물의 신경조직에 있으며 신경자극을 근육에 전달하는 화학물질이다. 골격근 수축을 자극하는 아세틸콜린은 신경자극 전달이 끝나면 콜린과 아세트산으로 분리된다. 이처럼 하나의 신경세포에서 가까이 있는 신경세포나 근육에 정보를 전달하는 화학물질을 신경전달물질neurotransmitter이라고 한다. 대표적인 신경전달물질로는 부교감신경에서 분비되는 아세틸콜린과, 교감신경에서 분비되는 아드레날린(에피네프린)이 있다.

02 근수축 활주설

근육은 액틴 세사가 미오신 세사 중심으로 미끄러지듯이 활주하여 근육의 길이가 짧아지게 되는 원리에 의해 수축이 이루어진다. 이러한 근수축의 원리를 근수축 활주설 또는 근세사 활주설이라고 한다. 근수축 활주설은 안정, 자극 및 흥분, 수축, 이완의 총 4단계로 설명된다 그림 1-6.

■ 근수축 활주설 4단계

① 안정 시 :
액틴 세사와 미오신 세사가 결합하지 않은 수축 전 상태

② 자극-흥분 :
신경자극에 의한 아세틸콜린 분비 ➡ 근형질세망에서 칼슘 분비 ➡ 칼슘과 트로포닌 결합 ➡ 액틴 세사에서 트로포미오신 이동 ➡ 액틴의 활성 부위 노출

③ 수축 :
미오신 세사 십자교의 ATP가 ADP와 Pi로 분해 ➡ 에너지 발생 ➡ 십자교와 액틴의 활성부위 결합 ➡ 십자교 굴곡 ➡ 액틴 세사가 미오신 세사 위로 미끄러져 들어옴

④ 이완 :
칼슘이온이 근형질세망으로 돌아감 ➡ 액틴 세사와 미오신 세사의 결합이 일어나지 않음 ➡ 근육이 이완된 상태로 돌아감

그림 1-6 ●● 근육의 수축과 이완

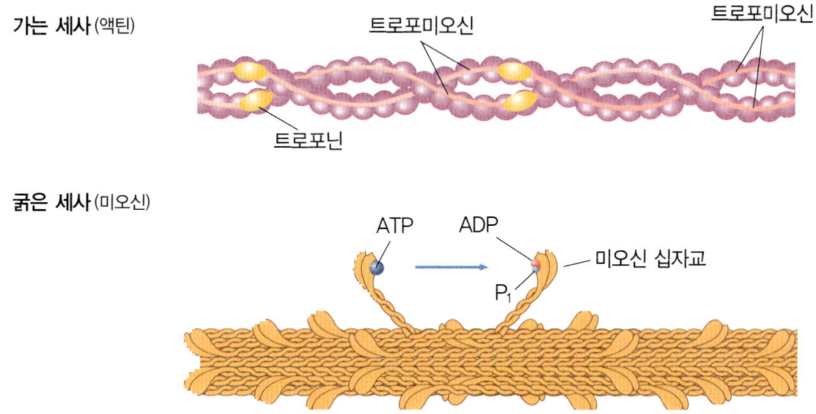

출처 : 이연숙 등. 이해하기 쉬운 인체생리학, 2011

1 | 안정 시

액틴 세사와 미오신 세사의 결합이 일어나지 않기 때문에 근육이 수축하지 않고 이완되어 있는 상태로, 신경자극이 일어나기 전 단계이다.

2 | 자극-흥분

신경자극은 신경전달물질인 아세틸콜린을 분비하며, 근세포막을 탈분극시켜 세포 내 양이온이 증가하게 되면서 활동전위를 생성한다. 활동전위에 의해 근형질세망의 칼슘이 방출되고, 방출된 칼슘은 액틴 세사의 트로포닌과 결합하여 트로포미오신을 잡아당겨 액틴의 활성 부위를 노출시킴으로써 미오신 십자교와 결합할 준비를 하게 된다.

3 | 수축

미오신 십자교의 ATP가 ATPase 효소에 의해 ADP와 Pi로 분해된다. 이때 방출

된 에너지는 미오신 십자교와 액틴의 활성 부위가 결합하여 십자교를 구부러지게 하며, 액틴 세사를 근절의 중앙부로 끌어당기는 데 사용된다. 이러한 미오신 십자교와 액틴의 반복적인 결합이 근절의 길이를 짧게 만들면서 근수축을 일으킨다.

4 | 이완

신경자극이 정지되면 칼슘이온은 근형질세망으로 돌아가고, 트로포미오신은 다시 액틴의 활성 부위를 가리게 된다. 따라서 미오신 십자교와 액틴 세사의 결합이 더 이상이 나타나지 않으며, 다시 안정 시 근육의 이완된 상태로 돌아간다.

ATP (adenosine triphosphate)

아데노신삼인산ATP은 에너지를 저장하는 분자로 ATP가 ADP(아데노신이인산)와 Pi(인산염)로 분리될 때 약 7.3kcal/mol의 에너지가 발생한다. 이때 ATP를 ADP와 Pi로 분해하는 효소가 ATPase이다. 이렇게 발생된 에너지는 미오신 십자교가 움직여서 액틴과 결합하여 액틴 세사 전체를 끌어당기면서 근수축을 일으키는 데 사용된다. ATP가 골격근 수축에 중요한 역할을 하지만 ATP만으로는 근육수축이 일어나지 않는다. 근형질세망의 칼슘이온이 충분히 방출되지 않으면 액틴 세사를 활성화할 수 없기 때문에 근수축에는 칼슘이 필요하다.

03 근섬유의 유형

골격근 섬유는 수축 속도에 따라 느리게 수축하는 **지근섬유**와, 빠르게 수축하는 **속근섬유**로 구분된다. 속근섬유는 에너지 대사 특징에 따라 속근섬유a와 속근섬유b로 나누어진다. 이 세 가지 유형의 근섬유는 모든 근육에 포함되어 있는데, 일반인의 경우 유전적 요인 등에 따라 비율이 달라지며, 운동선수의 경우 트레이닝 종목이나 기간에 따라 비율이 달라진다.

1 | 지근섬유

유산소성 형태의 섬유로서 산소를 이용하여 에너지를 생산할 수 있는 많은 수의 **미토콘드리아**를 가지고 있다. 지근섬유는 장시간 운동 시 지속적으로 ATP를 공급하여 지구력 운동을 가능하게 하며, 피로에 대한 저항이 강하다. 또한 지근섬유는 근육에 산소를 공급해 주는 미오글로빈과 모세혈관 수가 많은 편이다. 그러나 지근섬유는 근수축에 관여하는 효소인 미오신 ATPase의 활성도가 낮기 때문에 신경전달 속도와 근수축이 느리며, 운동단위가 작기 때문에 근력도 낮은 편이다 표 1-1.

미토콘드리아(mitochondria)

세포 안에 있는 중요한 세포소기관으로, 아데노신삼인산ATP을 생산하는 에너지 공장이다. 산소가 없으면 포도당은 2개의 ATP를 만들고 젖산으로 발효하게 된다. 반대로 산소가 있으면 포도당이 세포 속의 미토콘드리아까지 들어가서 36~38개의 ATP를 생산한다.

2 | 속근섬유

무산소성 형태의 섬유로서 지근섬유에서 속근섬유로의 중간 단계인 속근a섬유와 무산소성 형태가 강한 속근b섬유로 구분된다. 속근섬유는 무산소성 대사를 통해 ATP를 형성하므로 상대적으로 적은 수의 미토콘드리아를 가지고 있으며, 피로가 쉽게 발생하게 된다. 그러나 높은 활성도의 미오신 ATPase를 가지고 있어 신경전

표 1-1 | 근섬유의 유형별 특성

근섬유 유형	지근섬유	속근a섬유	속근b섬유
미토콘드리아 밀도	높음	보통	낮음
에너지 대사	유산소성	유산소성/무산소성	무산소성
미오신 ATPase 활성	늦음	빠름	가장 빠름
수축 속도	낮음	중간	빠름
피로저항력	높음	보통	낮음
운동신경 크기	작음	중간	큼
근육 직경	작음	중간	큼

출처 : 이연숙 등, 이해하기 쉬운 인체생리학, 2011

달속도와 근수축이 빠르다. 속근섬유는 더 큰 운동단위를 가지고 있어 많은 수의 근섬유를 지배하므로 상대적으로 더 큰 근력을 발휘하고, 운동단위당 근력도 높은 편이다 표 1-1.

지근섬유와 속근섬유

지근섬유는 붉은 색소가 짙은 미오글로빈이 많이 포함되어 있어 적근섬유라고 하며, 근수축이 느리기 때문에 ST 섬유slow twitch fiber라고도 하고, 또는 Type I 근섬유라고 한다. 반대로 속근섬유는 미오글로빈이 적게 포함되어 있어 백근섬유라고 하며, 근수축이 빠르기 때문에 FT 섬유fast twitch fiber라고도 하며, 또는 Type II 근섬유라고 한다. Type II 근섬유는 속근섬유의 중간 단계인 Type IIa와 무산소성 특징이 강한 Type IIb로 다시 분류할 수 있다.

3 | 근섬유 동원

운동 시 동원되는 근섬유는 근육에 요구되는 힘의 수준에 의해 결정된다. 즉, 강한 힘이 필요할 때는 더 많은 근섬유를 동원하고, 상대적으로 약한 힘이 필요할 때는 운동신경의 크기가 작은 근섬유가 먼저 동원된다. 따라서 걷기와 같은 낮은 강도의 운동 중에는 운동단위가 낮은 지근섬유가 먼저 동원되고, 빠른 걷기와 달리기 같은 중 · 고강도의 운동 중에는 속근a섬유가 동원되며, 마지막으로 전력질주와 같은 최대 운동 중에는 속근b섬유가 동원된다.

04 운동단위

하나의 운동신경은 다수의 근섬유를 지배한다. 하나의 운동신경과 이에 지배받는 근섬유를 운동단위motor unit라고 한다 그림 1-7.

운동단위 = 운동신경motor neuron + 근섬유muscle fiber

그림 1-7 ●● 운동단위

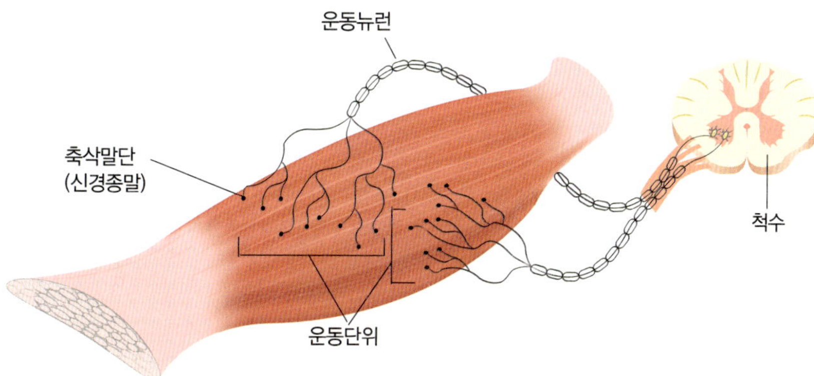

출처 : 이연숙 등. 이해하기 쉬운 인체생리학, 2011

1 | 운동단위의 동원

하나의 운동신경이 지배하는 근섬유수가 많을수록 근수축 장력(근력)이 증가한다. 운동단위의 수가 많이 동원될수록, 그리고 더 많은 근섬유를 지배하는 운동단위가 동원될수록 근육의 장력은 커진다 그림 1-8 . 운동신경에 대한 근섬유 동원 비율은 섬세한 동작일수록 낮고 큰 동작일수록 높아진다. 턱 아래에서 목까지 연결되는 활경근에는 섬세한 동작을 수행하는 데 작용하는 1,696개의 운동신경이 있으며, 이

그림 1-8 ●● 동원되는 운동단위와 근력의 상관관계

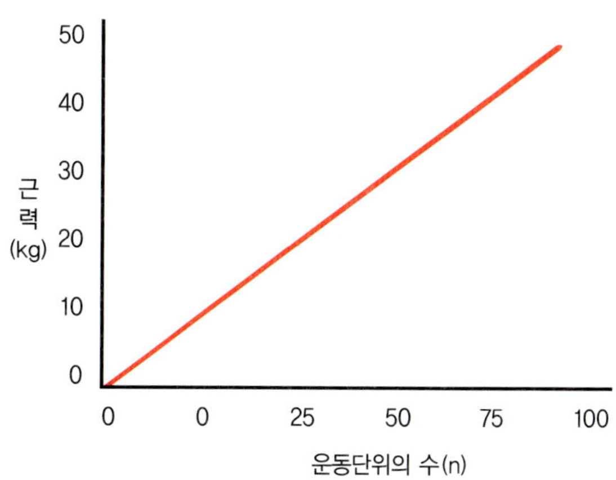

운동신경에 연결된 근섬유는 27,000개로 '1:16'의 동원 비율을 보인다. 이와 반대로 비교적 큰 동작을 수행하는 장딴지 근육인 비복근은 579개의 운동신경에 백만 개가 넘는 근섬유가 동원되어 '1:1,934'의 비율을 나타낸다.

2 | 실무율의 법칙

운동신경이 근섬유를 자극할 때 근수축 반응을 유도하는 최소한의 역치 이상의 자극이 발생해야만 근육의 움직임이 일어나며, 역치 이하의 자극에서는 근육이 움직이지 않는다. 이러한 근수축의 특성을 실무율의 법칙all or none law이라고 한다. 하나의 운동단위는 실무율의 반응이 동일하므로, 역치나 그 이상의 자극은 운동신경이 지배하는 다수의 근섬유를 동시에 수축시켜 최대 근육반응(수축)을 유도하게 된다. 근수축은 자극에 따라 연축, 가중, 강축, 피로 등의 상태로 분류된다 그림 1-9 .

근수축의 종류

① 연축twitch : 역치 이상 1회의 신경자극에 의한 근육의 수축과 이완 상태
② 가중summation : 첫 번째 자극 후 두 번째 자극을 가하면 이전의 자극에 합하여 더 큰 수축과 이완이 나타나는 상태
③ 강축tetanus : 신경자극의 빈도 증가에 의해 연속적으로 자극이 가해지면, 연축의 이완 시간이 짧아지고 지속적으로 근육이 수축을 유지하게 되어 높은 수준의 장력이 발생되는 상태
④ 피로fatigue : 지속적인 신경자극에 의해 더 높은 빈도와 세기의 자극에도 근육의 장력이 증가하지 않고 감소하는 시점의 상태

그림 1-9 ●● 근수축의 종류

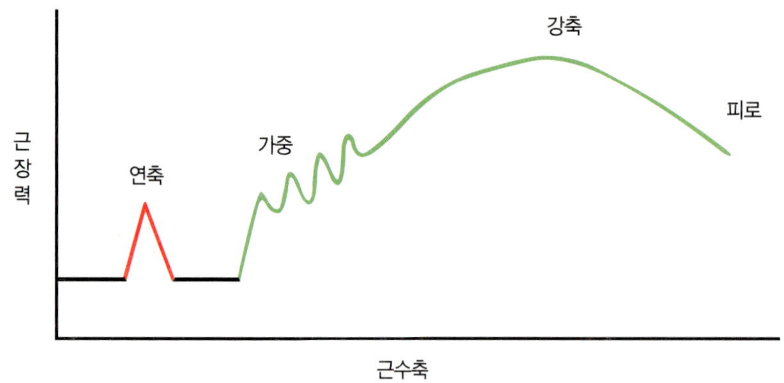

3 | 근섬유 길이와 장력

근수축 세기는 동원되는 근섬유 수(운동단위), 자극의 빈도와 근섬유의 길이에 의해 영향을 받는다. 동원되는 근섬유의 수가 많을수록, 즉 더 많은 운동단위가 동원될수록 근수축의 세기는 강해지며, 자극의 빈도가 높고 짧을수록 장력은 커진다.

근육이 최대의 힘을 내기 위해서는 미오신과 액틴이 중복되는 길이에도 영향을 받는데, 근육이 안정상태의 60% 정도로 짧아질 때 가장 많은 액틴과 미오신 십자교가 결합하여 최대의 힘을 낸다 그림 1-10b. 하지만 그 이상으로 짧아진 경우는 액틴과 미오신 십자교의 결합이 적어져 근장력이 감소한다 그림 1-10a. 또한 미오신 안정상태의 길이가 너무 길어진 경우에는 액틴과 미오신 십자교가 결합할 수 없으므로 근장력이 감소한다 그림 1-10c.

그림 1-10 ●● 근섬유 길이와 장력

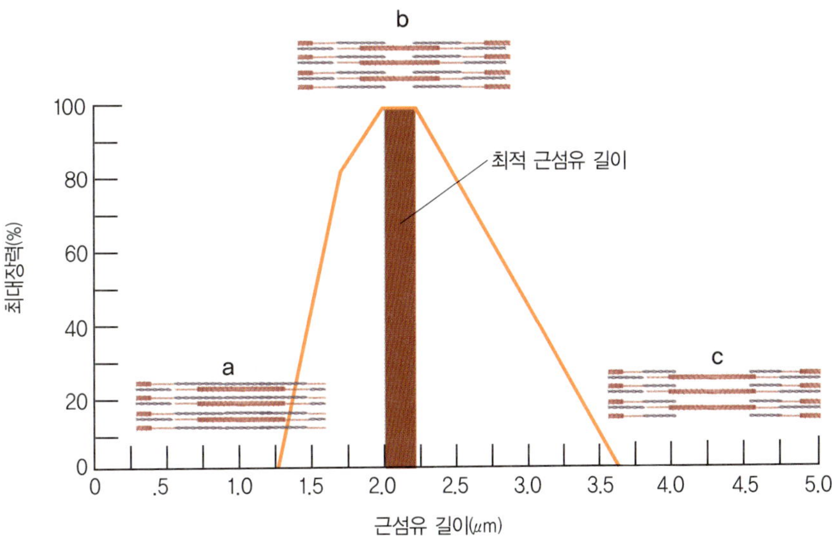

알아봅시다 1

*근육 기능의 분류

신체의 각 움직임은 골격근의 수축과 이완에 의해 일어나는데, 근육의 기능은 다음과 같이 분류할 수 있다.

① 주동근 : 운동을 할 때 중심이 되는 역할을 하는 근육

② 협력근 : 운동을 할 때 주동근을 도와주는 역할을 하는 근육

③ 신근(펴짐근) : 팔꿈치 또는 무릎을 펴는 것처럼 사지(四肢)의 길이와 각도를 늘리는 근육

④ 굴근(굽힘근) : 팔꿈치나 무릎을 구부리는 것처럼 관절 양쪽에 있는 뼈 사이의 각도를 줄이는 근육

⑤ 내향근(내전근) : 몸의 중심 쪽으로 움직이는 근육

⑥ 외향근(외전근) : 몸의 중심에서 멀어지는 쪽으로 움직이는 근육

⑦ 회내근(엎침근) : 팔다리를 안쪽으로 돌리는 작용을 하는 근육

⑧ 회외근(뒤침근) : 팔다리를 바깥쪽으로 돌리는 작용을 하는 근육

⑨ 괄약근(조임근) : 몸속의 통로나 개구부를 수축하고 닫는 기능을 하는 근육

알아봅시다 2

*전신의 주요 골격근 명칭

① 안면근(얼굴근육)–Facial Muscles

② 흉쇄유돌근(목빗근)–Sternocleidomastoid

③ 승모근(등세모근)–Trapezius

④ 삼각근(어깨세모근)–Deltoid

⑤ 대흉근(큰가슴근)–Pectoralis Major

⑥ 상완이두근(위팔두갈래근)–Biceps Brachii

⑦ 상완삼두근(위팔세갈래근)–Triceps Brachii

⑧ 상완근(위팔근)–Brachialis

⑨ 복직근(배곧은근)–Rectus Abdominis

⑩ 광배근(넓은등근)–Latissimus Dorsi

⑪ 외복사근(배바깥빗근)–External Abdominal Oblique

⑫ 대둔근(볼기근)–Gluteus Maximus

⑬ 대내전근(큰모음근)-Adductor Magnus

⑭ 장내전근(긴모음근)-Adductor Longus

⑮ 박근(두덩정강근)-Gracilis

⑯ 봉공근(넙다리빗근)-Sartorius

⑰ 외측광근(가쪽넓은근)-Vastus Lateralis

⑱ 대퇴직근(넙다리곧은근)-Rectus Femoris

⑲ 내측광근(안쪽넓은근)-Vastus Medialis

⑳ 슬굴곡근(넙다리뒤근육)-Hamstring muscles : 반건양근(반힘줄모양근)-Semitendinosus+대퇴이두근(넙다리두갈래근)-Biceps femoris +반막양근(반막모양근)-Semimembranosus

㉑ 비복근(장딴지근)-Gastrocnemius

㉒ 가자미근(넙치근)-Soleus

㉓ 전경골근(앞정강근)-Tibialis anterior

㉔ 장비골근(긴종아리근)-Peroneus Longus

㉕ 단비골근(짧은종아리근)-Peroneus Brevis

그림 1-11 ●● 골격근의 주요 명칭(전면)

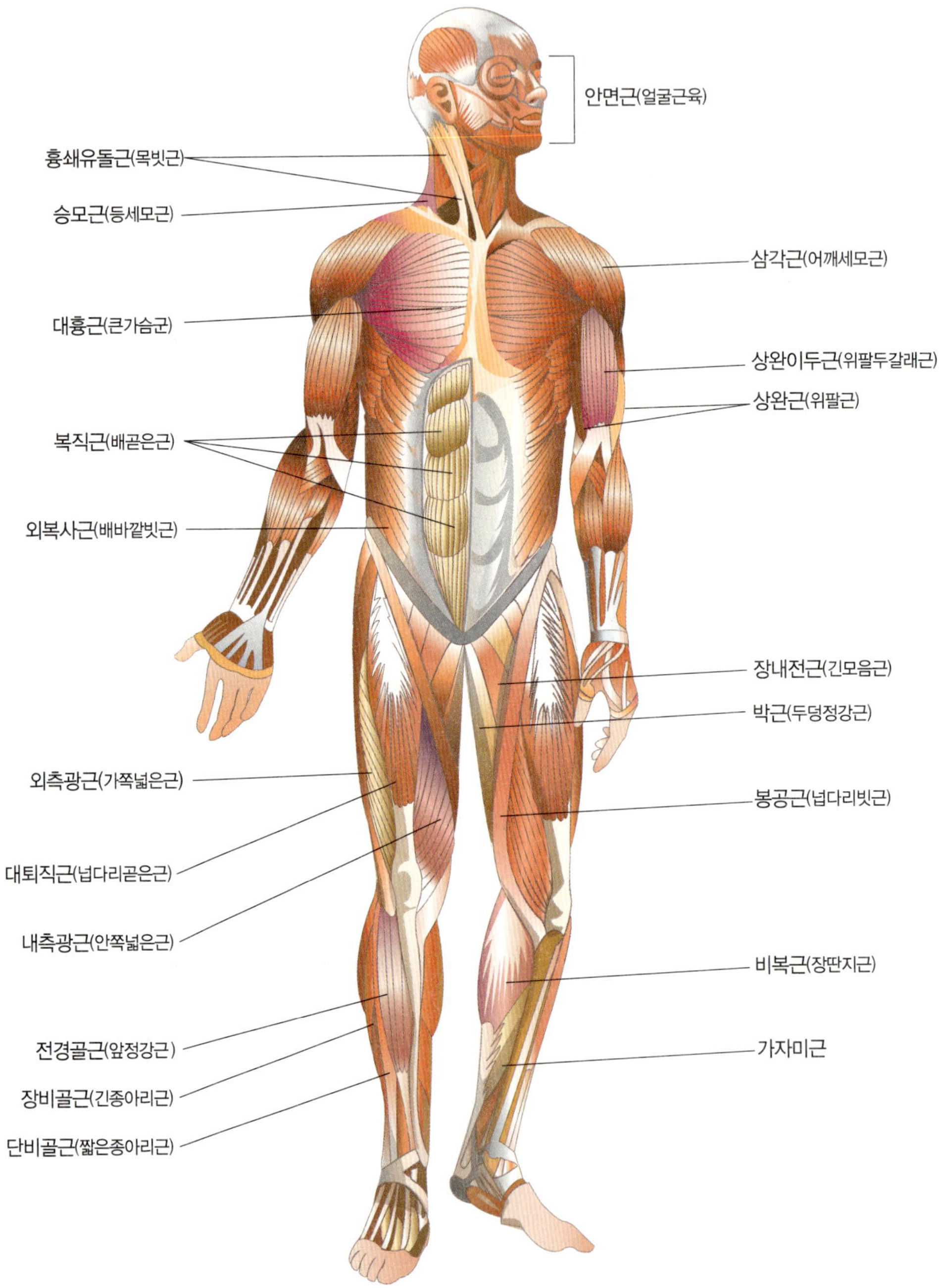

출처 : EBS 피부미용사 필기 종합본, 2009

그림 1-12 ●● 골격근의 주요 명칭(후면)

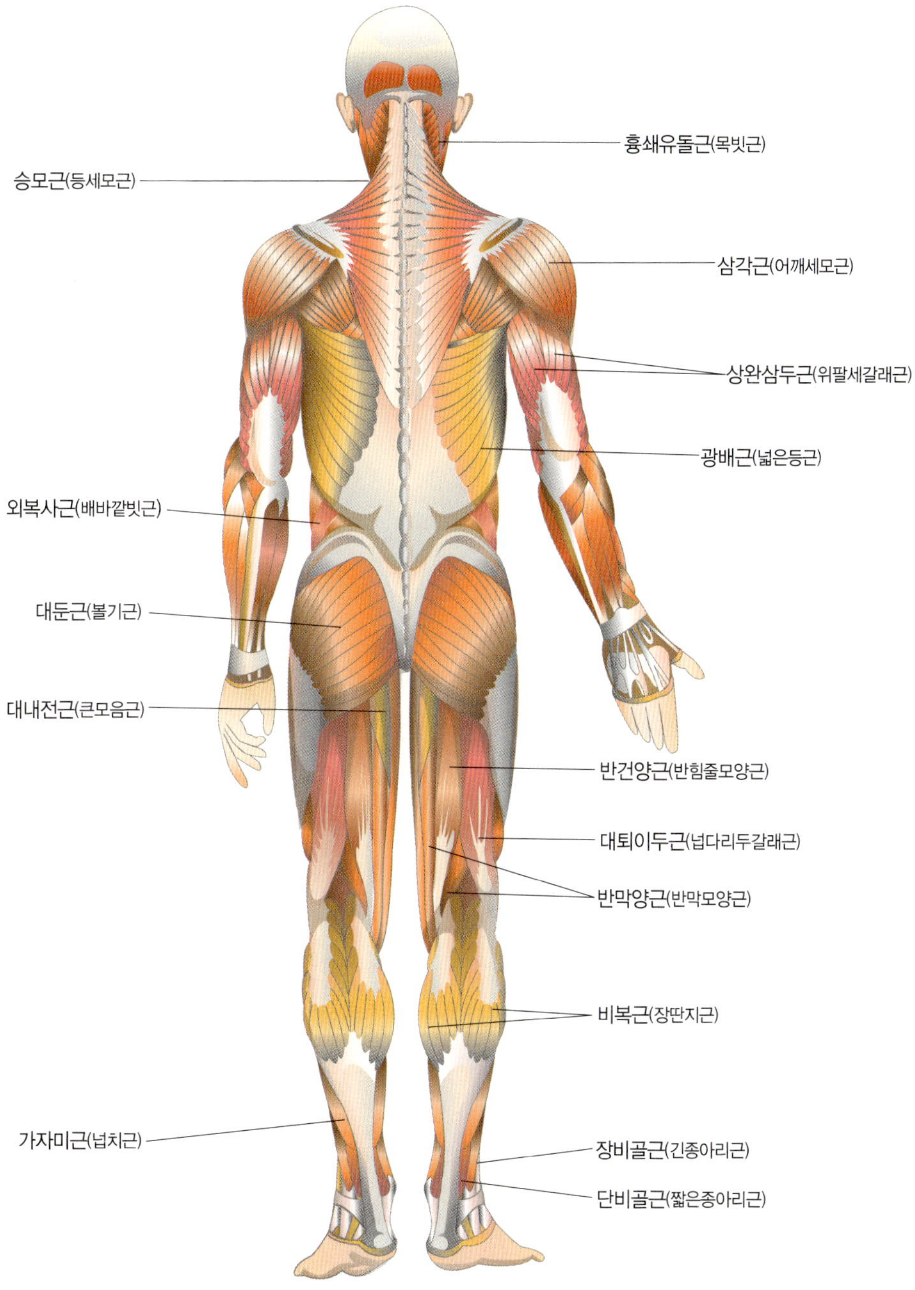

출처 : EBS 피부미용사 필기 종합본, 2009

연 구 문 제

01 골격근의 기본적인 기능단위로 액틴과 미오신 세사의 배열에 의해 나타나는 것은 무엇인가?

① 근섬유 ② 근육 ③ 근절 ④ Z원판

02 신경자극에 의해 신경근연접부에서 분비되는 신경전달물질은 무엇인가?

① 칼슘이온 ② 아세틸콜린 ③ 나트륨이온 ④ ATP

03 장시간 걷기와 같은 지구력 운동 시 주로 동원되는 근섬유는?

① 지근섬유 ② 속근a섬유
③ 속근b섬유 ④ 지근섬유와 속근섬유

04 연속적인 신경자극에 의해 근육의 이완이 짧아지고 계속 수축되어 높은 장력을 나타내는 상태를 무엇이라 하는가?

① 운동단위 ② 연축 ③ 가중 ④ 강축

05 다음 중 속근섬유에 대한 설명으로 바른 것은?

① 속근섬유와 지근섬유의 성격을 함께 갖고 있는 섬유가 속근b섬유이다.
② 높은 활성도의 미오신 ATPase를 갖고 있어 신경전달속도가 지근섬유보다 빠르다.
③ 무산소성 능력이 지근섬유에 비해 낮은 편이다.
④ 같은 속근섬유라도 속근a섬유가 속근b섬유에 비해 미토콘드리아 밀도가 낮다.

06 운동강도 증가에 따른 근섬유 동원 순서를 바르게 짝지은 것은?

① 속근b섬유-속근a섬유-지근섬유
② 속근a섬유-속근b섬유-지근섬유
③ 지근섬유-속근a섬유-속근b섬유
④ 지근섬유-속근b섬유-속근a섬유

Chapter 2

신경계의 구조와 기능

Chapter 2

신경계의 구조와 기능

신경계nervous system는 전기화학적 충격인 신경자극을 만들어 전도하는 구조적이고 기능적인 단위인 신경세포, 즉 뉴런neuron에 의해 조절되며 감각적 자극, 학습, 기억 등을 인식하고 근육 움직임이나 호르몬 분비에 관여한다. 신경은 전도 방향에 따라 운동신경과 감각신경으로 나누어지며, 뇌와 척수에서 일어나는 자극을 전달하여 근육을 움직이는 것이 운동신경세포motor neuron이다. 반대로 인체의 감각기관에서 받은 자극을 척수와 같은 중추신경계에 전달하는 것을 감각신경세포sensory neuron라고 한다.

또한 신경계는 내분비계와 함께 인체의 항상성을 유지하는 역할을 하는데, 체중에 관련된 에너지 항상성도 조절한다. 특히 중추신경계의 간뇌에 위치한 시상하부

그림 2-1 ●● 신경계

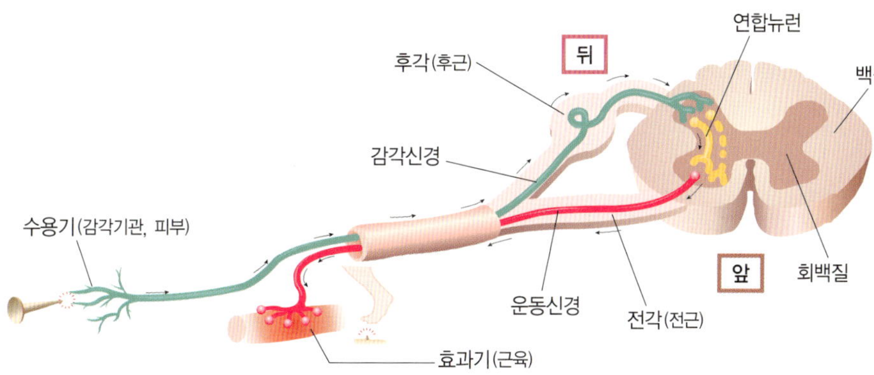

출처 : 이연숙 등. 이해하기 쉬운 인체생리학, 2011

는 내장의 기능을 조절하고 다양한 호르몬을 분비하여 신경계와 내분비계를 연결하는 역할을 한다. 또한 시상하부에는 포만중추와 공복중추가 있어 다이어트와 관련된 식욕 조절에 중요한 역할을 한다.

01 신경계와 신경세포의 구조

1 | 신경계의 구조

신경계는 중추신경계central nervous system, CNS와 말초신경계peripheral nervous system, PNS로 크게 구분된다. 중추신경계는 뇌와 척수로 나누어지고, 말초신경계는 운동신경과 감각신경으로 나누어진다. 또한 말초신경은 중추신경계로부터 받은 신호를 내부기관과 골격근에 전달하는 원심성 신경인 운동신경motor nerve과 말초의 감각을 중추로 전달하는 구심성 신경인 감각신경sensory nerve으로 구성된다. 운동신경은 다시 자율운동신경automatic nervous system, ANS과 체성운동신경somatic nervous system, SNS으로 분류된다. 자율운동신경은 인체 장기들의 운동을 자율적으로 조절하는 신경계로서, 교감신경과 부교감신경으로 구성된다. 인체의 장기는 대부분 교감신경과 부교감신경이 함께 있어 흥분이나 억제 작용을 조절함으로써 인체의 항상

그림 2-2 ●● 신경계의 구조

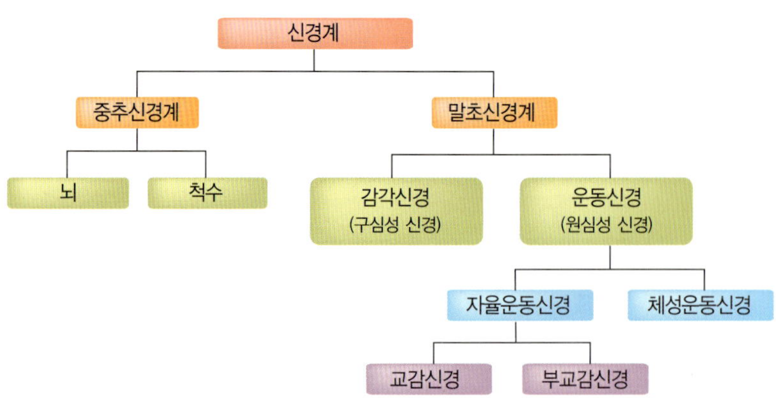

성을 유지하고 있다. 인체의 장기를 둘러싼 평활근 역시 자율운동신경계에 의해 조절된다. 체성운동신경은 골격근의 지배를 받아 움직이기 때문에 의식적인 조절을 할 수 있다 그림 2-2.

운동신경(motor nerve)과 감각신경(sensory nerve)

신경의 구조적 단위가 뉴런이므로 운동신경을 운동뉴런이라고 하고, 뇌와 척수의 중추신경계에서 근육으로 자극을 주기 때문에 중심에서 멀어진다는 뜻으로 원심성 신경efferent nerve이라고 한다. 반대로 우리 몸의 감각기관 즉 시각 · 촉각 · 후각 · 미각에 대한 자극을 중추신경계로 보내는 것을 감각신경 또는 감각뉴런이라고 한다. 또한 중추 방향으로 자극을 전달하는 신경으로 구심성 신경afferent nerve이라고 한다.

2 | 중추신경계

중추신경계는 뇌와 척수를 포함하는 신경계이며, 감각신경과 운동신경으로부터의 정보를 받아들여, 외부 환경에 적절하게 반응하는 신경계의 통합작용을 한다. 뇌는 크게 대뇌, 간뇌, 소뇌, 뇌간으로 분류할 수 있다 그림 2-3. 대뇌는 뇌의 고차원적 기능을 담당하며, 수의적 근육운동과 감각기관의 감각을 판단하고 정보를 저장하고 재능 · 성격과 관련된 중추이다. 대뇌 바깥쪽에 위치하며 표면에 많은 주름을 가지고 있는 **대뇌피질**은 대뇌의 여러 기능을 담당한다. 대뇌피질은 위치에 따라 전두엽, 후두엽, 두정엽, 측두엽의 총 4개 영역으로 나누어져 있다. 대뇌피질의 40%를 차지하는 전두엽에는 수의적 운동과 관련된 운동중추가 존재하고, 후두엽에는 시각영역이 있어 시각 인지 작용을 한다. 대뇌피질 가운데에 위치한 두정엽은 감각기능과 관

■ 뇌의 구성과 기능

① 대뇌 : 뇌의 고차원적 기능, 수의적 근육운동, 감각기관의 감각 판단 및 정보 저장
② 소뇌 : 운동기능 조절중추, 골격근 활동 관여
③ 간뇌 : 항상성의 중추
④ 뇌간 : 중뇌, 뇌교, 연수(호흡중추)로 구성

련된 정보를 받고 해석하는 작용을 한다. 대뇌 측면에 있는 측두엽은 청각과 관련된 기능과 평형감각 조절 및 장기기억을 담당한다.

대뇌피질 가운데 움푹 들어간 부분인 중심구를 기준으로 앞부분에 운동중추가 있고, 뒷부분에 감각중추가 존재한다. 대뇌피질의 연합영역은 피질의 80% 정도를 차지하고 있으며 여러 영역을 통합하는 중요한 기능을 한다. 예를 들면, 연합영역은 운동선수가 복잡한 협응 기술이 필요한 운동종목을 수행할 때 계획 기능을 담당한다.

소뇌는 평형유지와 자세조정 등 운동기능을 조절하는 중추로서 골격근의 활동에 관여하는데, 대뇌와 중계하여 신체활동을 정교하게 만드는 작용을 한다. 지속적인 운동은 소뇌의 학습능력을 높여서 대뇌피질의 중계 없이도 소뇌가 직접 말초신경에 자극을 전달할 수 있게 만든다. 축구경기 중 골키퍼가 날아오는 공을 순식간에 막는 것 역시 대뇌의 중계 없이 소뇌가 독립적으로 영향을 미치기 때문이다. 이처럼 여러 근육의 협응을 통해 복잡한 운동 동작을 할 때 특히 소뇌의 역할이 중요하다.

간뇌는 대뇌와 중뇌 사이에 있으며 항상성을 관장하는 중요한 역할을 하는데, 신경계와 내분비계를 함께 조절한다. 시상thalamus을 중심으로 시상상부와 시상하부가 있는데, 특히 시상하부는 호르몬을 분비하는 내분비계의 기능을 조절한다. 체중조절과 관련된 식욕중추가 시상하부에 있기 때문에 뇌수술 등으로 시상하부에 문제가 발생하면 체중조절이 힘들어져서 비만해지거나 아주 마른 체형이 된다. 시상하

그림 2-3 ●● 뇌의 구조

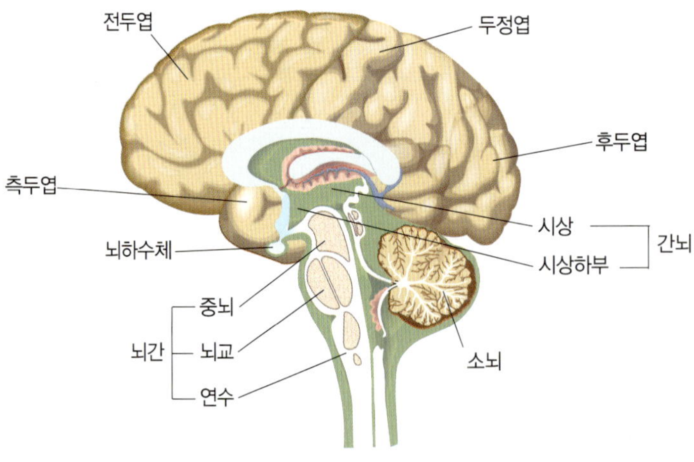

출처 : 이연숙 등. 이해하기 쉬운 인체생리학, 2011

부의 안쪽에는 만복중추가 있으며, 시상하부 바깥쪽에 공복중추가 있다.

뇌간은 중뇌 · 뇌교 · 연수로 구성되어 있으며, 중뇌는 몸의 균형을 유지하고 눈의 반사운동을 조절하는 역할을 한다. 뇌교는 근력운동 시 골격근의 긴장을 조절해 주며, 연수는 호흡중추를 담당하면서 심장 활동을 조절하는 생명유지에 필요한 핵심 역할을 한다. 척추 내부의 신경조직인 척수는 뇌와 척수신경의 연결통로로 말초의 감각정보를 뇌로 전달하는 구심성 신경과, 뇌의 정보를 운동신경으로 전달하는 원심성 신경으로 구성되어 있다.

■ 대뇌피질의 분류 및 기능

① 전두엽 : 운동조절기능, 골격근 운동 관여, 지능과 사고 담당
② 측두엽 : 청각, 평형력, 장기기억 관련
③ 두정엽 : 감각기능 정보와 해석
④ 후두엽 : 시각 인지와 해석

대뇌피질(cerebral cortex)

약 1.4kg 무게의 대뇌는 3mm 두께의 회백질로 바깥쪽을 덮고 있는 대뇌피질과 대뇌피질 아래에 있는 백질 부분인 대뇌수질cerebral medulla이 있다. 호두 껍데기처럼 수많은 주름이 있는 대뇌피질에는 140억 개의 신경세포가 모여 있어 고도의 정보활동을 할 수 있다. 만류의 영장인 인간이 동물과 다른 점 중 하나가 대뇌피질 중 전두엽의 기능이다. 생각하는 뇌로 불리는 전두엽은 복잡한 사고와 판단을 하는 고도의 난해한 통합작용을 하는데, 이러한 전두엽의 기능은 평균 27세쯤 되어야 완성된다. 대뇌수질은 대뇌피질에 정보를 전달하고 대뇌와 다른 중추신경계를 조절하는 역할을 한다. 대뇌수질 속에는 기저핵basal ganglia이 있어, 대뇌피질과 소뇌 사이의 운동을 중계하고 조정하는 역할을 한다. 기저핵이 손상되면 운동기능장애가 생기면서 파킨슨병이 발생하게 된다.

3 | 말초신경계

말초신경계는 구심성 신경인 감각신경과 원심성 신경인 운동신경으로 이루어져 있으며, 원심성 신경은 체성신경계와 자율신경계로 구성된다. 체성신경계는 중추신경계에서 나온 정보를 관련 근육에 전달하며, 자율신경계는 심박수 · 혈압 · 혈액공급 · 호흡을 조절하는 내장기관의 기능을 조절한다.

체성신경계는 뇌와 연결된 뇌신경cranial nerve과 척수와 연결된 척수신경spinal

nerve을 포함하고 있다. 뇌신경은 뇌에서 좌우로 나오는 12쌍의 신경으로, 시각 · 후각 · 안구 · 감각 · 운동을 조절한다. 특히 10번째 신경인 미주신경은 부교감신경으로, 장기의 운동과 분비를 조절한다. 인체의 각 부분을 지배하는 척수신경은 목에서 나오는 경신경 8쌍, 가슴에서 나오는 흉신경 12쌍, 허리에서 나오는 요신경 5쌍, 엉치뼈 속 천수에서 나오는 천골신경 5쌍, 꼬리뼈의 미수에서 나오는 미골신경 1쌍 등 총 31쌍으로 구성되어 있다 그림 2-4.

■ 체성신경계

① 뇌 신 경 : 뇌에서 나와 얼굴에 분포하는 12쌍의 신경
② 척수신경 : 감각과 운동을 함께 조절하는 혼합신경으로 총 31쌍으로 구성
- 경신경(목) 8쌍
- 흉신경(가슴) 12쌍
- 요신경(허리) 5쌍
- 천골신경(엉덩이) 5쌍
- 미골신경(꼬리) 1쌍

그림 2-4 ●● 척수신경

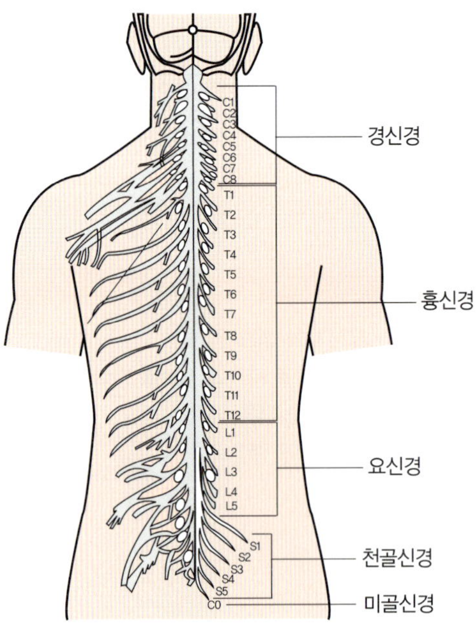

출처 : 이연숙 등. 이해하기 쉬운 인체생리학, 2011

룸바?

자이브, 차차차와 같은 댄스 스포츠 종목 중의 룸바rumba가 아니라 허리뼈(요추)를 뜻하는 것을 럼버 lumbar라고 한다. 허리디스크가 의심될 때 정형외과에서 엑스레이나 CT촬영을 하는데 요추1번, 2번을 L1, L2라고 표시를 한다. 허리뼈는 5개이고 요신경은 5개의 뼈에서 뻗어 나가는 5쌍으로 구성된다. 목뼈(경추)는 7개인데 cervical의 약자로 C1~C7로 표시하고, 목신경은 8쌍이다. 등뼈(흉추)는 12개이며 thoracic의 약자로 T1~T12로 나타내고, 흉신경은 12쌍이다. 엉치뼈(천추)에 있는 천골신경은 sacral의 약자 S, 꼬리뼈(미추)의 미골신경은 coccyx의 약자 CO(목신경의 C와 구별)로 나타낸다.

02 신경세포

뉴런neuron은 신경계의 기능적 최소 단위이며, 신경계 전체를 통해 자극을 전달하는 신경세포로 신경원이라고 부른다. 일반적으로 뉴런은 신경세포체, 수상돌기, 축삭돌기로 구성된다. 신경세포체nerve cell body는 뉴런의 중심을 이루며 핵을 가지고 있어 RNA 합성과 단백질 발현 등 유전자의 정보전달 역할을 한다. 신경세포체에서 촉수처럼 여러 개로 뻗어 나온 수상돌기dendrites는 외부의 정보를 받아 세포체의 핵으로 전달하는 역할을 한다. 신경세포체에서 길게 뻗은 축삭돌기axon는 자극을 축삭말단(신경종말)에 전달한다. 축삭돌기를 여러 겹으로 둘러싸고 있는 **미엘린 수초**는 축삭의 절연체 역할을 하며, 미엘린 수초가 없는 축삭 부위인 **랑비에 결절**에서 전류가 도약하므로 신경세포는 자극을 빠르게 전달할 수 있다 그림 2-5.

■ 신경세포의 구성

① 신경세포체 : 핵 보유 → 유전자의 정보 전달
② 수 상 돌 기 : 촉수처럼 생긴 돌기로 자극과 정보를 받아 세포체의 핵으로 정보 전달
③ 축 삭 돌 기 : 세포체의 신경자극을 다른 부위로 전달
미엘린 수초와 랑비에 결절로 구성

미엘린 수초와 랑비에 결절

신경세포는 신경세포체 · 수상돌기 · 축삭돌기로 크게 구성되어 있는데, 축삭을 둘러싸고 있는 종이처럼 생긴 부분이 미엘린 수초이며, 미엘린 수초와 수초 사이의 공간을 랑비에 결절이라고 한다. 신경섬유를 싸고 있는 미엘린 수초는 지질과 단백질로 이루어져 있으며, 신경자극으로 축삭이 흥분되면 미엘린 수초가 없는 랑비에 결절 사이를 이동해서 신경전달속도를 빠르게 한다. 미엘린 수초로 둘러싸여 있는 축삭을 유수축삭이라고 하고, 미엘린 수초가 없는 축삭을 무수축삭이라고 한다.

그림 2-5 ●● 신경세포의 구조

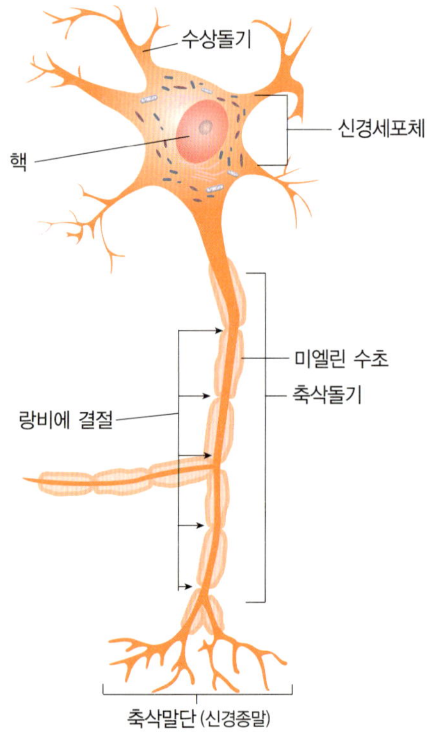

출처 : 이연숙 등. 이해하기 쉬운 인체생리학, 2011

03 신경자극과 신경전달

1 | 신경자극

세포가 자극이 없는 안정상태에서 세포 내 · 외 이온물질의 구성 차이로 세포막을 경계로 전압 차이가 생기며, 골격근의 안정 시 막전위membrane potential는 −70mV이다. 안정 시 세포막 외부는 양전하(+)를 띠고, 내부는 음전하(−)를 나타낸다. 신경세포가 자극을 받게 되면 세포막의 **이온채널**을 통해 세포막 외부와 내부에 전압 변화가 생기는데, 이것을 활동전위action potential라고 한다. 활동전위의 생성은 나트륨(소디움)이온과 칼륨(포타슘)이온의 세포막 이동을 통해 발생한다. 활동전위의 생성단계는 그림 2-6과 같다.

그림 2-6 ●● 활동전위의 발생 과정

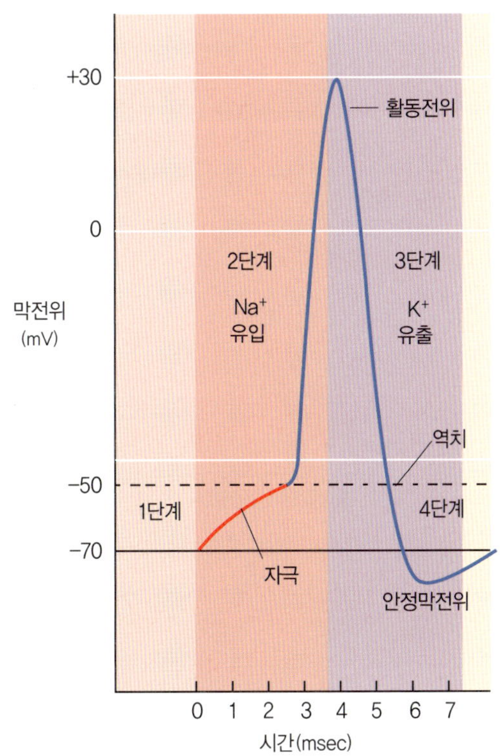

출처 : 이연숙 등. 이해하기 쉬운 인체생리학, 2011

이온채널(ion channel)

인지질의 이중층으로 구성된 세포막에는 세포외액의 주요 이온인 나트륨이온과 세포내액의 주요 이온인 칼륨이온의 이동을 돕는 단배질 성분의 이온채널이 있다. 세포 내 전압 변화가 생기는 것은 신경자극을 통해 이온채널이 열리면서 세포막으로 나트륨이온과 칼륨이온의 유입과 유출이 발생하기 때문이다.

① 안정 시 막전위

안정 시 세포막 외부에는 나트륨이온(Na+)이 고농도로 존재하고 세포막 내부에는 칼륨이온(K+)이 고농도로 존재하면서, 세포 내부는 외부에 비해 −70mV의 상대적인 음전하(−)를 나타낸다. 신경자극이 없어도 이온의 농도 차이 때문에 세포외액에 있는 고농도의 나트륨이온이 세포내액으로 확산되어 들어오고, 세포내액에 있는 고농도의 칼륨이온이 빠져나갈 수 있다. 하지만 세포막에 있는 나트륨–칼륨 펌프Na+-K+pump에 의해 나트륨이온은 세포 밖으로 이동되고 칼륨이온은 세포 안으로 이동되어 안정 시 막전위를 일정하게 유지하게 된다.

② 탈분극

흥분을 통한 신경자극에 의해 안정 시보다 나트륨이온채널이 많이 열리게 되고 세포외액에 존재하는 많은 양의 나트륨이온이 나트륨이온채널을 통해 세포 내로 들어온다. 따라서 세포 내의 양이온이 증가하게 되면서 세포 내부의 전위 차가 역치되는 상태(+30mV)를 탈분극이라고 한다.

③ 재분극

탈분극을 통해 막전위가 정점(+30~40mv)까지 올라가면, 나트륨이온채널의 문이 닫히고 나트륨이온의 세포막 내부 유입이 중단된다. 그러나 세포내액에 있는 칼륨이온은 이온채널을 통해 세포 밖으로 계속 이동하므로 양이온이 감소하게 되어 막전위가 낮아진다. 이렇게 탈분극 후에 이온 이동을 안정 시 막전위(−70mV)로 다시 회복하는 것을 재분극이라고 한다.

④ 과분극

세포막에서 안정 시 막전위(−70mV)보다 더 큰 음전하를 나타내는 현상을 말하며, 양전하(+)가 세포 밖으로 나가거나 음전하(−)가 세포 내부로 유입될 때 나타난다.

2 | 신경전달

활동전위의 전도속도는 미엘린 수초의 유무에 따른 도약전도와, 신경섬유의 직경에 따라 달라진다.

① 도약전도

축삭은 미엘린 수초와 미엘린 수초 사이의 공간인 랑비에 결절로 구성되어 있다. 미엘린 수초에 둘러싸여 있는 부분은 전기적 자극이 전도되지 않기 때문에 활동전위는 도약하게 되고, 랑비에 결절 부위로만 자극이 전도된다. 이렇게 결절과 결절 사이의 전류 흐름을 도약전도saltatory conduction라고 하며, 신경자극의 전도속도를 증가시켜 주는 역할을 한다.

② 신경섬유의 직경

신경섬유의 직경이 클수록 전압의 흐름에 대한 저항이 적기 때문에 신경자극은 더 빠르게 전도된다. 운동신경은 직경이 커서 빠른 정보전달이 가능하다.

③ 활동전위의 골격근 전달

신경세포의 축삭돌기는 다른 신경세포의 세포체 또는 수상돌기와 연접을 이루고 있는데, 이를 신경근연접neuromuscular junction이라고 한다. 신경자극이 축삭으로 전달되면, 신경근연접의 소포체에 저장된 신경전달물질인 아세틸콜린을 분비한다. 분비된 아세틸콜린은 근섬유로 전달되어 근섬유막을 탈분극시키고 활동전위를 일으킨다.

04 근수축

근수축은 크게 정적 수축과 동적 수축으로 분류된다. 동적 수축은 단축성 수축과 신장성 수축이 나타나는 등장성 수축과, 근육이 받는 부하가 일정한 등속성 수축으로 이루어진다 그림 2-7.

그림 2-7 ●● 근수축의 분류

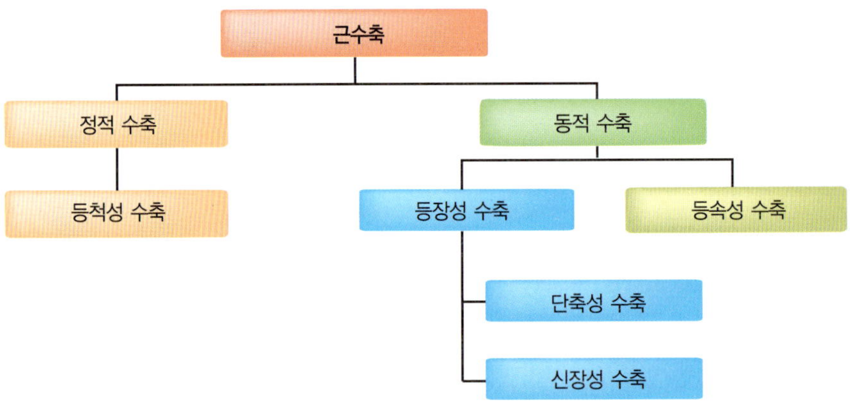

■ 근수축의 분류

등척성 수축 : 길이가 변하지 않고 장력이 변하는 근수축
등장성 수축 : 길이가 변하고 장력이 변하지 않는 근수축
등속성 수축 : 길이와 장력 모두 변하는 근수축

1 | 정적 수축

정적 수축static contraction은 근육의 길이는 변하지 않고 장력이 변하는 근수축 형태인 등척성 수축isometric contraction을 나타낸다. 등척성 수축의 운동형태는 줄다리기 시합을 할 때 양팀의 힘이 비슷해서 팽팽하게 줄이 당겨지면서 밀리지 않는 경우

나, 양손을 벽에 대고 밀면서 힘을 주지만 근육의 길이 자체의 변화는 거의 없는 운동형태이다. 그림 2-8과 같이 양손을 벽에 대고 밀면 힘을 주는 정도에 따라 장력은 변할 수 있지만, 팔근육 길이 자체는 변하지 않는 것이 등척성 수축의 형태이다.

그림 2-8 ●● 등척성 수축

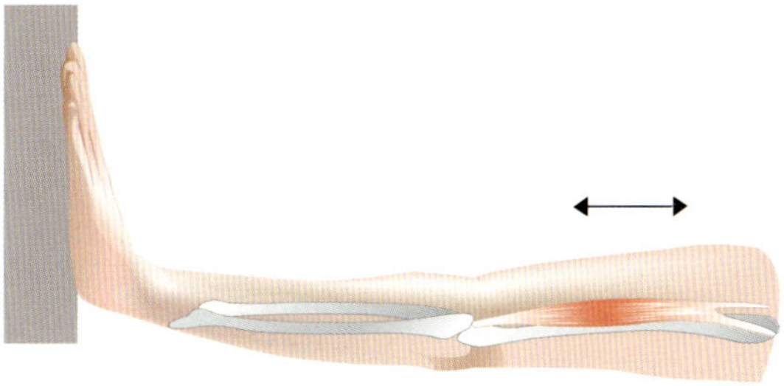

정적 수축(상완이두근 길이 불변)

2 | 동적 수축

동적 수축dynamic contraction은 등장성 수축isotonic contraction과 **등속성 수축**isokinetic contraction으로 나누어진다. 등장성 수축은 장력이 일정한 근수축으로 근육의 길이가 길어지는 신장성 수축과, 근육의 길이가 짧아지는 단축성 수축으로 나눌 수 있다 그림 2-9. 예를 들면, 공을 던지는 동작이나 턱걸이 운동을 여러 번 하는 동작이

그림 2-9 ●● 등장성 수축

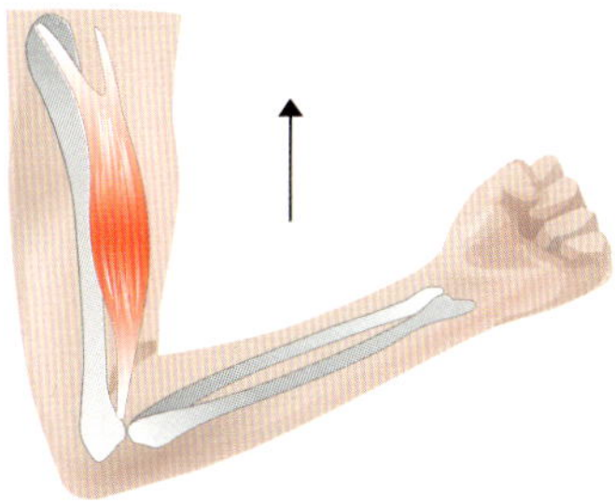

단축성 수축(상완이두근 길이 감소)

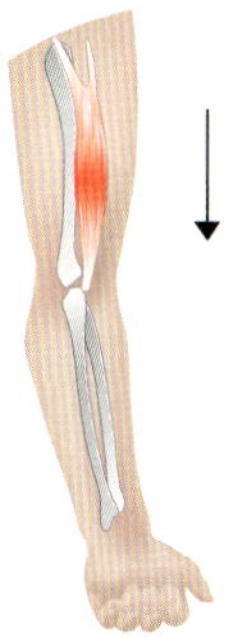

신장성 수축(상완이두근 길이 증가)

등장성 운동으로, 근육의 길이가 늘어나고 줄어드는 신장성 수축과 단축성 운동을 한꺼번에 보여준다. 동적 수축 중 하나인 등속성 수축은 근육의 길이나 장력이 변화하지만 모든 각도에서 같은 속도로 근육이 수축하는 것을 의미한다. 등속성 수축 형태는 일반 운동에서는 보기 힘들고 컴퓨터화된 근력 측정 장비를 사용하여 인위적으로 근수축을 하게 할 수 있다. 대표적인 등속성 수축 측정기기는 무릎의 신전 능력을 측정하는 기기로 일정한 속도로 무릎을 신전시키는 동안 근력을 측정함으로써 무릎 각도가 어느 정도일 때 최대 근력을 내는지 파악할 수 있다.

등속성 수축

등장성 수축은 장력이 일정하지만 근육의 길이가 변하고, 등척성 수축은 근육의 길이가 일정하지만 장력이 변한다. 두 수축 운동을 보완하여 기구를 통해 근육의 길이와 장력의 변화를 주면서 근력 증강을 위한 효율적인 근수축 방법을 모색한 것이 등속성 수축이다. 등속성 수축은 관절 변화에 따른 저항(이동속도)을 일정하게 하는 장비로 움직임을 통제하는 운동인데, 운동검사와 재활치료에 많이 활용되고 있다.

05 고유수용기

인체는 피부처럼 외부에서 오는 감각과, 장기와 같이 내부에서 오는 감각이 있다. 그러나 골격근과 관절의 위치와 운동에 대해 수용하는 감각은 외부감각이나 내부감각으로 분류할 수 없기 때문에 근육 및 관절 수용기를 고유수용기proprioceptor 또는 고유감각수용기라고 한다. 고유수용기는 중추신경계로 근육, 건(힘줄), 인대와 관절의 감각을 전달하는 감각기관으로 무의식적인 신체의 위치와 동작, 근장력(근육 길이의 변화) 조절에 관여한다. 고유수용기에는 근육의 지나친 신전을 방지하는 근방추와 과도한 수축을 억제하는 골지건으로 구성되며, 운동 중 근육손상의 위험을 줄여준다.

고유수용기

① 근방추 : 근육의 지나친 신전 방지
추내근섬유(감마운동신경) + 추외근섬유(알파운동신경)
② 골지건 기관 : 근육의 과도한 수축 억제

1 | 근방추

근방추는 근육의 길이가 길어지는 것, 즉 신전되는 것을 감지하는 고유수용기로 물레에서 실을 감는 방추처럼 생겨서 근방추muscle spindle라고 부른다. 근육에는 일반적인 근섬유와 함께 짧고 가는 근섬유인 근방추가 같이 분포되어 있다. 근방추는 근육이 신장될 때 또는 과도한 신장이 일어날 때, 근력을 유지시킴으로써 근육이 과도하게 길어지고 손상되는 것을 방지한다. 근방추 밖에 있는 근섬유를 추외근섬유 extrafusal fiber라고 하며, 액틴 세사와 미오신 세사로 구성되어 있는 일반적인 근섬유이다. 근방추 안에 있는 근섬유는 추내근섬유intrafusal fiber라고 하는데, 구심성 신경인 감마운동신경에 영향을 받아 근육 신전을 감지하게 된다. 추외근섬유는 알파운동신경의 자극을 받으며, 추내근섬유의 작용을 도와준다 그림 2-10.

그림 2-10 ●● 근방추

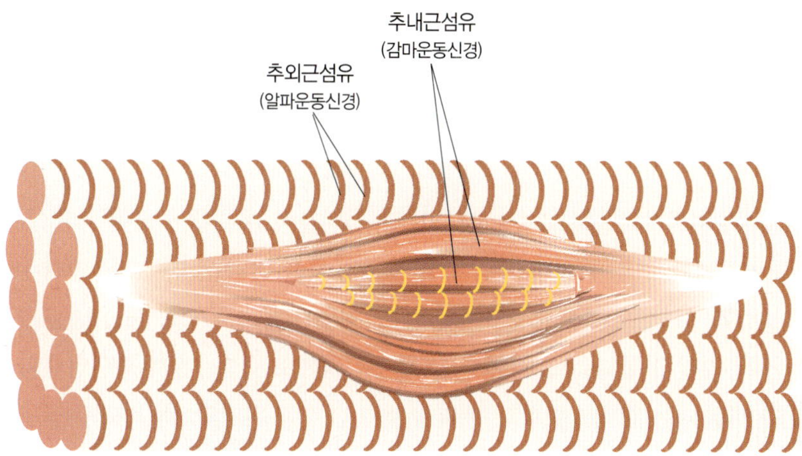

출처 : 한국운동생리학회. 운동생리학, 2010

2 | 골지건 기관

근방추의 추외근섬유는 골격근의 힘줄과 결합조직으로 구성된 골지건 기관golgi tendon organ이라는 감각수용기와 연결되어 있다. 골지건 기관은 근육과 가까운 건섬유 안에 그물 모양으로 생긴 신경말단이 있어 척추로부터 근수축에 대한 정보를

받아 건의 긴장을 감지할 수 있는 고유수용기이다. 골지건 기관은 근방추와 반대로 근의 과도한 수축을 억제하는 역할을 한다. 트레이닝을 통해 근수축에 따른 장력 적응이 원활해지면 골지건은 더 큰 수축도 억제하는 능력이 생길 수 있다 그림 2-11 .

그림 2-11 ●● 골지건 기관

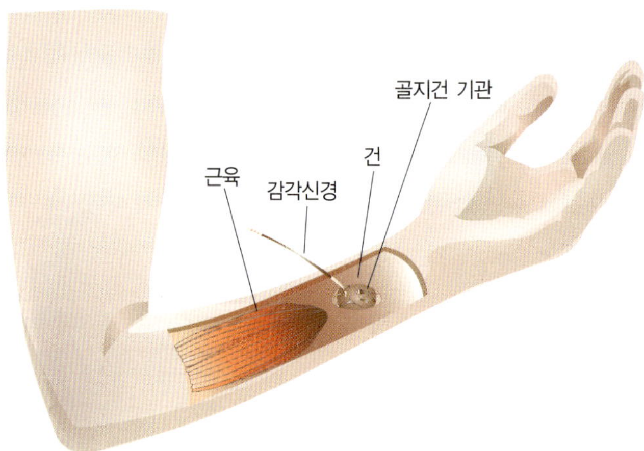

06 신경계와 운동조절

신경계의 감각정보 전달과 운동반응의 경로는 다음과 같다. 말초의 감각수용체에 의해 받아들여진 자극이 감각신경을 따라 중추신경계에 전달되면, 중추신경계는 그 정보를 해석해서 적절한 반응을 결정하게 된다. 이렇게 결정된 반응은 중추신경계에서 운동신경을 따라 전달되어 근육에 도달하면 반응(운동)이 나타나게 된다.

신경계의 운동조절 시스템

자극 → 감각수용체 → 감각신경 전달 → 중추신경의 정보 해석 → 운동신경 전달 → 반응(운동)

1 | 감각 입력

말초의 감각수용체에서 감지된 자극은 척수를 통해 뇌로 전달된다. 뇌에 전달된 감각자극이 뇌의 대뇌피질 영역에 도달하면, 해당 영역은 그 정보를 해석하고 적절한 반응을 결정하게 된다.

2 | 반사

반사동작은 가장 빠른 근육수축 반응으로 말초의 감각수용체로부터 전달된 정보를 뇌로 전달하기 전에 근육의 수축을 조절하는 것이다. 예를 들면, 뜨거운 물체나 차가운 물체에 손댔을 때, 손을 즉각적으로 떼도록 유도하는 반사이다. 또한, 무릎 힘줄을 망치로 두드리는 슬관절 반사도 근육신전반사에 대한 척수반사의 좋은 예이다.

3 | 교차성 도피반사

교차성 도피반사는 걸을 때 한쪽 다리는 굽혀지고, 반대쪽 다리는 펴지는 것과 같이 신전과 굴곡 작용이 동시에 나타나는 복합 자세반사이다. 예를 들면, 오른발로 압정을 밟았을 때, 오른발의 신근을 억제하고 굴근을 자극하여 오른 다리를 굽히는 작용과, 동시에 몸의 균형을 유지하기 위해서 반대쪽 왼 다리의 신전을 자극하고 굴근을 억제하여 다리를 펴게 하는 작용을 함으로써 넘어지지 않도록 방지하는 역할을 하는 반사이다.

4 | 운동조절

운동은 복잡하고 고도의 협응기술이 요구되는 활동이다. 무의식적인 반사작용과 달리 수의적인 운동은 대뇌의 피질하(피질아래) 영역과 피질의 연합영역에서 계획되고 저장된다. 계획된 운동정보는 소뇌와 기저핵으로 전달되는데, 빠르고 복잡한 운동의 조절은 소뇌가 담당하고, 느리고 신중한 운동의 조절은 피질하 영역에 있는 기저핵에서 담당한다. 소뇌와 기저핵이 자극을 받으면 간뇌의 시상과 대뇌의 운동피

질에서 운동 프로그램을 골격근으로 전달한다.

이처럼 운동은 뇌의 다양한 부위를 자극시켜 골격근의 활동을 조절하기 때문에, 규칙적인 운동은 뇌기능의 향상에 도움이 된다.

■ **시상(thalamus)**

시상은 시상상부epithalamus, 시상하부hypothalamus와 함께 간뇌를 구성하는데 척수를 통해 들어온 촉각, 시각, 청각 등의 다양한 감각을 대뇌피질로 전달하는 중계 역할을 한다. 시상은 감각신경을 통해 들어온 정보를 재해석해서 대뇌피질로 보내거나 대뇌피질에서 받은 명령을 운동신경으로 보내는 역할을 한다.

알아봅시다

*신경전달물질의 다양한 기능

신경세포에서 분비되어 인접하는 근육세포나 신경세포에 정보를 전달하는 역할을 하는 것을 신경전달물질(neurotransmitter)이라고 한다. 대표적인 신경전달물질로는 아세틸콜린(acetylcholine)이 있다. 운동뉴런은 골격근 섬유에 가까워지면 잘게 갈라져서 많은 근섬유에 접합하게 되는데, 이 부위를 신경근접합부라고 한다. 아세틸콜린은 운동뉴런에 의해서 흥분성 신경전달물질로 이용되지만 관련 기관에 따라 흥분성 또는 억제성이 될 수 있다. 따라서 같은 물질이라도 신경근접합부에서 아세틸콜린을 받는 수용체의 타입에 따라 다른 반응이 나타날 수 있다. 아세틸콜린은 심장박동과 혈압을 감소시키고 위의 연동운동을 증가시키고 방광의 용량을 줄이는 등 다양한 역할을 한다.

한편 뇌에 아세틸콜린 물질의 분비가 줄면 알츠하이머 질환에 쉽게 노출되는 것으로 알려졌으며, 치료를 위해 아세틸콜린을 불활성화하는 물질인 아세틸콜린에스테라아제(acetylcholinesterase)를 억제하는 약물을 투입하여 뇌의 퇴행을 막기도 한다. 그 밖에도 미용 목적으로 사용되는 경우가 있는데 주름살을 없애는 데 많이 이용되는 보툴리눔 독소(botulinum toxin)는 아세틸콜린의 방출을 막아 근육의 이완성 마비를 일으키기 때문에 주름을 완화하는 미용 시술에 이용되고 있다.

아세틸콜린 외에도 중추신경계에는 다양한 신경전달물질이 분비되는데 도파민(dopamine), 노르에피네르핀(norepinephrine), 세로토닌(serotonin)이 있다. 세로토닌은 트립토판(tryptophan)이라는 아미노산에서 만들어지며, 티로신(tyrosin)에서 만들어지는 에피네프린, 노르에피네프린, 도파민을 카테콜아민(catecholamine)이라고 일컫는다. 아세틸콜린은 부교감신경의 자극에 의해 분비되며, 에피네프린이나 노르에피네프린은 교감신경의 자극을 통해 분비된다. 세로토닌은 식욕, 기분, 행동 등의 조절 즉 감정과 정서에 영향을 미치는 물질로 우울증 치료제로 많이 응용된다. 우울증 치료를 위해 많이 쓰이는 선택적 세로토닌의 재흡수 차단제(프로작, prozac이라는 약명으로 유명)는 세로토닌이 조직에 오래 남을 수 있게 다른 곳으로 재흡수되는 것을 차단하는 작용을 함으로써 세로토닌의 양을 증가시킨다.

도파민은 운동, 학습, 정서, 약물 중독에 관여하는데, 도파민 양이 과다하게 분비되면 기분이 고조되고 환각 상태에 빠지게 된다. 마약 성분은 도파민 분비를 촉진하게 되는데 이때 뇌세포를 파괴하는 강한 부작용을 일으킨다. 반대로 도파민 분비량이 부족한 경우에는 만성 퇴행성 신경질환인 파킨슨병에 걸릴 수 있다.

노르에피네프린(노르아드레날린)은 각성, 정서 조절에 관여하며 부족하면 우울감, 무기력, 자기비하 증상을 보이기도 한다. 노르에피네프린이 주로 뇌에 작용을 하는 반면, 에피네프린(아드레날린)은 심장 기능을 촉진하는 작용을 한다. 운동을 하게 되면 교감신경계의 활동이 증가하여 두 카테콜아민은 부신수질에서만 분비되는 것이 아니라 교감신경 말단에서도 활발하게 분비된다. 가벼운 저강도 운동에서는 분비량의 변화가 없지만 최대산소섭취량의 75% 정도에 해당되는 고강도 운동에서는 두 카테콜아민 분비량이 급속히 증가하게 되고, 탈진하는 상태까지 운동을 하게 되면 휴식 시 15배까지 분비량이 증가한다.

연 구 문 제

01 다음 중 골격근의 안정 시 막전위는?

① +30mv ② +40mv

③ −60mv ④ −70mv

02 근육이 수축할 때 근육의 장력은 변하지만 근육의 길이에 변화가 없는 근수축의 종류는 무엇인가?

① 등척성 수축 ② 단축성 수축

③ 신장성 수축 ④ 등속성 수축

03 근육의 신전을 감지하고 과도한 근육의 신전을 방지하여 근육 상해를 예방하는 기관은?

① 골지건 기관 ② 근방추

③ 측두엽 ④ 척수

04 골격근의 활동에 주요하게 관여하고 평형유지와 자세조정 등 운동기능을 조절하는 뇌 기관은?

① 대뇌 ② 소뇌

③ 시상하부 ④ 연수

05 고도의 협응기술이 필요한 수의적 운동을 수행할 때 운동정보를 형성하여 계획하고 저장하는 역할을 담당하는 뇌 기관은?

① 대뇌피질 연합영역 ② 소뇌

③ 연수 ④ 간뇌 시상

06 체성신경계에서 뇌신경과 척수신경의 숫자를 바르게 짝지은 것은?

① 뇌신경 6쌍−척수신경 21쌍 ② 뇌신경 6쌍−척수신경 31쌍

③ 뇌신경 12쌍−척수신경 21쌍 ④ 뇌신경 12쌍−척수신경 31쌍

Chapter 3

운동과 에너지 대사

Chapter 3

운동과 에너지 대사

인체가 운동을 수행하기 위해서는 에너지energy가 필요하며, 에너지의 생산과 이용은 대사작용을 통해 이루어진다. 인체의 대사는 큰 분자를 작은 분자로 분해하는 이화작용catabolism과 작은 분자를 큰 분자로 합성하는 동화작용anabolism으로 이루어지며, 동화작용은 이화작용에서 방출된 에너지를 이용하여 합성을 하게 된다.

그림 3-1 ●● 이화작용과 동화작용

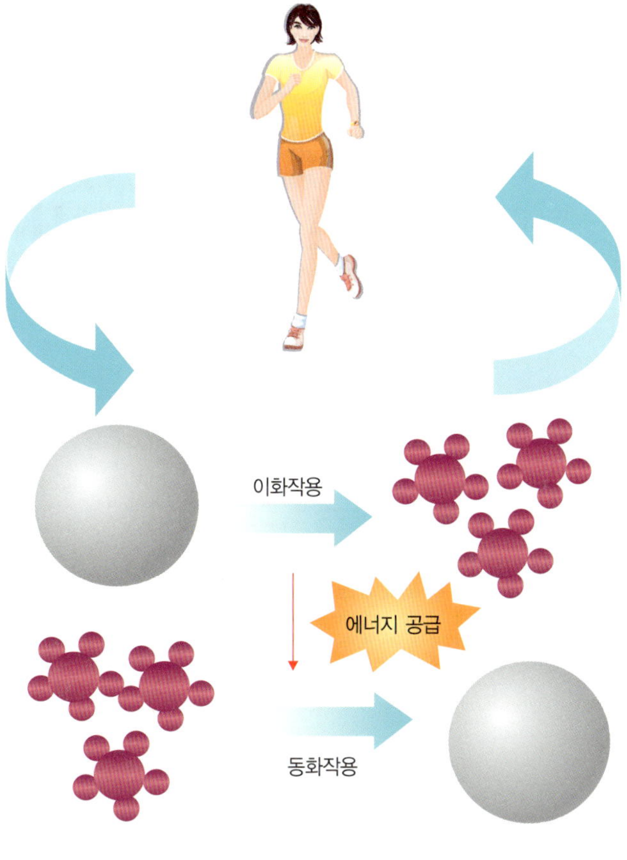

체중감량 프로그램에서는 큰 분자의 지방조직을 분해하는 이화작용이 주로 이루어지는데, 규칙적인 운동은 지방분해효소의 활성을 높여서 이화작용 기능을 향상시킨다. 또한 근육량의 증가는 안정 시 칼로리를 더 많이 소비하게 하므로 체중감량에 효과적이다. 근육의 합성과 증가는 동화작용을 통해 이루어진다.

01 에너지 시스템

인체에서 사용되는 주요 에너지원은 탄수화물carbohydrate, 지질lipid, 단백질protein이다. 인체 세포 내 저장된 영양소를 분해하는 과정에서 생성되는 에너지는 아데노신삼인산adenosine triphosphate: ATP의 형태로 저장되어 에너지 대사에 이용된다 그림 3-2.

그림 3-2 ●● ATP 분자 구조

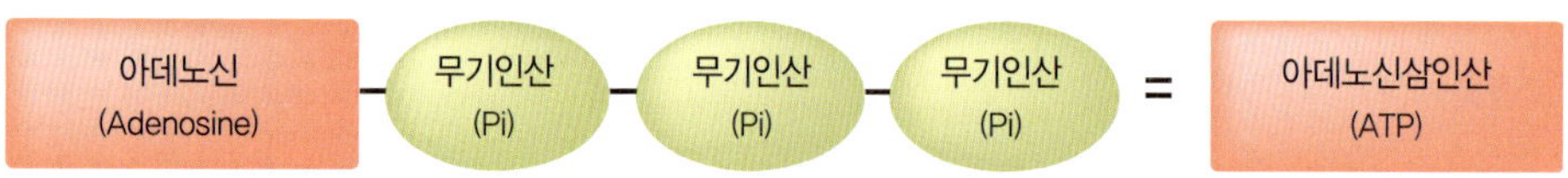

인체 내 ATP를 생산하는 에너지 시스템은 무산소 대사와 유산소 대사로 구분된다. 무산소 대사는 산소가 없는 상태에서 일어나는 대사이며, 유산소 대사는 산소가 있는 상태에서 일어나는 대사이다. 무산소 대사는 다시 근육에 저장된 인산기Pi를 사용하는 인산화 과정(ATP-PCr 시스템)과 무산소성 해당과정으로 나누어진다.

■ 에너지 대사 시스템

인체는 운동을 할 때 'ATP-PCr 시스템 → 무산소성 해당과정 → 유산소 대사'의 순서로 에너지를 동원하는 대사 시스템을 가진다.

1 | 무산소 대사

① ATP-PCr 시스템(인원질 시스템)

아데노신삼인산ATP을 분해하여 에너지를 가장 빠르게 생산하는 방법으로 세포내 저장된 인산기인 포스포크레아틴phosphocreatine: PCr을 이용하는 에너지 대사를 ATP-PCr 시스템이라고 한다. 아데노신삼인산이 가수분해되면 1개의 인산기가 분리되어 아데노신이인산adenosine diphosphate; ADP이 되면서 에너지와 수소이온(H^+)을 방출한다. 인체 내 저장된 아데노신삼인산이 고갈되면 **포스포크레아틴**의 분해에 의해 방출되는 에너지가 아데노신삼인산을 재생산하는 데 사용된다 그림 3-3.

> **포스포크레아틴(phosphocreatine)**
>
> 크레아틴creatine은 간 · 신장 · 췌장에서 아미노산을 통해 합성되거나, 생선과 육류의 섭취를 통해 만들어진다. 에너지가 높은 상태인 인산phosphate과 결합하여 포스포크레아틴 형태로 저장되는데, 이를 크레아틴인산이라고도 한다. 체중이 70kg인 남자는 약 150g의 크레아틴을 보유하고 있으며, 대부분이 근육에 저장되어 있다. 포스포크레아틴은 격렬한 운동 시 다른 물질보다 더 빠르게 포스포크레아틴을 크레아틴과 무기인산으로 분해하여 에너지를 생산하기 때문에 운동선수에게 매우 중요하며, 운동수행을 효율적으로 할 수 있도록 도와준다.

그림 3-3 ●● ATP-PCr 시스템

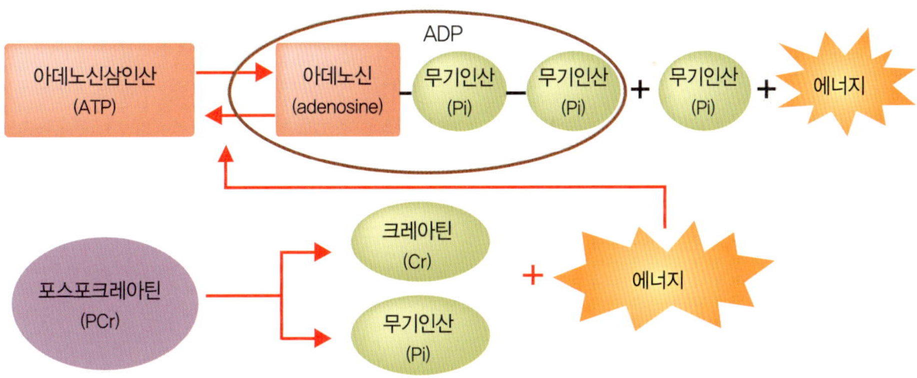

② 무산소성 해당과정

아데노신삼인산ATP을 생산하는 또 다른 과정으로 혈중 **포도당**glucose이나 근육과 간에 저장된 **글리코겐**glycogen을 분해하는 것을 해당과정glycolysis이라고 한다. 1분자

의 포도당은 2분자의 피루브산pyruvic acid으로 전환되면서 2분자의 ATP를 생산하게 된다. 피루브산이 산소와 만나 우리 몸의 에너지 생산 공장인 미토콘드리아로 들어가면 더 많은 ATP를 공급받을 수 있지만, 산소를 공급받지 못하면 미토콘드리아로 들어가지 못하고 결국 **젖산**lactic acid이라는 근육 피로물질로 전환된다. 이처럼 산소가 공급되지 않는 상태에서 포도당을 분해해서 에너지를 생성하는 것을 무산소성 해당과정이라고 한다 그림 3-4 .

그림 3-4 ●● 무산소성 해당과정

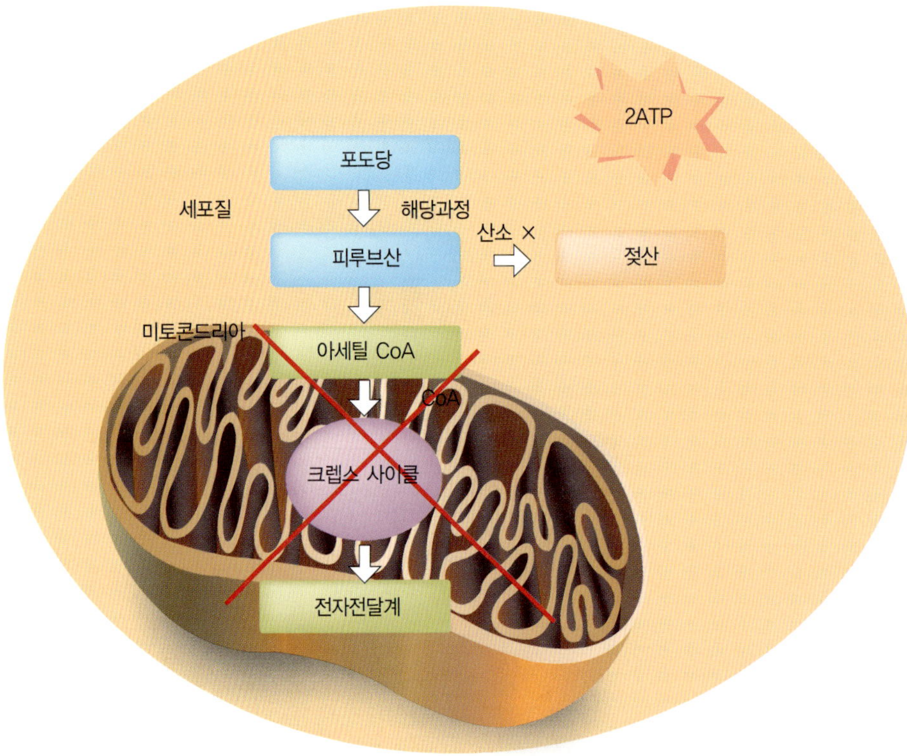

포도당의 저장 형태

① 포도당glucose : 섭취된 탄수화물이 혈액에 저장되어 있는 상태
② 글리코겐glycogen : 섭취된 탄수화물이 간이나 근육에 저장된 형태
③ 젖산lactic acid : 포도당에서 분해된 피루브산이 산소를 만나지 못할 때 생기는 혐기성 물질
과도한 축적 → 혈중 pH 감소, 근통증 및 근피로 유발

2 | 유산소 대사

① 유산소성 해당과정

산소가 세포 내 **미토콘드리아**까지 충분히 공급되면, 무산소성 해당과정의 최종 산물인 피루브산은 젖산으로 전환되는 대신, 미토콘드리아에서 조효소A Coenzyme A와 반응하여 아세틸 코엔자임 A(아세틸 CoA)가 된다. 아세틸 CoA는 크렙스 사이클

미토콘드리아(mitochondria)

미토콘드리아는 진핵생물체의 중요한 세포소기관으로, ATP를 생성하는 에너지 발전소라고 할 수 있다. 미토콘드리아 바깥쪽에 있는 세포질에서는 포도당이 분해되어 피루브산이 되는 해당과정이 발생한다. 이때 산소가 공급된다면 피루브산은 미토콘드리아에 들어가면서 크렙스 사이클과 전자전달계를 거쳐 다량의 ATP를 생성하게 된다. 결국 포도당이 산소를 만나지 못하면 2개의 ATP만 생성하지만, 산소를 만나면 약 36~38개의 ATP를 생성하게 된다.

그림 3-5 ●● 유산소성 해당과정

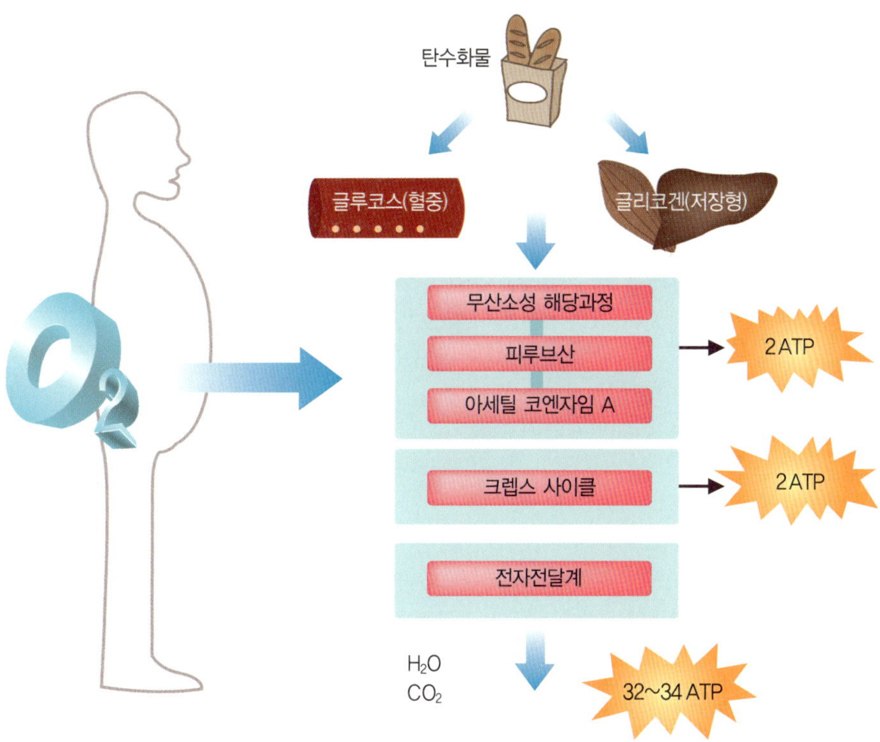

Krebs cycle로 들어간 후 환원된 조효소NADH, $FADH_2$를 생성한 후 전자전달계에 전자를 제공하여 많은 양의 ATP를 생성하고, 산소는 수소이온(H^+)과 결합하여 최종적으로 물을 형성한다 그림 3-5.

② 지질 대사

우리가 섭취한 지질은 인체에서 일반적으로 중성지방triglyceride의 형태로 저장된다. 지방은 탄수화물보다 더 많은 탄소를 포함하고 있어 에너지원으로 사용하기 위해서는 많은 양의 산소가 필요하기 때문에 유산소성 해당과정을 거친다. 지방으로부터 에너지를 생산하기 위해서는 저장된 중성지방을 지방산과 글리세롤로 분해하는 과정이 필요하다. 글리세롤은 피루브산으로 전환되고 지방산은 아세틸 CoA로 전환되어 **크렙스 사이클**로 들어가 에너지를 생성한다 그림 3-6.

크렙스 사이클(Krebs cycle)

영국 생화학자 크렙스H.A. Krebs 박사의 이름을 딴 것으로 본래 이름은 TCAtricarboxylic acid 회로인데, 처음 이 회로에 들어가서 생성된 물질인 시트르산의 이름을 붙여서 시트르산 회로citric acid cycle 라고도 한다. 탄수화물, 단백질, 지질이 대사되면 최종적으로 크렙스 사이클에 들어가 완전 산화되어 이산화탄소와 물이 된다.

■ 지방분해

인체가 에너지원으로 저장된 지방을 이용할 때 지방분해효소인 호르몬 감수성 리파아제 hormone sensitive lipase, HSL에 의해 지방산과 글리세롤로 분해해서 사용한다.

중성지방 ——(리파아제)——▶ 글리세롤glycerol 1분자 + 유리지방산free fatty acid 3분자

③ 단백질 대사

단백질은 지질이나 탄수화물과 달리 안정 시에 거의 사용되지 않으며, 운동 중에도 2~15% 미만으로 사용된다. 단백질은 인체의 다양한 곳에 존재하면서 굶주린 상태(기아상태)나 장기간의 지구력 경기와 탄수화물 고갈상태에서 에너지를 공급하게 된다. 단백질은 포도당 신생합성과정gluconeogenesis에도 관여하는데, 몸속에서 포도

당이 떨어지게 되면 체내의 단백질을 분해해서 포도당을 만드는 과정(**알라닌 사이클**)을 통해 에너지를 공급한다. 체내에 저장된 단백질은 에너지 생산을 위해 아미노산으로 분해되며 피루브산, 아세틸 CoA, 또는 크렙스 사이클의 중간산물로 들어가 에너지 생산에 참여하게 된다. 그 외 나머지 아미노산은 요소로 바뀐 다음 소변으로 배설된다 그림 3-6.

알라닌 사이클(alanine cycle)

포도당 신생합성과정은 체내에서 포도당을 새롭게 만드는 과정을 말하는데 뇌, 적혈구, 신경세포 등에서는 포도당만을 에너지로 사용하기 때문에 몸속의 포도당이 부족하게 되면 탄수화물이 아닌 단백질을 이용해서라도 포도당을 만들어서 이들 세포에 영양을 공급해야 한다. 근육에 있는 포도당이 분해되어 생긴 피루브산이 알라닌 단백질로 전환되어 간으로 이동한 후 간에서 다시 포도당으로 합성되는 것을 알라닌 사이클이라고 한다.

그림 3-6 ●● 탄수화물, 단백질, 지질의 에너지 대사과정

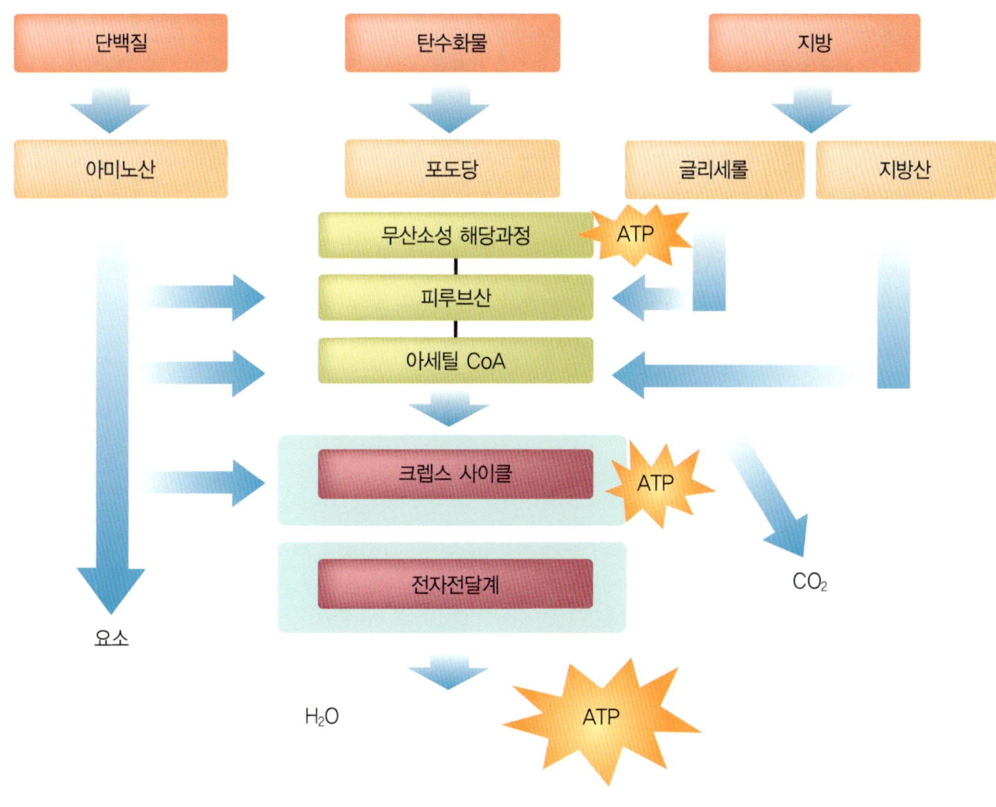

02 운동 중 에너지 대사

운동 중 에너지 대사는 운동시간, 운동강도, 운동훈련방법 및 식이요법에 의해 영향을 받는다.

1 | 운동시간과 에너지 대사

① ATP-PCr 시스템(인원질 시스템)

인원질 시스템은 모든 운동의 시작 단계에서 에너지를 공급하는 과정이며, 근육 내 저장된 에너지인 포스포크레아틴의 분해로부터 에너지를 생산하므로 매우 빠르게 진행된다. 저장된 ATP와 PCr 저장량이 한정적이므로 단시간에 실시하는 고강도 운동 초기에 주로 사용되며, 일반적으로 30초 이내의 운동에 필요한 에너지만 공급 가능하다. 운동 중 ATP-PCr 시스템을 주로 동원하는 종목은 투포환 던지기, 100m 달리기, 높이뛰기 등 아주 짧은 시간에 끝나는 종목이다.

② 무산소성 해당과정

무산소성 해당과정은 단시간의 전력질주 운동이나 2~3분 이내의 운동 시 필요한 에너지를 공급한다. 신체가 산소를 이용하여 많은 양의 ATP를 생산하기 전까지 빠르게 에너지를 공급하는 과정으로, 빠른 해당과정이라고도 한다. 운동 중 무산소성 해당과정이 주로 쓰이는 종목은 200~800m 달리기, 100m 수영, 체조, 권투, 레슬링 등으로 3분 이내에 끝나는 종목이다.

③ 유산소 대사

유산소 대사는 3분 이상의 운동부터 지속적으로 에너지를 공급한다. 안정 시에는 주로 체내에 저장된 탄수화물과 지방이 에너지를 공급하지만, 운동이 시작되면 탄수화물에 의해 1차적으로 에너지를 공급한다. 장시간의 운동에 의해 탄수화물의 이용이 감소하면 체내 지방을 동원하게 된다. 또한 탄수화물이 고갈되면 단백질이 소량 참여하여 에너지를 공급하게 된다 그림 3-6. 유산소 에너지 대사가 주로 쓰이는

운동종목은 마라톤, 장거리 수영, 크로스컨트리 등인데, 이 종목의 선수들은 다른 종목 선수들에 비해 체내 지방 이용률이 높기 때문에 체지방률이 낮은 편이다.

운동종목과 에너지 대사 시스템

① ATP-PCr 시스템 : 투포환 던지기, 100m 달리기, 높이뛰기
② 무산소성 해당과정 : 200m, 400m, 800m 달리기, 100m 수영, 체조, 권투, 레슬링
③ 유산소 대사 : 마라톤, 장거리 수영, 크로스컨트리

2 | 운동강도와 에너지 대사

짧은 고강도의 운동에서는 충분한 산소를 공급하지 못하므로 세포 내 저장된 ATP-PCr과 무산소성 해당과정을 포함하는 무산소 대사에 의해 주로 에너지를 공급한다. 반면 저강도 또는 중강도 운동에서는 유산소 대사에 의해 대부분의 에너지

그림 3-7 ●● 운동강도(최대산소섭취량)에 따른 에너지 동원 비율

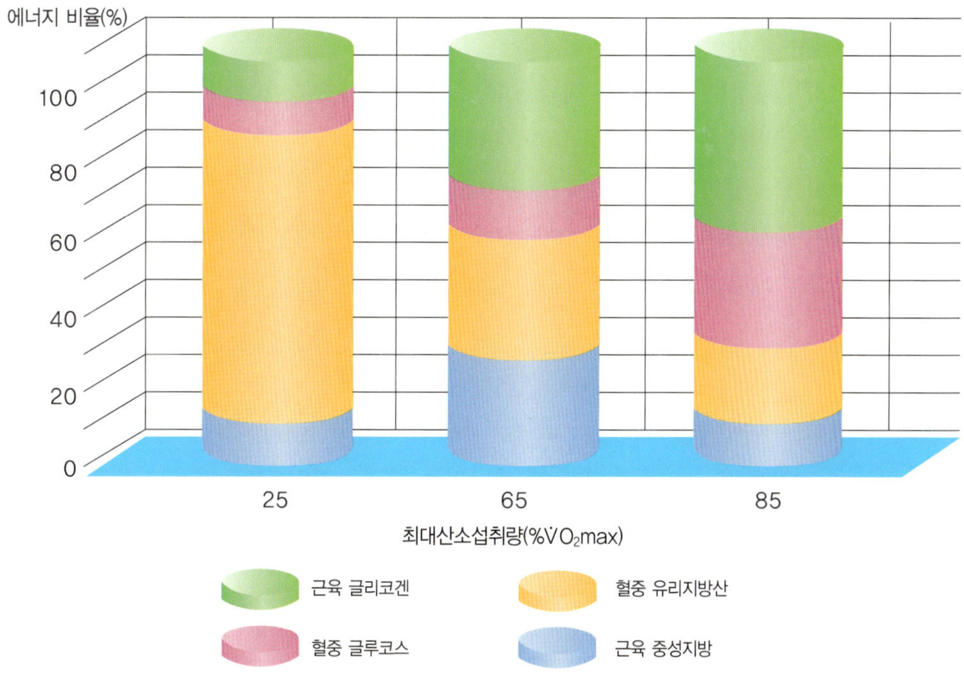

를 공급하게 된다. 한편 고강도의 운동을 할 때는 주로 탄수화물에 의해 에너지를 공급하고, 저 · 중강도의 운동 시에는 지방에 의한 에너지 동원 비율이 증가하게 된다.

그림 3-7과 같이 최대산소섭취량의 25%에 해당되는 저강도 운동에서는 혈중 유리지방산의 이용이 가장 높고, 근육에 있는 탄수화물이나 지방의 사용은 높지 않다. 하지만 운동강도가 높아질수록 혈중 유리지방산의 이용이 줄어들며 최대산소섭취량의 75% 이상의 고강도에서는 근육 글리코겐 사용과 혈중 글루코스 사용이 증가하여 체내 지방 대사보다 탄소화물 대사의 의존도가 높아지게 된다. 이처럼 체내 지방 이용률을 고려할 때는 저강도 운동이 좋지만 운동강도가 낮아 시간당 칼로리 소비가 적기 때문에, 체중감량 프로그램에서는 중강도 운동이 더 많이 사용된다. 또한 비만인이 최대산소섭취량의 75% 이상의 고강도로 운동할 때는 근육 글리코겐 사용이 증가하고 피로물질인 젖산이 많이 생성되어 근피로가 증가할 수 있고, 고강도로 운동을 하기에는 운동수행능력이 떨어져서 골격근의 손상 등 정형외과적 문제가 발생할 수도 있다.

3 | 운동훈련과 에너지 대사

운동훈련의 종류와 강도는 에너지 대사에 영향을 준다. 운동훈련에 따른 근육량의 증가는 근육 내 글리코겐 저장량을 증가시키게 되므로 글리코겐 분해를 통한 장기간 에너지를 공급하게 해준다. 근육량 증가에 따른 근육 내 글리코겐 저장량의 증가는 근력운동과 유산소운동 훈련에 의해 모두 나타나는 것으로 알려졌다. 또한 장시간의 지구력 훈련은 근육의 모세혈관 밀도와 미토콘드리아 밀도를 증가시킨다. 특히 저 · 중강도의 운동은 근육세포에 더 많은 산소를 공급하고 중성지방 분해에 의한 에너지 동원을 증가시키므로 운동을 더 오랫동안 지속하도록 도와준다.

운동을 규칙적으로 하지 않은 비만인이 처음 운동을 하게 되면 체중에 따른 에너지 소비량은 높지만, 운동을 규칙적으로 한 정상인에 비해 지방연소 효율이 떨어지고 탄수화물 이용률이 높다. 또한 운동 중 체지방 이용 측면에서도 효율이 떨어지는데, 복부나 팔과 허벅지에 쌓여 있는 지방조직을 분해해서 에너지로 사용하는 것보다 근육에 있는 지방을 분해해서 사용하는 비율이 상대적으로 높은 편이다. 하지만 규칙적인 운동은 미토콘드리아의 지방분해효소 활성을 높이고 지방조직의 분해를

통해 에너지를 소비하게 함으로써 바람직한 신체조성을 가능하게 한다.

4 | 식이방법과 에너지 대사

탄수화물과 지질의 섭취는 운동 중 에너지 대사에 영향을 주고, 단백질의 섭취도 일부분 영향을 미친다.

■ **영양소 섭취에 따른 에너지 대사**

① 탄수화물 : 운동 후 회복기 추가적 섭취 → 근육 글리코겐 저장량 증가, 근육 피로 방지
② 지질 : 섭취 후 체내 지방조직 저장
과잉 섭취 → 체내 지방조직 분해 효과 감소
③ 단백질 : 몸무게에 따른 권장량 섭취(0.825g/kg/일)
지나친 고단백질 섭취 주의

① 탄수화물 섭취

탄수화물은 근육과 간에 **글리코겐** 형태로 저장된다. 탄수화물이 풍부한 식이 섭취는 간과 근육 내 글리코겐 저장량을 증가시키고, 운동 중 글리코겐 분해로 생성되는 에너지의 비율을 증가시킨다. 특히 근육 내 글리코겐의 저장은 탄수화물의 섭취 시간에 의해 영향을 받게 되는데, 운동 후 회복기 30분 이내 바나나 같은 탄수화물이 풍부한 식품의 추가적인 섭취는 근육 내 글리코겐의 저장량을 증가시키는 데 도움이 된다. 마라톤과 같이 장시간 운동을 할 때는 근육 피로를 줄이고 에너지의 빠른 공급을 위해 경기 중 혈중 글루코스 농도를 유지시킬 수 있도록 포도당이나 탄수화물 음료를 섭취하는 것이 좋다.

글리코겐

탄수화물이 몸속으로 흡수될 때 포도당으로 분해되어 흡수되지만, 흡수된 후에는 다시 다당류로 합성되어 간과 근육에 글리코겐 형태로 저장된다. 일반적으로 간 무게의 4~6%, 근육 무게의 1% 이하 정도가 글리코겐 양이다. 비율로 보면 근육의 글리코겐 함유량이 간보다 적다고 생각하지만 인체에서 근육이 간보다 총 질량이 크기 때문에 결국 근육의 글리코겐 양이 더 많다. 70kg 정상 성인 남자의 경우 간(1.8kg)에 있는 글리코겐이 약 72g, 근육(35kg)에 있는 글리코겐이 약 245g으로 간 글리코겐이 근육 글리코겐 양의 1/3에 미치지 못한다. 간의 글리코겐은 식사 직후에 가장 많아지고, 근육의 글리코겐은 운동 후 글리코겐이 고갈된 상태에서 탄수화물 식사를 하면 증가한다.

② 지질 섭취

지질은 지방조직에 중성지방의 형태로 대부분 저장되고, 일부분은 근육에 저장된다. 최대산소섭취량의 25% 정도에 해당되는 저강도의 운동을 하게 되면 지방조직에서 중성지방을 분해하여 생기는 유리지방산의 이용률이 높아진다 그림 3-7. 혈중 유리지방산은 안정 시와 저강도의 운동 시 주요 에너지원으로 동원되어 사용된다. 한편 지질의 과잉 섭취는 혈중 유리지방산 농도를 높이고, 운동 중 유리지방산을 이용한 에너지 동원을 증가시킨다. 그러나 지질의 과잉 섭취로 혈중 유리지방산이 증가하면 인체는 이것을 먼저 에너지로 사용해야 하기 때문에 지방조직에 쌓인 중성지방을 분해할 기회가 없어지게 되고, 따라서 체중감량 효과는 떨어지게 된다.

③ 단백질 섭취

인체가 단백질을 에너지원으로 사용하는 것은 매우 제한적이지만, 체내 저장된 단백질은 에너지 생산을 위해 **아미노산**으로 분해되어 에너지 생산에 참여하게 된다. 특히 근육에서 글리코겐의 분해에 의해 생성된 피루브산은 아미노산인 알라닌으로 전환되어 간으로 이동하고, 간에서 포도당으로 전환되어 에너지원으로 사용된다. 적절한 단백질 섭취를 위해서는 한국영양학회에서 발표한 한국인 영양섭취기준(2010년)의 단백질 권장섭취량을 고려하는 것이 좋다. 한국인 영양섭취기준(2010년)에 따르면 20대 남성의 단백질 권장섭취량은 55g이며, 20대 여성의 단백질 권장섭취량은 50g이다. 하지만 다른 영양소에 비해 단백질 섭취는 몸무게를 기준으로 하는 것이 바람직하다. 일반적으로 단백질 권장섭취량을 계산할 때 0.825g/kg/일로 산정한다. 예를 들어 20대 남자의 평균 체중이 65.8kg이라고 할 때, 단백질 권장섭취량은 '0.825×65.8 = 54.3g' 으로 약 55g을 1일 단백질 권장섭취량으로 계산하면 된다. 하지만 임산부나 수유부, 운동선수의 경우 이 기준보다 더 많은 단백질 섭취가 필요하다.

최근에 근비대와 근력 향상을 목적으로 운동선수가 아닌 일반인도 단백질 식품의 섭취를 늘리거나 아미노산 보충제를 과잉 섭취하는 것이 문제되고 있다. 단백질은 탄수화물이나 지질과 달리 질소(N)를 함유하고 있기 때문에, 간에서 요소를 생성해서 신장에서 소변으로 배출하는 과정을 가진다. 따라서 지나친 단백질 섭취는 오히려 간과 신장에 부담을 주고 골다공증의 위험을 증가시킨다. 따라서 하루 2.2g/kg

이상의 단백질 섭취는 삼가야 한다. 예를 들면, 몸무게가 70kg인 운동선수가 근력 증가를 위해서는 하루 단백질 섭취량이 총 154g을 넘기지 않도록 해야 한다. 1일 단백질 섭취량의 권장기준은 식품을 통한 단백질 섭취뿐 아니라 아미노산 보충제를 포함한 양이므로 보충제의 남용 역시 삼가야 한다.

아미노산

아미노산은 단백질의 기본적인 구성단위로 아미노amino라는 말은 질소를 가지고 있다는 의미이다. 아미노산의 중심이 되는 탄소는 아미노기, 카르복실기, 수소로 결합되어 있으며 종류로는 총 20개의 아미노산이 있다. 아미노산 중에 우리 몸에서 합성할 수 없어 식사를 통해 섭취해야 하는 필수아미노산은 9종류인데 히스티딘, 이소류신, 류신, 라이신, 메티오닌, 페닐알라닌, 트레오닌, 트립토판, 발린 등이 이에 속한다. 필수아미노산의 균형 있는 섭취가 이루어지지 않으면 성장지연을 초래하거나 건강에 부정적 영향을 줄 수 있다.

03 운동 후 회복

운동 시작 후 산소섭취량의 증가는 운동강도와 운동지속시간에 따라 다양하게 나타는데, 운동 종료 후에도 안정 시 상태보다 증가된 양상을 보인다. 이것은 운동 후에도 인체는 지방연소 시스템을 어느 정도 유지하고 있다는 것을 의미한다. 따라서 체중감량 프로그램에서 운동 직후에 바로 눕는 완전한 휴식보다는 정리운동을 통해서 에너지 대사를 증가시키도록 하는 것이 중요하다. 또한 운동 후 적어도 30분~1시간 후에 식사를 하는 것이 운동 후 지방연소율을 높이는 데 도움이 된다.

1 | 산소섭취량

산소섭취량은 인체가 섭취하는 산소량 또는 산소 이용 능력을 말하며, 운동을 시작하면 산소섭취량이 급격히 증가하게 된다.

2 | 항정상태 산소섭취량

운동을 시작한 후 증가된 산소섭취량은 신체 내 필요한 산소 요구량과 동일한 수준에 도달하면 더 이상 증가하지 않는 일정한 항정상태steady state에 다다르게 된다. 이때의 산소섭취량을 항정상태 산소섭취량이라고 한다.

3 | 운동 후 회복기 산소섭취량

운동 중 증가된 산소섭취량은 운동이 끝난 후 급격히 감소하는 것이 아니라 천천히 감소하며, 운동강도와 운동시간의 영향을 받게 된다. 운동강도가 높으면 높을수록 초기의 산소결핍이 많고 운동 후 회복기 산소섭취량도 커진다. 또한 운동시간이 길수록 회복기 산소섭취량이 줄지 않고 오랫동안 유지된다. 이러한 운동 후 회복기 증가된 산소섭취량을 **운동 후 초과산소섭취량**Excess Post-exercise Oxygen Consumption; EPOC이라고 한다. 그림 3-8과 같이 운동 후 산소섭취량은 안정 시로 회복될 때 급격한 감소를 보이는 초기 빠른 회복기와 느린 감소를 보이는 후기 느린 회복기로 나뉜다. 운동 직후 2~3분에 해당되는 초기 빠른 회복기에 쓰이는 산소는 운동 후 근육에 크레아틴인산을 재저장하고 혈액과 조직에 산소를 재분배하는 데 사용된다. 느린 회복기에 나오는 산소는 젖산을 글루코스로 전환하여 혈액과 근육에 쌓인 젖산을 제거하는 데 사용되며, 운동 후 상승된 체온의 영향을 받는다. 또한 높은 강도의 운동을 할수록 증가된 에피네프린, 노르에피네프린과 같은 호르몬이 운동 직후 바로 감소되지 않기 때문에 산소섭취량은 안정 시만큼 떨어지지 않는다. 운동 후에도 안정 시보다 높은 심박수와 호흡수 역시 느린 회복기의 산소섭취량에 영향을 준다.

운동 후 초과산소섭취량은 운동강도가 높을수록, 운동시간이 길수록 증가하므로 체중감량 프로그램을 할 때 운동시간 내에만 칼로리가 소모되는 것이 아니라, 운동 후에도 칼로리 소비가 발생하는 점을 주지해야 한다. 따라서 운동 후 정리운동을 함으로써 운동 후 초과 산소섭취량을 증가시키는 것이 필요하다.

운동 후 초과산소섭취량에 영향을 주는 요인

① 초기 빠른 회복기 :
- 근육에 크레아틴인산 재저장
- 혈액과 조직에 산소 재분배

② 후기 느린 회복기 :
- 젖산 제거
- 증가된 체온
- 혈중 호르몬 농도 상승
- 증가된 심박수 및 호흡수

운동 후 초과산소섭취량

과거에는 운동 중 증가한 산소섭취량이 운동 후에도 휴식기보다 높게 나타나는 현상을 체내 산소 저장고에서 빌려온 산소를 갚는다는 개념의 산소부채oxygen debt로 해석했다. 하지만 운동 후 산소섭취량은 운동강도와 지속시간에 따라 달라지는데, 이는 초기 무산소성 운동 시 나타나는 산소 결핍량보다 10배 이상까지 나타나 산소부채 이론의 문제점이 제기되었다. 이러한 오류를 보완하여 운동 후 초과산소섭취량이라는 용어가 제안되었다.

그림 3-8 ●● 운동 후 초과산소섭취량

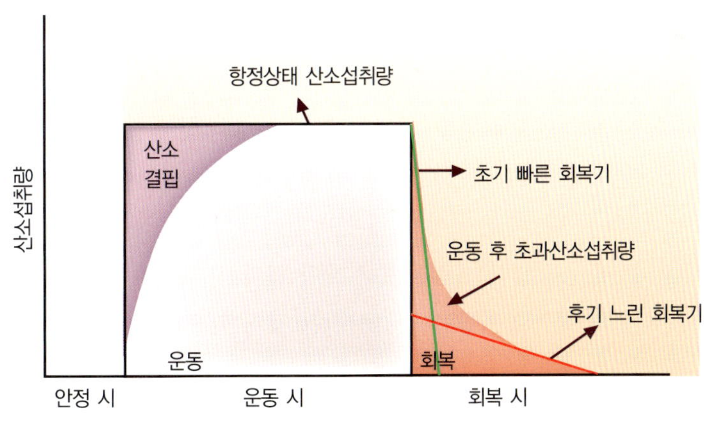

출처 : Power SK. 파워 운동생리학, 2008

알아봅시다

*탄수화물 섭취의 올바른 이해

적절한 영양 섭취는 운동과 에너지 대사에 중요한 역할을 한다. 특히 지구성 운동을 수행하는 데 탄수화물은 다른 영양소에 비해 결정적인 역할을 한다. 고탄수화물 식이, 정상 식이, 저탄수화물 식이를 한 후 자전거를 타고 탈진할 때까지의 시간을 비교해 보면 고탄수화물 식이 후의 운동시간이 저탄수화물 식이를 할 때보다 3배 정도 높은 것으로 나타난다. 이처럼 근육 내에 많은 글리코겐을 저장하게 되면 에너지 고갈로 생길 수 있는 피로를 줄일 수 있어 운동수행능력을 향상시킬 수 있다.

탄수화물은 1g당 4kcal의 열량을 내는 인체의 주 에너지원으로서 탄수화물을 과잉 섭취하게 되면 간과 근육의 글리코겐 저장 가능량을 초과하게 되어 지방으로 전환하여 저장하게 되므로 과잉 섭취에 주의해야 한다. 체중감량 프로그램에서 탄수화물의 과잉 섭취가 바람직하지 않는 이유는 지방 전환 문제뿐만 아니라 췌장의 β-세포에서 분비되는 인슐린이라는 호르몬 때문이다. 탄수화물 섭취량이 많아지면 혈당 수치가 높아져 인슐린이 다량 분비되어 혈당을 근육과 간에 운반하는 속도가 빨라지게 된다. 근육과 간에서 글리코겐 형태로 당 축적이 포화되면 남은 당은 결국 지방으로 전환된다. 따라서 탄수화물 섭취에서 혈당 상승 속도를 늦추는 것이 중요하며, 이를 위해 장기간 공복 후 과식을 피하고 규칙적인 식사와 소식(小食)이 중요하다. 보디빌더가 식사를 하루 5~6끼로 나누어 먹는 이유도 이러한 원리 때문이다.

하지만 지나친 저탄수화물 다이어트 역시 문제가 될 수 있다. 탄수화물 섭취가 부족하면 일단 간과 근육에 저장된 글리코겐을 분해해서 에너지를 얻을 수 있지만, 글리코겐이 고갈되면 지방을 분해해서 에너지를 얻게 된다. 적절한 탄수화물 섭취는 지방 산화에 필수적으로 탄수화물 섭취가 줄면서 지방이 분해되지만, 포도당으로 생성되는 옥살로아세트산이 없기 때문에 TCA 회로로 들어갈 수 없어 간에서 지방산이 불완전하게 산화된다.

이렇게 지방의 불완전 산화로 생기는 케톤체(ketone body)가 혈액 중 증가하게 되면 많은 문제가 발생한다. 케톤체는 조직에서 유리지방산보다 쉽게 이용할 수 있기 때문에 뇌와 심장 조직은 비상시에 케톤체를 이용하고 체단백질 손실로 이어지면서 근육 위축과 인체 기능 저하가 발생한다. 결과적으로 인체의 생존 능력과 면역력에 영향을 주게 된다. 임상적으로는 체액이 산성화(acidosis)가 되고 혈중 요산 증가와 메스꺼움, 탈수, 피로 등을 야기하는 부작용이 생긴다.

이러한 부작용을 줄이기 위해서는 하루 최소 100g 이상의 탄수화물 섭취가 중요하다.

일반적으로 탄수화물은 쌀밥 한 공기(210g, 306.6kcal)에 66.6g, 식빵 3조각(100g, 277kcal)에 46.8g, 고구마 2/3개(140g, 179.2kcal)에 42.4g이 들어 있어 그림 3-9 한국인의 경우 지나친 저탄수화물 다이어트나 단식을 고집하지 않는다면 케톤체 생성은 피할 수 있다. 특히 아침 식사에서 탄수화물 섭취가 중요한데 뇌, 적혈구, 신경세포에서는 탄수화물만 에너지원으로 쓰이기 때문에 밤 사이의 장시간 공복을 보충하고 원활한 활동을 위해 아침에는 복합 탄수화물이 풍부한 식사를 하는 것이 좋다. 특히 뇌 활동이 중요한 수험생의 경우에 아침 식사와 성적과는 서로 높은 연관성을 보이고 있다. 일반적으로 한국인은 하루 에너지 섭취 중 60% 이상을 탄수화물로 섭취하는 경우가 많기 때문에, 지나친 저탄수화물 다이어트는 오히려 탄수화물 중독증으로 이어져 다이어트 후 탄수화물 폭식이 생길 수 있다. 따라서 탄수화물 섭취량을 지나치게 줄이는 것은 피해야 한다.

그림 3-9 ●● 탄수화물 급원식품 1인분에 따른 탄수화물 함량 비교

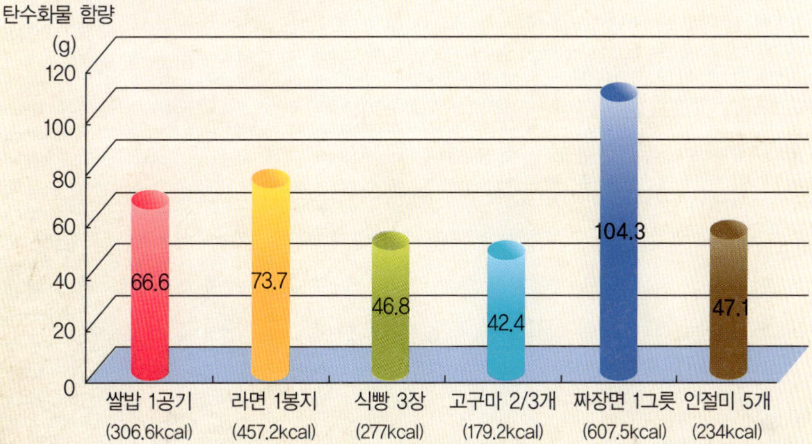

연구문제

01 다음 중 인체 내에서 사용되는 주요 에너지원이 아닌 것은?

① 탄수화물　② 단백질
③ 지질　④ 무기질

02 다음 중 가장 빠르게 ATP를 생산하는 에너지 대사과정은 무엇인가?

① ATP-PCr과정　② 무산소성 해당과정
③ 유산소성 해당과정　④ 유산소성 지방 대사과정

03 다음 중 무산소성 해당과정의 주요 에너지원은 무엇인가?

① ATP　② PCr
③ 포도당　④ 지방산

04 다음 중 가장 많은 ATP를 생산해 내는 에너지 대사과정은 무엇인가?

① 무산소성 해당과정　② 유산소성 해당과정
③ 유산소성 지질 대사　④ 유산소성 단백질 대사

05 다음 중 낮은 강도의 운동 시 주요 에너지원은 무엇인가?

① 포도당　② 유리지방산
③ 아미노산　④ 글리코겐

06 다음 중 ATP-PCr 시스템에 주로 의존하는 운동종목이 아닌 것은?

① 투포환 던지기　② 100m 달리기
③ 높이뛰기　④ 권투

07 다음 중 단백질을 추가적으로 섭취하도록 권장하는 그룹이 아닌 것은?

① 임산부　② 20대 여대생
③ 수유부　④ 운동선수

Chapter 4

운동과 폐환기

Chapter 4

운동과 폐환기

호흡은 외부의 공기와 인체 내부의 기체를 교환하는 과정이다. 호흡계respiratory system는 외부의 공기를 인체 내로 전달하는 전도 구역과, 공기와 혈액 속의 산소와 이산화탄소를 교환하는 호흡 구역으로 공기 통로가 분리되어 있다. 호흡을 통해 환기, 가스교환, 산소의 이용 등이 이루어진다. 호흡계를 통해 들어온 산소는 체내에 저장된 영양소를 분해하여 에너지를 생성하며, 이때 에너지와 같이 생성된 이산화탄소는 호흡계의 주요 기관인 폐를 통해 체외로 배출되어 체액의 산·염기 평형을 유지하게 된다. 체지방률이 높은 비만인의 경우 안정 시 호흡량 감소 등 호흡계 기능의 저하가 나타난다. 또한 고도비만인 경우 상기도에 지방이 많이 쌓이게 되므로 기도 저항이 높아져 폐쇄성 수면 무호흡증이 발생함으로써 저산소증이나 심장마비 등의 위험이 높아진다.

그림 4-1 ●● 운동 시 산소섭취량 측정

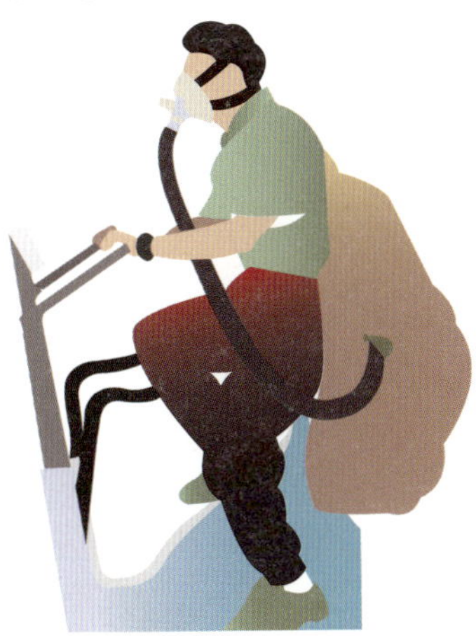

01 호흡계의 구조와 기능

전도 구역은 가스교환이 일어나는 호흡 구역에 이르기 전까지 호흡을 통해 공기가 통과하는 구역으로, 코 · 입 · 인두 · 후두 · 기관 · 기관지로 구성되어 있다. 이 구역은 공기를 호흡 구역으로 전달하는 기능 이외에도 들이마시는 공기를 여과하고 정화하는 역할을 한다. 또한 호흡한 공기의 온도를 따뜻하게 하고 습도를 증가시키므로 호흡 구역에 도착하는 공기는 대기 중의 온도나 습도와 상관없이 체온과 같은 따뜻하고 촉촉한 상태를 유지하게 된다.

호흡 구역은 가스교환이 일어나는 곳으로, 호흡세기관지와 폐포로 구성되어 있다. 폐의 기체교환은 약 3억 개의 폐포와 이를 둘러싸고 있는 모세혈관 사이에서 확산을 통해 이루어진다. 농도가 높은 곳에서 낮은 곳으로 이동하는 분자의 움직임을 확산이라고 하는데, 폐내의 기체가 혈관까지 도달하는 거리가 짧고 폐포의 면적이 매우 넓기 때문에 확산 작용이 쉽게 이루어진다. 폐동맥을 통하여 들어온 혈액이 폐포의 모세혈관망에 들어온 산소와 결합하고 폐포로 이산화탄소를 배출하는 기체교환을 한 후, 폐정맥을 통해 심장의 좌심방으로 들어오게 되며, 좌심실을 거쳐 박출된 혈액을 통해 신선한 산소를 온몸으로 공급하게 된다. 근육이 없는 폐포는 운동신경이 아닌 감각신경을 통해 조절되는데, 뇌 연수의 자극을 통해 폐포 활동이 이루어진다.

■ 호흡계의 구역

① 전도 구역 : 코 → 인두 → 후두 → 기관 → 기관지
② 호흡 구역 : 호흡세기관지 → 폐포
폐동맥 → 폐모세혈관망 → 폐정맥

폐포(pulmonary alveoli)

허파꽈리 또는 폐포낭이라고 불리는 포도송이 모양으로 생긴 폐포는 체표면의 40배 이상으로 테니스 경기장 정도의 넓은 표면적을 가지고 있어 가스교환을 쉽게 만든다. 표피세포와 결합조직으로 둘러싸인 폐포는 표면활성제가 분비되어 폐의 확장을 도와준다. 폐포에는 대식세포가 있어 폐포로 침입하는 먼지, 세균, 탄소입자를 없애는 식균작용을 한다.

그림 4-2 ●● 호흡계의 구조

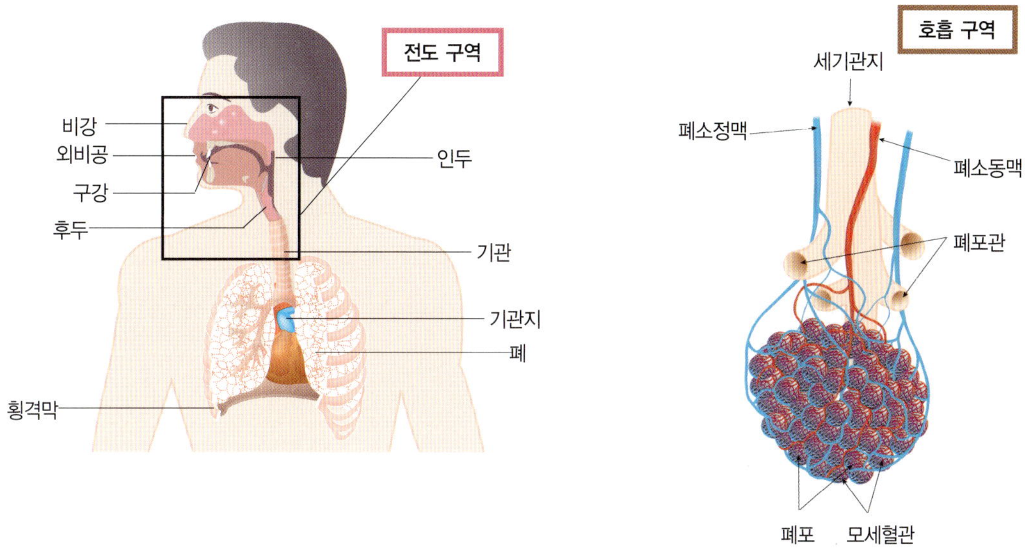

출처 : 이연숙 등. 이해하기 쉬운 인체생리학, 2011

02 호흡역학

1 | 호흡

호흡은 대기의 공기를 들이마시는 흡기와 폐의 공기를 대기로 내보내는 호기를 통해 이루어진다. 흡기는 폐의 압력이 대기의 압력보다 낮을 때 발생하고, 호기는 폐의 압력이 대기의 압력보다 높을 때 발생한다. 호흡은 그림 4-3 와 같이 횡격막과 늑간근, 흉강의 수축과 이완을 통해 이루어진다.

■ 호흡 상태에 따른 압력

① 안정 시(폐내압 : 760mmHg = 대기압 : 760mmHg)
② 흡기 시(폐내압 < 대기압 : 757mmHg)
③ 호기 시(폐내압 > 대기압 : 763mmHg)

그림 4-3 ●● 호흡의 원리

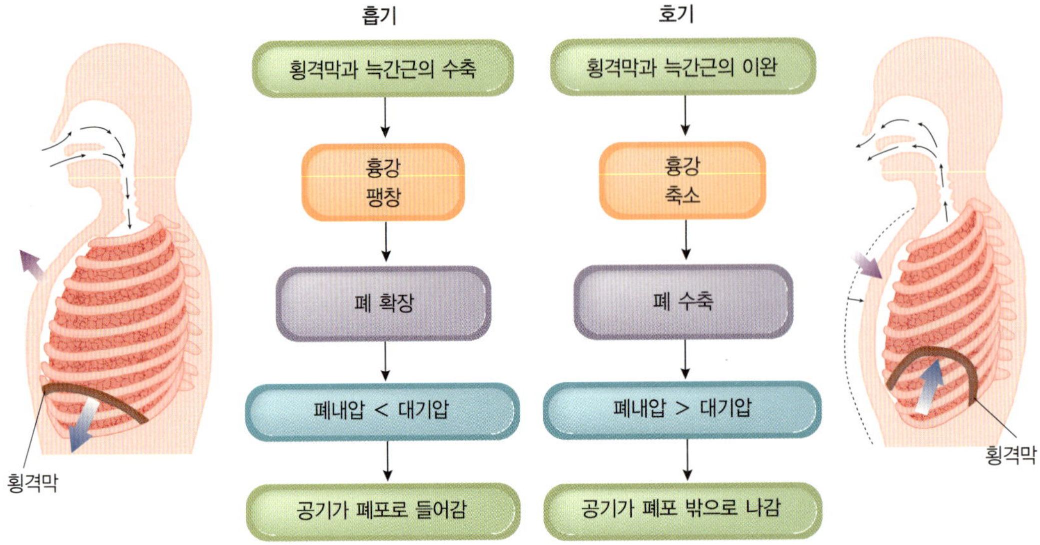

출처 : 이연숙 등. 이해하기 쉬운 인체생리학, 2011

2 | 흡기

대기의 공기를 들이마시는 흡기는 폐의 확장에 의해 발생된다. 늑골 아래의 횡격막이 수축하면서 내부 장기들이 아래로 이동하고 늑골이 바깥쪽으로 이동하면서 폐를 확장시킨다. 이때 확장된 폐의 압력은 대기압보다 낮기 때문에 공기가 폐 내부로 들어오게 된다.

> **늑골(ribs)**
>
> 늑골은 가슴 가운데 흉골(복장뼈)을 중심으로 12쌍으로 이루어진 갈비뼈로, 폐와 심장을 보호하는 역할을 한다. 횡격막과 호흡근에 의해 늑골이 움직이면서 호흡 기능을 하게 된다. 흡기 상태에서는 횡격막이 수축해서 팽팽해지고 늑골이 위로 올라가면서 흉곽이 커지게 되며, 내장이 아래로 밀려나고 배가 나오게 된다.

3 | 호기

호기는 폐포 내압이 대기압보다 높아지면서 폐 내부에 있던 공기가 입과 코를 통

해 나가게 된다. 호기는 폐와 흉곽벽의 탄력성에 의해 확장된 폐가 안정 상태로 돌아가려는 경향 때문에 근육의 작용 없이 발생한다.

4 | 기도저항

폐 속으로 들어오는 공기는 기도의 저항에 의해 영향을 받는다. 기도의 저항은 기도의 직경과 기도 양쪽 끝의 압력차에 의해 나타난다. 예를 들어, 기도의 직경이 반으로 감소하면 공기 흐름의 저항은 16배로 증가하게 되고, 양쪽 기도 끝의 압력 차이가 3배가 되면 기도 저항 역시 3배가 된다.

$$\text{기도저항} \propto \frac{1}{\text{기도직경}^4}$$

$$\text{기도저항} \propto \frac{P_1 - P_2}{\text{기도직경}^4}$$

$P_1 - P_2$: 기도 양쪽 끝의 압력 차

5 | 폐포와 모세혈관의 가스교환

대기의 공기는 전도 구역을 통해 호흡 구역에 도달하는 동안 온도와 습도는 높아지고 압력은 감소하게 되어 최종적으로 폐포에 도달한 **산소분압**(Po_2)은 105mmHg, 이산화탄소분압(Pco_2)은 40mmHg가 된다. 이렇게 산소분압과 이산화탄소분압의 차이는 확산을 촉진해 폐포와 조직 사이의 호흡가스교환을 가능하게 한다.

폐순환은 우심실에서 시작하여 이산화탄소분압이 높고 산소분압이 낮은 폐동맥을 지나 폐모세혈관으로 가서 가스교환을 한 후, 산소분압이 높고 이산화탄소분압이 낮은 폐정맥을 거쳐 좌심방에서 끝난다. 폐순환에서 폐동맥은 산소가 풍부한 체순환의 동맥과는 달리, 산소가 적고 이산화탄소가 많은 것이 특징이다. 폐정맥 역시 이산화탄소가 많은 체순환의 정맥과는 달리, 이산화탄소가 적고 산소가 많다. 산소

는 폐포를 둘러싸고 있는 모세혈관을 통해 혈액으로 확산되고, 반면 이산화탄소는 혈액에서 폐포로 이동하게 되는 가스교환이 이루어진다. 폐포의 모세혈관에서 산소와 이산화탄소의 교환이 일어나면서 산소분압이 높은 폐정맥을 통해 신선한 산소가 좌심방으로 들어가고 최종적으로 좌심실에 도착하면, 좌심실의 수축을 통해 체순환이 시작된다 그림 4-4.

■ 폐포의 가스교환

우심실 → 폐동맥($P_{O_2} < P_{CO_2}$) → 폐모세혈관(가스교환) → 폐정맥($P_{O_2} > P_{CO_2}$) → 좌심방

그림 4-4 ●● 폐포와 모세혈관의 호흡가스교환

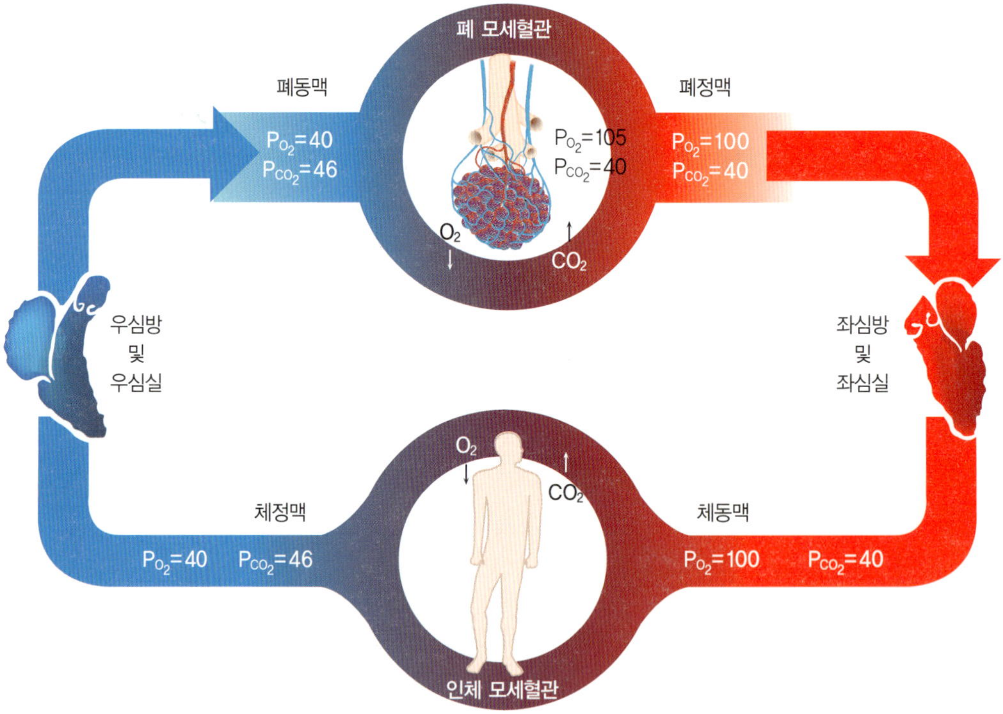

산소분압

산소분압은 대기압(대기의 압력)에서의 비율을 고려하는데 대기압이란 760mm 수은Hg 기둥의 높이를 1 대기압 또는 760mmHg라고 한다. 달톤Dalton의 법칙에서 기체 혼합물의 총 압력은 각 기체의 개별적 압력의 합과 같다. 그리고 특정 기체에 해당되는 압력을 혼합물의 압력 중에 분압partial pressure이라고 한다. 예를 들어 대기 중의 산소 구성비가 약 21%인데, 이것의 분압은 '760×0.21=159.6mmHg'이다. 또한 대기의 공기를 흡입하면 폐포 내에 수증기로 포화되는데, 이것의 분압이 47mmHg가 된다. 따라서 공기를 흡입할 때의 산소분압은 '(760-47)×0.21=149.7mmHg'가 된다.

6 | 혈액의 산소와 이산화탄소 운반

몸속으로 들어온 기체는 혈액을 통해 운반되는데, 산소의 운반은 대부분 적혈구 내의 **헤모글로빈**에 의해 이루어진다. 헤모글로빈과 산소가 결합된 상태를 포화라고 하고, 헤모글로빈과 산소가 분리된 상태를 해리라고 한다. 헤모글로빈은 이산화탄소가 많을수록 산소포화도가 떨어지게 된다. 이산화탄소는 혈액 속에 용해된 상태(약 10%), 헤모글로빈과 결합한 상태(약 20%), 중탄산이온 형태(약 70%)로 운반된다.

그림 4-5 ●● 산소해리곡선

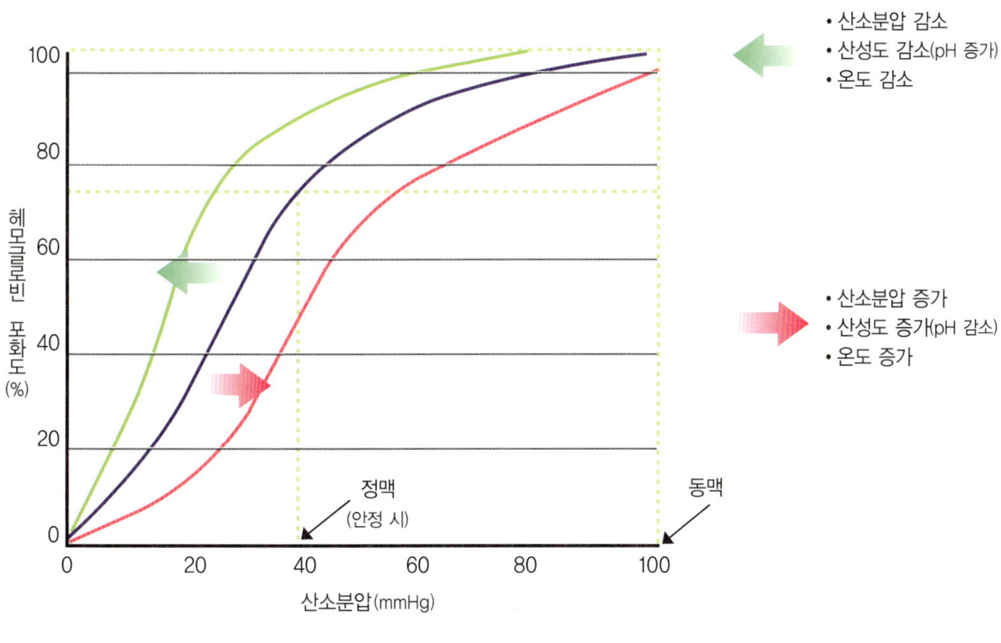

헤모글로빈의 산소결합력인 포화와 해리에 영향을 미치는 요인은 혈액 내 산소분압, 산성도, 온도 등이다 그림 4-5.

■ 산소해리곡선의 이동

① 좌측(←)이동 (산소 포화도가 높음) : 산소 분압↓, 산성도↓, 온도↓
② 우측(→)이동 (산소 포화도가 낮음) : 산소 분압↑, 산성도↑, 온도↑

헤모글로빈(hemoglobin; Hb)

헤모글로빈은 적혈구에 있는 산소를 운반하는 단백질로, 4분자의 색소분자 헴기heme와 4분자의 글로빈 단백질이 결합된 형태이다. 헴기에 철분(Fe^{2+})이 포함되어 있기 때문에 철분이 부족하면 헤모글로빈 생성이 안 되어 빈혈이 생길 수 있다. 헤모글로빈 농도를 통해 빈혈 판정을 할 때 성인 여성은 12g/dL, 성인 남성은 조금 더 높은 수치인 13.5g/dL 이하를 기준 수치로 한다.

① 혈액 내 산소분압

동맥의 혈액이 조직을 통해서 정맥으로 가면서 헤모글로빈 포화도는 떨어진다. 혈액 속의 산소분압이 증가하면 조직으로 가는 산소 함량을 높일 수 있기 때문에 혈액 중의 산소해리 비율이 높아진다. 따라서 산소분압이 증가하면 헤모글로빈의 산소포화도는 감소(해리 증가)하므로 산소해리곡선은 우측으로 이동하고, 산소분압이 감소할수록 헤모글로빈의 산소포화도는 증가하므로 산소해리곡선은 좌측으로 이동한다.

② 혈액 내 산성도(pH)

혈액 내 산성도가 증가하면(pH 감소) 혈액의 산소를 조직에 더 많이 공급하기 위해 산소포화도는 감소(산소해리 증가)하여 산소해리곡선은 우측으로 이동하고, 산성도가 감소(pH 증가)하면 산소포화도가 증가하므로 산소해리곡선은 좌측으로 이동한다.

③ 온도

혈액의 산성도가 일정할 때 헤모글로빈과 산소의 결합력은 혈액의 온도와 반비례한다. 즉, 체온이 증가하면 산소포화도가 감소(산소해리 증가)하여 산소해리곡선이 우측으로 이동하고, 체온이 감소하면 산소포화도가 증가하여 산소해리곡선은 좌측으로 이동한다. 따라서 운동을 하면 체온이 상승하게 되고 혈액 중의 산소가 운동 중의 골격근으로 이동하기 쉬워지면서 산소해리가 증가하게 된다.

7 | 근육 내 산소운반

혈액 내 산소가 헤모글로빈에 의해 운반되는 것처럼 근육 내 산소운반을 담당하는 것은 미오글로빈myoglobin이다. 미오글로빈은 골격근과 심장근에만 존재하는 단백질로, 산소와 결합해서 산소를 운반하는 기능을 한다. 미오글로빈은 헤모글로빈보다 산소와의 결합력이 더 강해서 낮은 산소분압에서도 산소를 해리시켜 근육조직에 산소를 공급하는 역할을 담당한다.

03 폐환기

1 | 폐환기량의 구성

폐환기는 공기가 폐의 안과 밖으로 이동하는 것을 말한다. 폐환기량은 개인에 따라 차이를 보이는데, 일반적으로 체표면적이 클수록 폐환기량은 증가하게 된다. 따라서 전체적으로 남성이 여성보다 높은 폐환기량을 가지고 있다. 폐환기량은 크게 폐용적lung volume과 폐용량lung capacity으로 구분되는데, 두 가지 이상의 용적volume이 합쳐진 것을 용량capacity이라고 한다.

폐용적에는 1회 호흡량(1회 환기량) · 예비흡기량 · 예비호기량 · 잔기량이 있으며, 폐용량에는 총폐활량 · 폐활량 · 흡기용량 · 기능적 잔기량이 있다. 폐용적과 폐용량은 나이, 건강상태, 성별에 따라 달라진다. 특히 폐활량은 최대로 공기를 들이마신 후 최대한 공기를 내뱉을 수 있는 공기량을 뜻하는데 1회 호흡량, 예비흡기량, 예비

호기량 등을 모두 합친 것으로 임상적으로 중요한 의미를 가진다.

■ 폐용량의 구성

① 폐활량 vital capacity = 1회 호흡량 + 예비흡기량 + 예비호기량
② 흡기 용량 inspiratory capacity = 1회 호흡량 + 예비흡기량
③ 기능적 잔기량 functional residual capacity = 예비호기량 + 잔기량
④ 총폐활량 total lung capacity = 폐활량 + 잔기량

표 4-1 | 폐용적과 폐용량

구분	항목	정의
폐용적	1회 호흡량 (tidal volume, TV)	안정 호흡 시 흡기 또는 호기 하는 공기량
	예비흡기량 (inspiratory reserve volume, IRV)	안정 시 흡기가 끝난 후 더 들이마실 수 있는 공기량
	예비호기량 (expiratory reserve volume, ERV)	안정 시 호기가 끝난 후 더 내보낼 수 있는 공기량
	잔기량 (residual volume, RV)	최대 호기가 끝난 후 폐내 남아 있는 공기량
폐용량	흡기용량 (inspiratory capacity, IC)	안정 시 호기가 끝난 후 최대로 들이마실 수 있는 공기량
	기능적 잔기량 (functional residual capacity, FRC)	안정 시 호기 후 폐 속에 남은 공기량
	폐활량 (vital capacity, VC)	최대 흡기 후 내보낼 수 있는 최대 호기량
	총폐활량 (total lung capacity, TLC)	최대 흡기 후 폐내 공기량

그림 4-6 ●● 폐용적과 폐용량

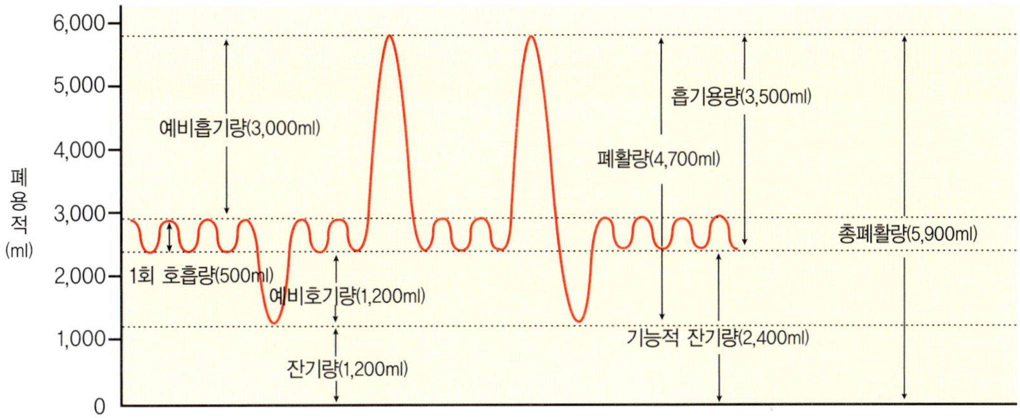

출처 : 이연숙 등. 이해하기 쉬운 인체생리학, 2011

2 | 신체구성과 폐환기

폐환기는 체표면적이 클수록 증가하지만 신체구성 요인 중 체지방률과는 다른 관련성을 나타낸다. 신체구성 중 체지방률이 증가할수록 안정 시의 폐환기는 감소하게 된다. 체지방률의 증가는 복강과 흉강에 지방 축적을 초래하며 호흡기능의 부정적 변화를 유도한다. 복강에 지방이 축적되면 흉곽의 용적이 감소하고, 호흡근육의 근력이 저하되어 흉곽의 기계적 효율성이 떨어진다. 또한, 기관지 비후에 의한 기도 직경의 감소와 얕고 빠른 호흡은 가스교환에 참여하지 않는 사강량을 증가시켜 환기량을 저하시키게 된다. 이처럼 체지방률은 폐환기 요인 중 잔기량, 기능적 잔기량, 예비호기량, 그리고 총폐활량에 영향을 주며, 체지방률이 증가할수록 폐환기에 부정적 영향을 줄 수 있다.

04 운동 중 폐환기와 혈액 가스의 변화

1 | 운동 중 폐환기의 변화

운동을 시작하면 1회 환기량의 증가와 호흡수의 증가에 의해 폐환기량이 증가한다. 또한 더 많은 혈액이 폐 모세혈관으로 들어오게 되어 폐의 확산 능력이 증가한다.

2 | 운동 중 혈액 가스의 변화

운동 중 환기량 증가에 따른 동맥의 이산화탄소분압과 산소분압은 거의 변화가 없다. 그러나 조직에서 더 많은 산소를 사용하고 이산화탄소를 생성하므로 동맥과 정맥의 산소 농도차가 커지게 되는데, 이를 **동정맥 산소차**라고 한다.

동정맥 산소차

안정 시에는 정맥 내에 있는 산소 함유능력은 70% 정도이고 동맥 내에 있는 산소 함유능력이 95% 정도인데, 운동을 하게 되면 동맥보다는 정맥 내에 있는 산소 함량이 떨어져서 동맥과 정맥의 혈중 산소 농도는 차이가 커진다. 이것은 운동을 할 때 근육에서 많은 에너지를 만들기 위해 산소를 더 많이 활용하기 때문이다. 최대산소섭취량을 산출할 때 '최대 심박출량×동정맥 산소차'를 이용한다. 따라서 동정맥 산소차의 증가는 최대산소섭취량의 증가를 나타낸다.

3 | 운동강도에 따른 폐환기량과 혈액 가스의 변화

① 최대하 운동

일정한 강도의 최대하 운동 시에는 호기량이 운동 초기에 급격한 증가를 나타내지만, 곧 증가의 폭이 적어지면서 일정한 항정상태에 도달하게 된다. 또한 동맥의 이산화탄소분압과 산소분압도 거의 일정한 상태를 유지한다.

② 점진적 운동

운동강도가 점진적으로 증가하는 운동 시에는 운동 초기부터 운동이 종료될 때까지 지속적으로 폐환기량이 증가하게 된다. 운동강도에 따라 폐환기량이 선형적으로 증가하다가 중강도 이상의 운동 시 급격히 폐환기량이 증가하는 시점이 존재하는데, 이 시점을 환기역치라 한다. 환기역치는 운동강도 증가에 따라 조직으로의 산소 공급이 부족하여 무산소 대사에 의해 에너지가 생산되고, 이에 따라 무산소 해당과정을 통해 만들어진 젖산이 급격히 증가하는 젖산역치와 거의 동일한 시점에서 나타나게 된다 그림 4-7a.

③ 최대 운동(고강도 운동)

고강도의 운동 시 폐환기량은 운동 초기 급격한 증가를 나타낸 후 운동 중에도 지속적으로 증가를 나타낸다 그림 4-7b. 또한 동맥의 산소분압은 거의 변화가 없지만 동맥과 정맥의 산소분압 차이가 더욱 커지게 된다. 이는 운동 중 혈액의 산소가 근육으로 이동하여 근육의 산소 이용률이 증가하기 때문이다.

그림 4-7 ●● 운동 중 폐환기량의 변화

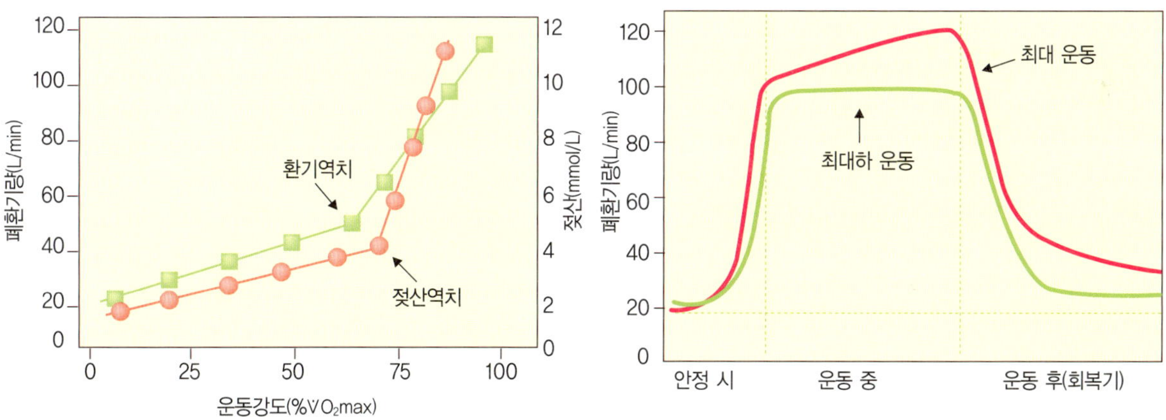

(a) 점진적인 운동 중 폐환기량과 젖산의 변화 및 환기와 젖산역치

(b) 운동강도에 따른 폐환기량의 변화 비교

알아봅시다

*장거리 선수를 위한 고지대 트레이닝

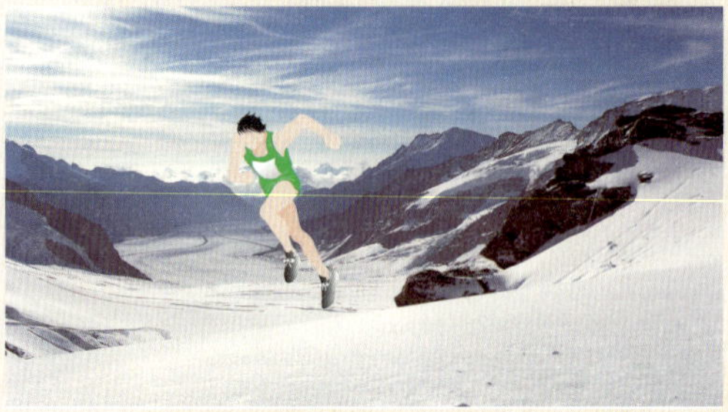

마라토너들의 꿈의 무대인 보스톤 마라톤 대회에서 우승을 한 이봉주 선수는 대회 전 해발 1,700m 로키산맥에서 고지 적응 훈련을 통해 심폐지구력을 증가시키는 프로그램을 수행했다. 그렇다면 고지대 환경의 어떤 점이 마라톤 경기의 기록 향상에 도움이 된 것일까?

고지대로 올라갈수록 대기 중 산소의 분자 수가 적어지는 저밀도 현상이 생긴다. 운동선수가 지상에서 똑같은 산소를 소비하려면 환기량을 더 많이 늘려야 하기 때문에 아무리 뛰어난 장거리 선수도 고지대에서는 좋은 기록을 세울 수 없다. 심지어 고지대에서의 기록이 해수면에서 일반인의 기록보다 떨어지는 경우도 많다.

해수면에서 수행했던 운동강도를 고지대에서 수행하면 환기량이 비정상적으로 늘어나면서 횡격막 등 호흡관련 기관들이 과부하 현상을 일으킨다. 해발 4,000m 고도에서는 해수면에 비해 최대산소섭취량이 27%까지 줄어든다. 산소섭취량은 동정맥 산소차와 심박출량에 의해 정해지는데, 고지대에 있어도 심박출량의 변화는 크지 않기 때문에 결국 동정맥 산소차가 고지대에서 감소한다는 것이다. 또한 고도가 높아져도 큰 변화가 없던 심박출량은 4,300m 이상의 아주 높은 고지대에서는 많이 떨어지게 되는데 해발 4,650m에서는 심박수가 분당 24~33회로 낮아진다. 결국 아주 높은 고지대에서는 심박출량과 동정맥 산소차 모두가 크게 줄어들어 최대산소섭취량은 크게 떨어진다.

한편 산소분압이 낮은 고지대에서 혈액 속의 산소 포화도가 떨어지는 보상 현상으로 적혈구 양이 증가하고 헤모글로빈 수치가 상승한다. 고지대 환경에 적응되어 있는 주민들은 높은 최대산소섭취량을 가지게 되는데, 이러한 적응 현상은 성인이 된 후 고지대에 거주하고 있는 이들에게는 완벽하게 나타나지는 않는다. 1968년 고지대로 유명한 멕시코 올림픽의 1,500m 달리기에서 월등한 성적으로 우승한 선수가 케냐의 고지대에서 성장했다는 사실 역시 이러한 고지대 적응 현상을 보여준다.

하지만 고지대 트레이닝이 모두에게 좋은 결과를 가져다 주는 것은 아니다. 고지대에서 훈련을 한 후 평지(해수면)에서 최대산소섭취량이 증가한 경우도 있지만, 반대로 변

화가 없는 경우도 있다. 이러한 차이의 주원인은 최대 운동 시에 동맥에서의 산소 불포화 정도가 개인에 따라 다르기 때문인 것으로 추측된다. 또한 고지의 높이나 개인차에 따라 효과가 다른 경우도 있다. 고지 환경에 인체가 적응하기 위해서는 최소 4~6주 정도의 기간이 필요하며 고도가 높아질수록 적응 기간이 더 소요된다. 고지 적응 역시 개인에 따라 다른데 심한 경우에는 두통, 구토, 식욕감퇴, 불면증과 같은 고산병이 생길 수도 있다. 일반적으로 전문가들이 권하는 고지대 트레이닝에 적합한 적정 고지대는 2,000~2,300m이다. 해발 1,700m 이하에서는 적혈구 생성 자극이 생기지 않기 때문에 장거리 선수에게 필요한 산소운반능력 향상을 도모할 수 없고, 반대로 3,000m 이상에서는 글리코겐의 급속한 고갈 때문에 근위축 현상이 나타나 훈련강도를 유지할 수 없다.

운동생리학자들은 많은 연구를 통해 지구력 선수에게 유리한 적혈구 수의 증가와 최대산소섭취량 증가를 유도할 수 있는 고지대 환경의 장점을 도입한 트레이닝 방법을 제안하였다. 이른바 "Live high, train low" 방법이다. 고지대에서 생활하면서 고지대에서 트레이닝을 할 때는 강도를 낮추고, 평지(해수면)에서는 인터벌 트레이닝과 강도 높은 운동을 병행하는 것이 최대의 효과를 얻을 수 있는 트레이닝 방법이다.

연 구 문 제

01 다음 중 호흡계를 구성하는 주요 기관이 아닌 것은?

① 비강 ② 신장

③ 폐 ④ 기관지

02 다음 중 호흡계 전도 구역의 기능이 아닌 것은?

① 여과 ② 가온과 가습

③ 공기 전달 ④ 확산

03 다음 중 흡기 중의 대기압과 폐 내 압력을 바르게 나타낸 것을 고르시오.

① 대기압: 760mmHg, 폐 내 압력: 760mmHg

② 대기압: 758mmHg, 폐 내 압력: 760mmHg

③ 대기압: 760mmHg, 폐 내 압력: 763mmHg

④ 대기압: 760mmHg, 폐 내 압력: 758mmHg

04 혈액 내 산소운반을 위한 헤모글로빈과 산소의 결합력에 큰 영향을 미치는 요인이 아닌 것은?

① 산소분압 ② 산성도

③ 온도 ④ 질소분압

05 다음 중 운동 시 폐환기 변화에 대한 설명으로 틀린 것은?

① 운동 중 동맥과 정맥의 산소 농도차가 커지게 된다.

② 점진적 운동에서 중강도 이상 운동 시 폐환기량이 급격히 증가하는 시점을 유산소 역치라고 한다.

③ 최대하 운동 중 일정 강도에서 폐환기량은 더 이상 증가하지 않는다.

④ 고강도 운동 중 폐환기량은 지속적으로 증가한다.

Chapter 5

운동과 순환계 반응

01 | 심장의 구조와 혈류 순환

02 | 심박출량

03 | 운동과 순환계의 변화

Chapter 5

운동과 순환계 반응

순환계Circulatory system는 신체 내 모든 조직에 혈액을 순환시키는 경로이며, 혈관을 통해 체내 물질을 수송하는 인체 시스템이다. 혈액을 통해 산소와 영양물질을 조직에 공급하고, 이산화탄소와 대사 노폐물을 제거하며 호르몬을 운반한다. 순환계가 조직에 혈액을 순환시키기 위해서는 펌프 역할을 하는 심장이 필요하며, 심장으로부터 나가는 혈액은 동맥을 통해 이동하고 정맥을 통해 되돌아오는 순환과정을 거치게 된다. 순환계는 심장 · 혈관 · 혈액으로 구성되며, 심장은 순환계의 중심 역할을 한다.

순환계의 기능은 비만할수록 효율성이 떨어지게 되며, 비만 유병률이 증가할수록 심혈관계질환 위험도가 증가한다. 특히 심장에 산소와 영양물질을 공급하는 심장

그림 5-1 ●● 순환계

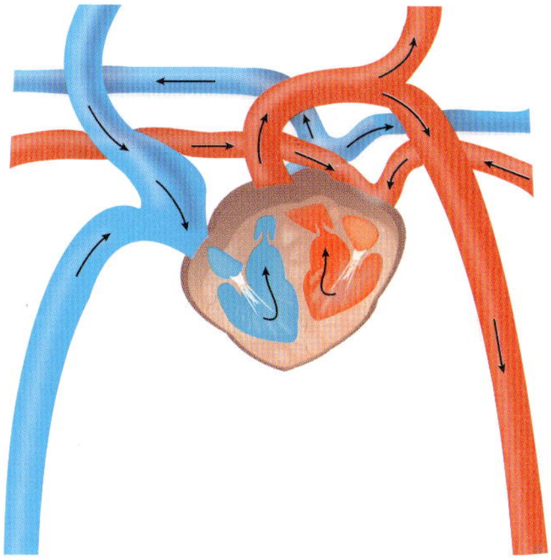

전용 혈관인 관상동맥이 막히면서 발생하는 심근경색 등 관상동맥성 심장질환의 위험은 체중증가와 밀접한 관련이 있다. 따라서 순환계가 원활한 기능을 유지하기 위해서는 적절한 체중조절이 필요하다.

01 심장의 구조와 혈류 순환

1 | 심장의 구조

심장은 크게 4개 구역, 즉 우심방, 좌심방, 우심실, 좌심실로 구성되어 있다. 두 개의 심방은 정맥으로부터 혈액을 받으며, 두 개의 심실은 동맥으로 혈액을 내보낸다. 심방과 심실 사이에는 **방실판**이 존재하는데, 우심방과 우심실 사이에는 삼첨판이 있고 좌심방과 좌심실 사이에는 이첨판(승모판)이 있다. 또한 우심실과 폐동맥 사이에는 폐동맥 **반월판**이 위치하고, 좌심실과 대동맥 사이에는 대동맥 반월판이 있다 그림 5-2 . 심장에 있는 4개의 판막이 혈액의 역류를 막는 역할을 한다. 심장은 근육조직인 심실중격에 의해 좌우로 분리되어 양쪽 혈액이 섞이는 것을 막아준다.

그림 5-2 ●● 심장의 판막

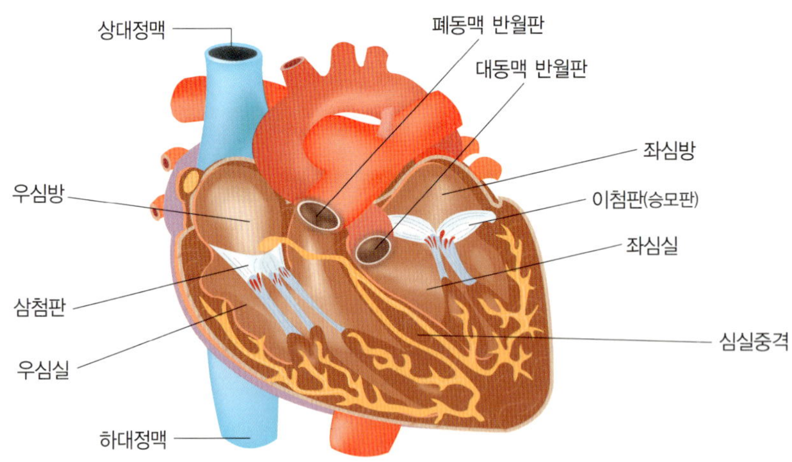

출처 : 이연숙 등. 이해하기 쉬운 인체생리학, 2011

■ 심장의 구성

① 4개의 구역 : 우심방, 우심실, 좌심방, 좌심실
② 4개의 판막 : 삼첨판, 이첨판(승모판), 폐동맥 반월판, 대동맥 반월판

방실판(atrioventricular valve)과 반월판(semilunar valve)

심장의 심방과 심실은 얇은 결합조직에 의해 분리되는데, 심방과 심실 사이에는 방실판이 있다. 우심방과 우심실 사이에 있는 방실판은 세 개의 판막을 가지고 있어서 삼첨판tricuspid valve이라고 하고, 좌심방과 좌심실 사이에 있는 방실판은 두 개의 판막이 있어 이첨판biscuspid valve 또는 승려의 모자처럼 생겨서 승모판mitral valve이라고 한다. 반달 모양을 하고 있다고 해서 붙여진 반월판은 대동맥과 폐동맥이 시작되는 부위에 있어 대동맥 반월판, 폐동맥 반월판이라고 한다.

2 | 심장의 전기활동

심장은 자발적으로 고유의 박동을 조절하는 기능 즉 자동능을 가지고 있으며, 이러한 기능은 심장의 **동방결절**sinoatrial node이 담당한다. 동방결절은 심장의 탈분극을 조절하여 분당 60~80회의 탈분극을 유도하며, 이에 따라 심박수가 결정된다. 동방결절에서 시작된 전기적 자극은 우심방의 하부에 존재하는 방실결절로 전도되며, 히스속과 좌 · 우 속가지 및 푸르킨예 섬유Purkinje fiber를 통해 심실을 탈분극시키게 된다 그림 5-3.

■ 심장의 흥분전도체계

동방결절 → 방실결절 → 히스속 → 좌 · 우 속가지 → 푸르킨예 섬유

동방결절

심장은 외부 신경의 지배 없이도 규칙적으로 활동을 할 수 있는 자동능을 가지고 있어 혈액을 계속 순환시킬 수 있다. 이러한 능력은 심장의 흥분전도 시스템에 속해 있는 동방결절SA node, 방실결절AV node, 히스속bundle of His, 푸르킨예 섬유Purkinje fiber를 통해 이루어진다. 특히 그중에서 동방결절의 흥분전도 시스템의 능력이 가장 월등하고 심근의 흥분 자극을 전도하기 때문에 이것을 심박 조율기, 즉 페이스메이커pacemaker라고 한다.

그림 5-3 ●● 심장의 흥분 전도체계

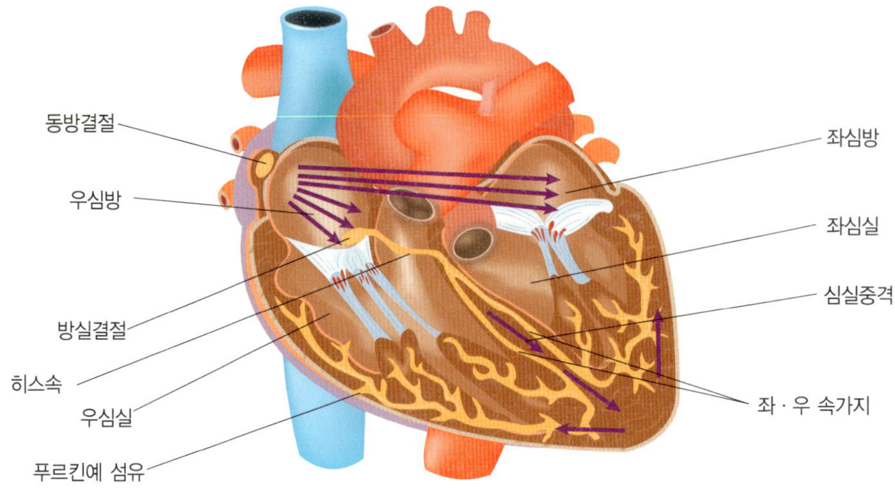

출처 : 이연숙 등. 이해하기 쉬운 인체생리학, 2011

이러한 심장의 전기활동을 기록하는 것을 **심전도**electrocardiogram, ECG라고 하며, P파는 심방(우심방과 좌심방)의 수축활동(탈분극)을 보여준다. QRS파는 심실(우심실과 좌심실)의 수축활동(탈분극)을 나타내고, T파는 심실의 재분극을 나타낸다 그림 5-4.

P파는 동방결절이 자극을 받아 2개 심방의 탈분극이 일어나고 심근세포에서 안정막전위가 활동전위로 바뀌면서 생기는 파동이다. P파의 출현 직후 심실이 수축한 후 바로 QRS복합파가 나타나는데, 심방보다 큰 심실이 빠른 속도로 강하게 탈분극이 이루어지기 때문에 파동이 크고 짧은 특징을 가지고 있다. QRS파의 지속 속도는 0.06~0.08초로 P파에 비해 빠른 편이다. 심실의 수축 후 심실이 이완 확장되면서 나타나는 T파에서 심실의 재분극이 이루어지는데, 탈분극보다 길고 파동도 낮게 나타난다. 완만한 T파는 QRS파의 지속 시간보다 2배까지 유지된다. P에서 R까지 간격PR interval은 심방에서 심실로 자극 전도가 되는 시간을 측정한 것이다. S에서 T간격ST interval은 심실이 탈분극에서 재분극으로 돌아오는 시간을 나타낸다.

그림 5-4 ●● 심장의 전기적 활동과 심전도

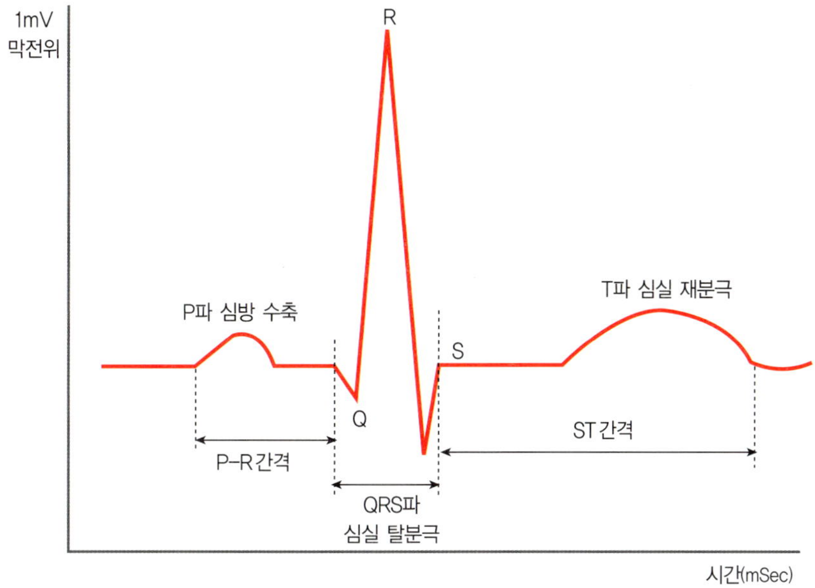

출처 : 이연숙 등, 이해하기 쉬운 인체생리학, 2011

심전도(electrocardiogram, ECG)

심장의 전기적 활동을 측정하는 심전도는 피부 표면에 전극을 붙여 전신에 전류를 흐르게 한 후 심장 박동을 체크하고 특정 파동을 분석하여 심장의 건강상태를 임상적으로 파악할 수 있도록 한 것이다. 예를 들어 중년 남성의 심전도를 검사했을 때 ST간격에서 정상 수준보다 내려가는 양상을 보인다면, 심장의 혈류량이 감소해서 생기는 허혈성 심장질환ischemic heart disease을 예측할 수 있다. 이 밖에도 심장의 박동이 정상 범위(분당 약 70~80회)를 벗어나 지나치게 늦게 뛰거나(분당 60회 이하, 서맥) 빠르게 뛰는(분당 100회 이상, 빈맥) 부정맥 상태도 파악할 수 있다.

3 | 혈류의 순환

심장의 펌프활동을 통한 혈류의 순환은 크게 체순환과 폐순환으로 구분된다 그림 5-5.

■ 순환계의 흐름

① 체순환 : 좌심실 → 대동맥 → 신체조직(모세혈관) → 대정맥 → 우심방 → 우심실
② 폐순환 : 우심실 → 폐동맥 → 폐(폐모세혈관) → 폐정맥 → 좌심방 → 좌심실

① 체순환

호흡을 통해 산소가 가득한 혈액을 받아 좌심방에서 좌심실로 가게 되고, 좌심실의 수축활동에 의해 대동맥을 거쳐 신체 각 조직으로 산소와 영양물질이 공급된다. 세포는 에너지 활동을 위해 산소를 사용하고 생성된 이산화탄소는 혈액으로 보내는데, 이산화탄소가 많이 포함된 혈액은 대정맥을 거쳐 우심방으로 들어가게 된다. 이러한 혈액의 순환은 신체조직으로 전달되어 되돌아오므로 체순환systemic circulation이라고 한다.

② 폐순환

이산화탄소가 많이 포함된 혈액을 대정맥으로부터 받은 우심방은 혈액을 우심실로 보내고, 우심실은 수축활동을 통해 **폐동맥**으로 혈액을 내보낸다. 폐동맥의 혈액은 폐로 가서 가스교환을 통해 이산화탄소를 호흡을 통해 내보내고 산소를 공급받는다. 다시 산소가 가득한 혈액은 **폐정맥**을 거쳐 좌심방으로 들어가게 된다. 이러한 혈액의 순환은 폐로 전달되어 되돌아오므로 폐순환pulmonary circulation이라고 한다.

폐동맥과 폐정맥

일반적으로 동맥이 정맥에 비해 산소 함유 비율이 높다. 하지만 폐순환에서는 다른 패턴을 보이는데, 폐동맥의 산소분압이 40mmHg인 데 비해 이산화탄소분압은 46mmHg이다. 이와 반대로 폐정맥의 산소분압이 100mmHg이며, 이산화탄소분압은 40mmHg이다. 이것은 폐포에서 가스교환을 통해 산소가 풍부한 혈액이 폐정맥을 통해 좌심방으로 들어가서 다시 좌심실로 흘러 체순환으로 이어지기 때문이다. 따라서 온몸의 조직으로 신선한 산소를 공급하기 위해 폐정맥은 산소가 풍부한 혈액을 공급받아야 한다.

그림 5-5 ●● 체순환과 폐순환

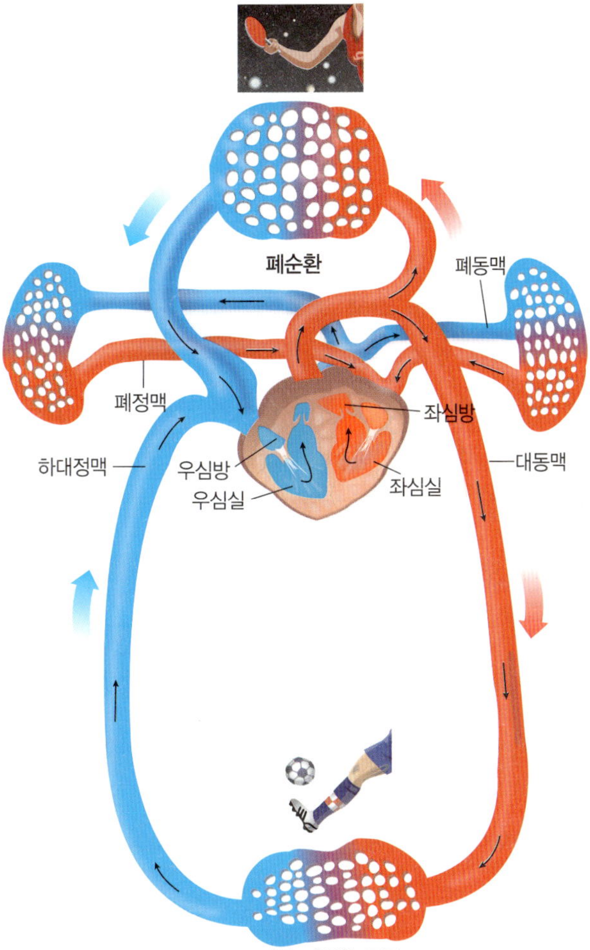

③ 혈류 순환에 영향을 미치는 요인

심장의 펌프 활동에 의해 체순환과 폐순환이 이루어질 때 혈관을 통해 혈액이 이동한다. 혈관은 동맥artery, 정맥vein, 모세혈관capillary으로 분류된다. 심장에서 나온 혈액을 운반하는 혈관을 동맥이라고 하며, 크기에 따라 대동맥 · 소동맥 · 세동맥으로 구분한다. 심장으로 들어가는 혈액을 운반하는 혈관을 정맥이라고 하며, 크기에

따라 대정맥 · 소정맥 · 세정맥으로 구분한다. 동맥과 정맥은 내막 · 중막 · 외막으로 구성되는데, 동맥의 중막 탄력성이 정맥에 비해 훨씬 크기 때문에 동맥혈관이 심장의 수축 및 이완을 주로 담당하게 된다. 중막이 발달되어 있는 동맥과 달리, 정맥은 중막이 얇고 탄력섬유가 거의 없는 평활근 섬유로 구성되어 있다. 또한 정맥에는 정맥 판막venus valve이 있어 정맥혈이 역류하는 것을 막아주고 **정맥혈 회귀**를 증가시킨다. 운동을 하게 되면 정맥에 있는 혈류량이 심장으로 이동되는 정맥혈 회귀가 촉진된다. 실핏줄이라고 불리는 모세혈관은 현미경을 통해서 볼 수 있을 정도로 아주 미세한 혈관으로, 세동맥과 세정맥을 이어주는 혈관이며 물질을 세포에 운반하고 배출하는 통로 역할을 한다.

혈관을 통과하는 혈액의 순환은 혈관의 길이, 혈액의 점도, 그리고 혈관 지름에 의해 영향을 받는다. 혈관의 길이가 길수록, 혈액의 점도가 높을수록 혈류의 순환은 저항을 받게 되며, 혈관의 지름은 혈류의 순환에 가장 큰 영향을 주는 요인으로서 4제곱의 역관련성을 가지고 있다. 따라서 혈관의 지름이 반으로 감소하면 혈류 저항은 16배 증가하게 된다.

$$\text{혈류 저항} = \frac{\text{혈관길이} \times \text{혈액점도}}{\text{혈관 반지름}^4}$$

정맥혈 회귀

운동을 통한 정맥혈 회귀의 증가는 좌심실에 혈액 저장량을 높여 심박출량을 증가시킨다. 심장의 펌프 작용에 직접 영향을 받는 동맥과 달리, 정맥은 골격근의 수축과 호흡운동에 의해 정맥혈 회귀를 촉진할 수 있다. 운동을 통해 근육이 수축하게 되면 정맥 혈관이 수축하면서 정맥 판막이 열리고 심장으로 혈액 이동을 증가시킨다. 운동 시 숨을 들이마시면 흉부 압력은 줄어들고 복부 압력이 증가되면서 복부에서 흉부 쪽으로 정맥혈이 증가한다. 이러한 호흡 빈도의 증가는 정맥혈 회귀를 증가시킨다. 한편 운동 자체가 정맥을 수축시켜 정맥에 있는 혈액을 심장으로 이동하는 것을 돕는 작용을 한다.

4 | 혈압

① 수축기혈압

심장은 수축활동에 의해 혈액을 좌심실에서 대동맥으로 내보내게 되는데, 이때 심장에서 나가는 혈액이 대동맥의 혈관벽에 가하는 압력을 **수축기혈압**systolic blood

pressure, SBP 또는 최고혈압이라고 한다. 일반적으로 정상적인 수축기혈압은 120mmHg 정도이며, 140mmHg 이상을 나타내면 고혈압으로 분류된다.

② 이완기혈압

좌심실이 이완하여 더 이상의 혈액을 내보내지 않을 때의 압력으로 평소 동맥의 혈관벽 압력을 **이완기혈압** diastolic blood pressure, DBP 또는 최저혈압이라고 한다. 일반적으로 정상적인 이완기혈압은 80mmHg 정도이며, 90mmHg 이상일 때 고혈압으로 분류된다.

수축기혈압과 이완기혈압

혈압 측정은 자동혈압계를 통해 간편하게 측정할 수 있지만, 수은혈압계의 수은주 수치를 통해 수동적으로 측정하는 것이 오차가 적어 혈압을 측정하는 실험에서 더 많이 사용된다. 공기 밸브를 통해 팔완대에 공기를 넣어서 완대의 압력을 최대로 높인 후 공기가 빠지면서 압력이 천천히 내려가게 되면, 청진기를 통해 상완동맥에서 '툭, 툭' 하고 나오는 소리를 들을 수 있다. 이때 최초의 소리가 들릴 때 수은주에 표시된 것이 상완동맥의 최고혈압 즉 수축기혈압이고, 점점 공기가 빠지면서 소리가 작아지면서 소리가 들리지 않을 때 나오는 것이 최저혈압 즉 이완기혈압이다.

③ 맥압

맥압 pulse pressure은 수축기혈압과 이완기혈압의 차이로, 수축기혈압에서 이완기혈압을 뺀 값이다.

수축기혈압(120mmHg) − 이완기혈압(80mmHg) = 맥압(40mmHg)

④ 평균동맥혈압

평균동맥혈압은 심장주기를 통한 체순환에 따른 혈류의 비율을 결정하는 혈압으로, 평균혈압이라고 한다. 평균혈압은 수축기혈압과 이완기혈압의 평균값을 계산하는 것이 아니라, 이완기혈압에서 맥압의 1/3 값을 더한 것이다. 평균동맥혈압을 통해 체순환에 의한 혈액순환의 비율을 파악할 수 있는데, 심박출량 증가나 말초저항의 증가는 평균동맥혈압에 영향을 준다.

평균동맥혈압 = 맥압 × 1/3 + 이완기혈압
= (수축기혈압 - 이완기혈압) × 1/3 + 이완기혈압

02 심박출량

심박출량은 1분 동안 심장에서 내보내지는 혈액의 양을 말하며, 1회 박출량과 심박수를 곱한 값이다. 따라서 심박출량은 심박수와 1회 박출량의 영향을 받게 된다.

■ 심박출량 계산법

심박출량(Q) = 1회 박출량(SV) × 심박수(HR)
Q : cardiac output, SV : stroke volume, HR : heart rate
심박출량(ml/분) = 1회 박출량(ml/박동수) × 심박수(박동수/분)

1 | 심박수

심장이 1분 동안 수축하는 횟수를 심박수heart rate, HR라 하며, 대략 안정 시 분당 70~80회 정도를 정상으로 간주한다. 분당 60회 이하의 심박수를 서맥이라고 하며, 분당 100회 이상의 심박수를 빈맥이라고 한다.

심박수에 영향을 주는 요인은 다양한데 연령, 성별, 트레이닝 종류와 수준, 건강 상태 등에 따라 달라진다. 안정 시 심박수는 어린이가 작은 신체 크기 때문에 성인보다 더 높으며, 나이가 들수록 안정 시 심박수는 감소하게 되는데 이는 노화에 의한 근력 감소가 심장근에 영향을 주기 때문이다. 한편 마라톤과 같이 심폐지구력을 향상시키는 종목의 선수들은 안정 시 분당 40회 정도의 낮은 심박수를 보이는데, 이것을 운동성 서맥bradycardia이라고 한다.

일반적으로 운동은 심박수를 증가시키는 요인이 된다. 이러한 변화는 교감신경계와 부교감신경계의 활동에 의해 조절되는데, 교감신경계는 심박수를 증가시키는 작

용을 하며, 부교감신경계는 심박수를 감소시키는 작용을 한다 표 5-1.

표 5-1 | 심박수에 영향을 주는 요인

	안정 시	운동 시	매개요인	심박수 변화
교감신경계	활동 감소	활동 증가	노르에피네프린	증가
부교감신경계	활동 증가	활동 감소	아세틸콜린	감소

2 | 1회 박출량

심장에서 1회 수축에 의해 내보내지는 혈액의 양을 말하며, 1회 박출량에 영향을 주는 요인은 심실 확장기말 혈액량, 심실 수축력, 총 말초저항 등이다 그림 5-6.

그림 5-6 ●● 심박출량에 영향을 주는 요인

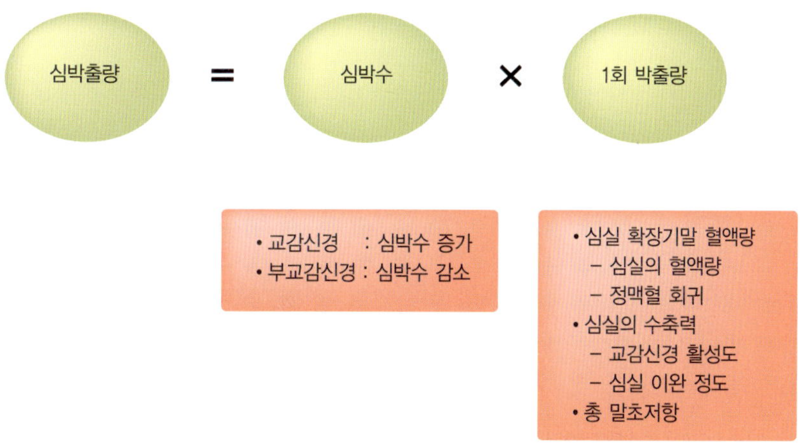

① 심실 확장기말 혈액량

심실 확장기말 혈액량은 심실이 수축하여 대동맥으로 혈액을 내보내기 직전에 심실에 차 있는 혈액량을 말하며, 심실에 더 많은 혈액량이 모이게 되면 심실의 확장

기말 용적이 증대하고 심실의 수축력도 증가하게 된다. 이러한 심실의 확장기말 혈액량의 증가에 따른 심실의 수축력 증가를 **프랭크-스탈링 법칙**이라고 한다.

심실의 확장기말 혈액량 증가의 주요한 요인은 심장으로 돌아오는 정맥혈의 양, 즉 정맥혈 회귀이다. 정맥혈 회귀 비율은 정맥의 수축력 증대, 골격근 수축작용의 증가, 호흡에 의한 압력변화에 의해 증대된다.

프랭크-스탈링 법칙(Frank-Starling Law)

좌심실의 확장기말 용적end diastolic volume은 좌심실에서 대동맥으로 산소가 풍부한 혈액이 이동하면서 체순환 시스템으로 가기 위해 좌심실의 수축이 일어나기 바로 직전의 혈액량이다. 생리학자 프랭크Otto Frank와 스탈링Ernest Starling은 심실의 혈액 용적인 확장기말 용적이 증가함에 따라 심실의 수축력이 증가하는 심장근육의 고유 성질을 발견하였는데, 이것을 프랭크-스탈링 법칙이라고 한다. 결국 심실의 수축이 강해질수록 더 많은 혈액이 체순환으로 이동하게 되는 셈이다.

② 말초저항

혈액은 압력이 높은 데에서 낮은 데로 흐르기 때문에 심실 수축 시의 압력이 동맥에서의 압력보다 커야 한다. 좌심실에서 나온 혈액이 대동맥에서 소동맥으로 이어질 때 혈류의 저항 즉 말초저항을 통해 동맥혈압이 생기는데, 저항이 클수록 대동맥에 남아 있는 혈액량이 많아지고 동맥혈압이 높아진다. 따라서 말초저항은 1회 박출량과 반비례한다.

③ 심실 수축력

심실의 수축력은 교감신경계(에피네프린, 노르에피네프린)의 영향을 받으며, 교감신경계의 자극이 증가하면 심근세포의 칼슘 이용량이 많아져 심장 수축력이 증가하게 된다.

03 운동과 순환계의 변화

운동은 순환계의 변화에 직접적인 영향을 준다. 활동하는 근육은 더 많은 에너지 생산을 위해 산소를 요구하고, 이에 따라 수축근육으로의 혈류량은 증가해야 한다. 이러한 혈류량의 증가는 활동근육으로의 혈액 재분배와 심박출량의 증가에 의해 이루어진다.

■ 운동 시 순환계의 변화

① 심박출량의 증가 : 심박수 증가와 1회 박출량 증가
② 골격근에서의 혈류량 증가
③ 심장에서의 혈류량 증가
④ 내장기관에서 혈류량 감소
⑤ 뇌의 혈류량 변화 없음
⑥ 동맥혈압의 증가
⑦ 총 말초저항 감소 : 말초동맥(소동맥) 확장

1 | 활동근육으로 혈액의 재분배

안정 시 혈액은 간, 비장, 췌장, 위장, 소장 등의 내장기관으로 많이 유입되지만, 운동 시 비활동 조직으로의 혈류량은 감소하고 근육으로 혈류량이 증가하게 된다. 예를 들어 안정 시에 심장은 분당 5L의 혈액을 생산하여 위장관, 신장, 근육, 뇌로 혈류를 분배한다. 안정 시에는 피부로 분배되는 혈액량 역시 4~5% 정도를 차지한다. 하지만 운동을 하면 심박출량은 분당 25L로 5배 가까이 증가하게 되며, 20L 이상의 혈류량을 활동 조직인 근육으로 재분배한다.

근육으로 분배되는 혈류량이 압도적으로 많아지기 때문에 위장관으로 가는 혈류량은 안정 시에 비해 급격히 감소하게 된다. 따라서 운동 중 식사를 하는 것은 근육으로 가는 혈류 재분배에 의해 위장으로 가는 혈류량이 감소되어 소화가 잘되지 않으므로, 운동 중이나 운동 직후에는 과식을 피해야 한다. 한편 운동으로 말미암아

혈류 재분배가 생겨도 뇌조직으로 가는 혈류의 절대량은 변함이 없기 때문에, 고강도 운동 시에도 뇌로 가는 산소와 영양물질의 이동에는 문제가 생기지 않는다.

표 5-2 | 안정 시와 운동 시의 혈류 재분배

조직 · 기관	안정 시		운동 시	
	혈류 분배량	분배 비율(분배량/5L)	혈류 분배량	분배 비율(분배량/25L)
근육	0.75-1L	15-20%	20-21.25L	80-85%
위장관	1-1.25L	20-25%	0.75-1.25L	3-5%
심장	0.2-0.25L	4-5%	1-1.25L	4-5%
신장	1L	20%	0.5-1L	2-4%
뼈	0.15-0.25L	3-5%	0.125-0.25L	0.5-1%
뇌	0.75L	15%	0.75-1L	3-4%
피부	0.2-0.25L	4-5%	0	0%
총 심박출량	5L	100%	25L	100%

2 | 심박출량의 변화

운동 중에는 심박출량이 증가하게 되는데, 안정 시 분당 약 5L에서 운동 중 분당 25L로 5배 정도 증가한다 그림 5-7a. 이러한 심박출량의 증가는 심박수와 1회 박출량의 증가에 의한 것이다.

① 심박수의 변화

운동 중 심박수는 교감신경계의 자극에 의해 증가하게 된다 그림 5-7a. 최대심박수는 220에서 본인의 나이를 뺀 값으로 결정되므로 연령이 증가할수록 감소한다. 예를 들어 20세의 남자 운동선수의 최대심박수가 200이라면, 운동 중 분당 200회까지 심장이 박동하게 된다. 하지만 70세가 되면 고강도 운동 시 최대심박수는 분당 150회로 낮아진다.

최대심박수(HRmax) = 220 − 나이(세)

② 1회 박출량의 변화

운동 중 1회 박출량은 운동 초기에 급격한 증가를 나타내고, 최대운동능력(**최대산소섭취량**)의 40%가 되는 지점부터 거의 증가하지 않는다 그림 5-7a. 이는 심박수의 증가로 좌심실에 들어오는 혈액량이 감소하기 때문이다.

> **최대산소섭취량(maximal oxygen uptake = $\dot{V}O_2max$)**
>
> 최대 운동 시 인체가 산소를 섭취하여 이용할 수 있는 최대량으로 심폐지구력과 유산소 체력을 가장 잘 반영하는 지표이다. 체중 1kg당 1분에 사용되는 산소의 양을 ml로 나타낸 것으로, 정상적으로 활동하는 여대생의 경우 평균 최대산소섭취량이 38~42ml/kg/min이며, 비활동적인 생활을 하는 경우 이보다 더 낮아진다. 한편 장거리 달리기 선수의 경우 80ml/kg/min 이상의 기록을 가지고 있는 경우도 있다.

③ 혈압의 변화

운동 중 심박출량의 증가는 수축기혈압과 평균동맥혈압을 증가시키지만, 이완기

그림 5-7 ●● 운동 중 순환계의 변화

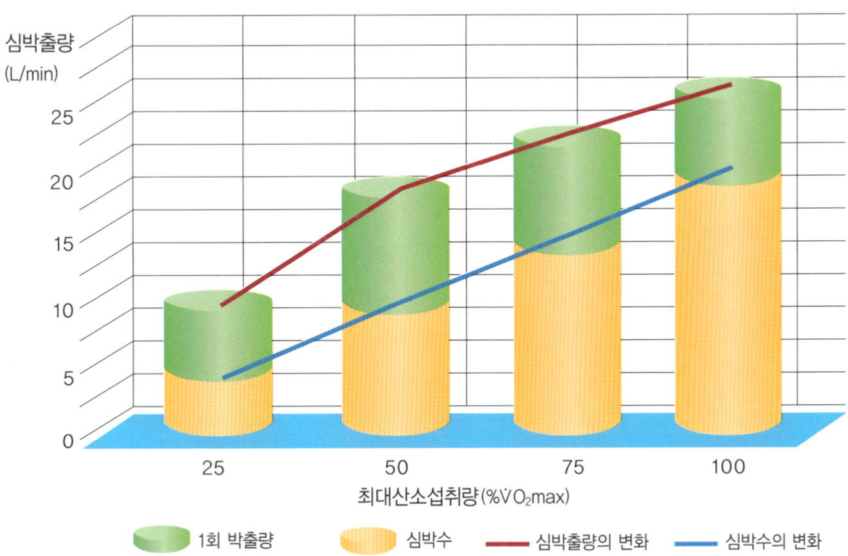

(a) 운동 중 심박출량의 변화

혈압에는 크게 영향을 주지 않는다. 수축기혈압은 운동강도에 따라 지속적으로 증가하며, 다리운동보다 팔운동 시에 더 많은 증가를 나타낸다 그림 5-7b.

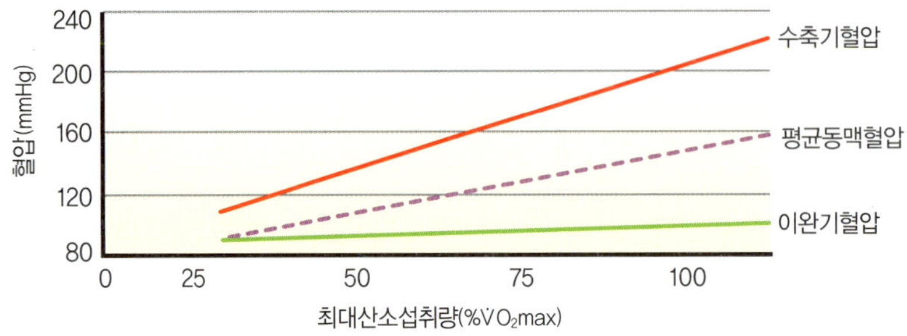

(b) 운동 중 혈압의 변화

*스포츠 심장

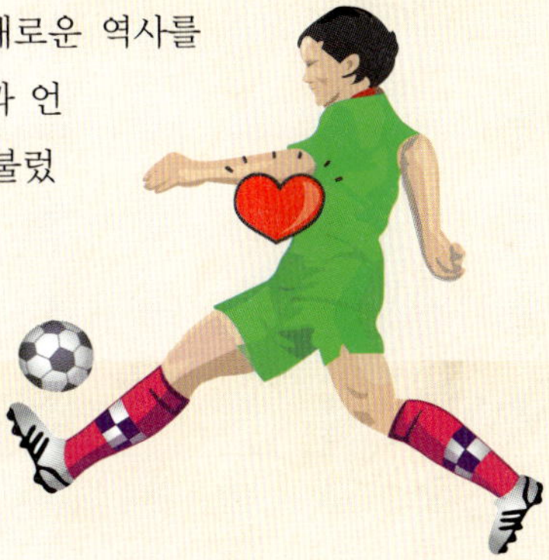

2010년 남아공 월드컵에서 대한민국 축구의 새로운 역사를 만들었던 대표팀 주장 박지성 선수를 축구팬들과 언론에서는 산소탱크 또는 두 개의 심장이라고 불렀다. 그라운드에서 폭발적인 활동력을 보이는 박지성은 심폐지구력이 뛰어난 운동선수로 평가된다. 박지성 선수 외에도 한국 마라톤의 산 역사인 이봉주 선수나 사이클의 황제 랜스 암스트롱 모두 놀라운 심폐지구력을 보여준다.

이봉주 선수의 경우 심폐지구력을 나타내는 최대산소섭취량이 73.4ml/kg/min으로 알려졌는데, 20대 일반 남자 대학생의 최대산소섭취량 42~48ml/kg/min보다 월등하다.

이렇게 최대산소섭취량이 뛰어난 선수에게 스포츠 심장을 가졌다고 하는데, 스포츠 심장이란 일종의 심장 과비대 현상을 말한다. 운동선수가 장기간 지속적으로 트레이닝을 수행하면서 심근벽이 두꺼워지고 수축력은 강해지면서 심장이 비대하게 된다. 스포츠 선수가 심장이 비대하게 되면 1회 박출량이 증가하고 심박수가 감소하면서 운동 중 보다 많은 양의 혈액을 효율적으로 공급받을 수 있다.

그렇다면 심장비대가 다 좋은 것일까? 스포츠 심장과 달리 질환에 의해 심장이 커지는 것은 주의해야 한다. 심근경색, 관상동맥질환, 고혈압 등 심혈관질환 환자들의 경우 좁아진 혈관으로 심장이 더 많은 일을 하도록 심장이 커지는 현상이 나타나기도 한다. 이런 경우에는 스포츠 심장과 달리 안정 시에도 심박수가 높고 1회 박출량이 적은 상태이기 때문에 스포츠 심장과 확연한 차이가 있다. 따라서 특별히 운동을 많이 하지 않은 일반인에게 심장비대가 나타난다면 정밀검사가 필요하다.

심장은 불과 250~300g에 불과하지만 인체의 어느 기관보다 중요한 역할을 하고 있는 기관으로 태생기에서 사망까지 펌프작용으로 신체에 혈액을 공급한다. 심장은 조그만 충격에도 쉽게 심전도가 변하기 때문에, 지속적인 트레이닝을 통해 건강한 심장을 가질 수 있다. 따라서 스포츠 심장은 태어날 때부터 생긴 것이 아니라 꾸준한 트레이닝을 통해 거듭날 수 있는 것이다.

연 | 구 | 문 | 제

01 다음 중 좌심실에서 좌심방으로 혈류의 역류를 방지하는 판막은 무엇인가?

① 이첨판 ② 대동맥 반월판

③ 삼첨판 ④ 폐동맥 반월판

02 심장의 전기활동 전도체계가 바르게 연결된 것은 무엇인가?

① 동방결절 → 히스속 → 방실결절 → 좌 · 우 속가지 → 푸르킨예 섬유

② 방실결절 → 히스속 → 동방결절 → 푸르킨예 섬유 → 좌 · 우 속가지

③ 동방결절 → 방실결절 → 히스속 → 푸르킨예 섬유 → 좌 · 우 속가지

④ 동방결절 → 방실결절 → 히스속 → 좌 · 우 속가지 → 푸르킨예 섬유

03 혈류의 순환과정 중 체순환 과정에 대해 바르게 연결된 것은 무엇인가?

① 우심실 → 폐동맥 → 폐 → 폐정맥

② 좌심실 → 대동맥 → 조직 → 대정맥

③ 우심실 → 대동맥 → 조직 → 대정맥

④ 좌심실 → 폐동맥 → 폐 → 폐정맥

04 일반적인 건강한 정상인의 수축기혈압 및 이완기혈압을 맞게 짝지은 것은 무엇인가?

① 110−70mmHg ② 120−80mmHg

③ 130−85mmHg ④ 140−90mmHg

05 운동 중 심박출량의 변화에 대한 설명 중 틀린 것은 무엇인가?

① 운동 중 부교감신경계의 자극으로 심박수가 증가한다.

② 총 말초저항은 소동맥에서 가장 높다.

③ 운동 중 1회 박출량은 운동 초기에 급격히 증가한다.

④ 좌심실 확장기말 용량이 심박출량에 영향을 준다.

Chapter 6

트레이닝의 원리

Chapter 6

트레이닝의 원리

운동을 통한 신체 트레이닝은 근육조직과 순환계 및 내분비계 등에 변화를 초래한다. 운동은 건강에 긍정적인 영향을 주고, 운동에 의한 변화는 목적과 운동방법 및 운동 프로그램에 따라 다르게 나타나는 것으로 보고되었다. 심혈관계를 포함한 유산소 능력을 향상하기 위해서는 유산소성 대사를 통한 에너지 공급을 높일 수 있는 장시간의 지구력 운동을 실시해야 하며, 근력과 근지구력을 향상하기 위해서는 해당 근육을 강화시킬 수 있는 훈련을 실시해야 한다.

규칙적인 운동은 에너지 생산능력과 운동능력의 변화를 가져오고, 신체의 근육조직과 순환계 등에 긍정적 변화를 보여준다. 그러나 개인마다 운동에 따라 적응기간은 다르게 나타나고, 무리한 운동은 오히려 만성 피로와 근골격계 손상을 초래할 수 있다.

그림 6-1 ●● 인체의 트레이닝 과정

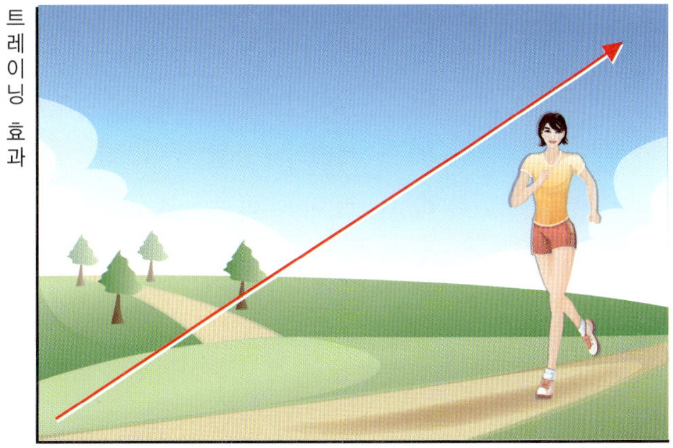

01 트레이닝의 원리

트레이닝의 원리에는 특이성, 과부하, 점진적 과부하, 반복성, 개별성, 가역성 등이 있다.

■ 트레이닝의 원리

① 특이성 : 운동수행 목적에 맞는 근육군, 에너지 동원 시스템 활성
② 과부하 : 트레이닝 효과를 높이기 위해 일정한 간격으로 더 높은 운동량 부하 실시
③ 점진적 과부하 : '운동 초기 → 운동 중기 → 운동 후기'에 인체 적응을 고려해 과부하 실시
④ 반복성 : 생리적 변화를 고려하여 장시간 반복적 부하 실시
⑤ 개별성 : 개인 건강상태, 체력수준, 성별, 연령, 노화 고려
⑥ 가역성 : 트레이닝 중지 → 심폐지구력 빠른 저하, 근력 느린 저하 효과

1 | 특이성

트레이닝을 효율적으로 수행하기 위해서는 운동의 수행이나 목적에 맞는 시스템의 적응을 유도해야 한다. 트레이닝 중 활동에 포함된 근육군과 에너지 시스템은 트레이닝의 형태 · 강도 · 운동량에 따라 특별하게 반응한다. 이처럼 트레이닝의 효과가 신체활동에 사용된 특정한 근육군과 에너지 시스템에서만 나타나는데, 이것을 특이성이라 한다. 예를 들어 상완근육의 기능과 발달을 시키려면 상완이두근과 상완삼두근의 근육을 활성화하는 운동을 시행해야 하며, 다리운동을 수행하면서 상완근육의 트레이닝 효과를 기대하기는 어렵다.

역도나 투포환, 단거리 달리기와 같은 무산소 트레이닝을 하면서 지근섬유의 발달을 기대하기 힘들다. 무산소 트레이닝을 주로 하는 종목의 선수들에게 속근섬유의 발달이 기대되는 것 역시 트레이닝 특이성의 원리이다. 또한 마라톤, 크로스컨트리, 철인경기와 같이 유산소 에너지 대사에 의존도가 높은 종목 역시 무산소성 트레이닝을 통해 나타나는 ATP-PCr 시스템이나 무산소성 해당과정을 기대하기 어렵다. 한편 스키나 축구와 같이 무산소성 에너지 대사와 유산소성 에너지 대사 시스템

을 혼합하여 사용하는 운동종목은 근력과 근지구력의 향상이 가능하다. 다이어트 프로그램에서 지방연소 효율을 높이기 위해 유산소 트레이닝을 가장 먼저 고려하는 것 역시 트레이닝 특이성의 원리라고 할 수 있다.

■ 트레이닝 특이성의 원리

① 무산소 트레이닝 : 고강도 운동, 짧은 시간의 운동, 정적 운동, 역도/투포환 던지기
② 유 · 무산소 트레이닝 : 무산소와 유산소 운동 혼합, 정적/동적 요인 혼합, 스키/축구
③ 유산소성 트레이닝 : 저 · 중강도 운동, 장시간 운동, 동적인 운동, 마라톤/크로스컨트리

2 | 과부하

과부하란 트레이닝 이전에 받은 부하의 자극보다 물리적으로 더 큰 부하를 주어야 트레이닝의 효과를 얻을 수 있다는 것을 의미한다. 또한 이전에 수행하던 운동량보다 더 높은 운동량으로 운동을 수행하는 것이다. 즉, 트레이닝의 효과를 얻기 위해서는 운동의 강도 · 시간 · 빈도가 활동 근육군과 에너지 동원 시스템에 충분한 자극을 주어야 한다. 또한 과부하는 일정한 간격으로 지속적으로 주어져야 생리적인 적응 효과를 얻을 수 있다 그림 6-2.

그림 6-2 ●● 트레이닝의 과부하 원리

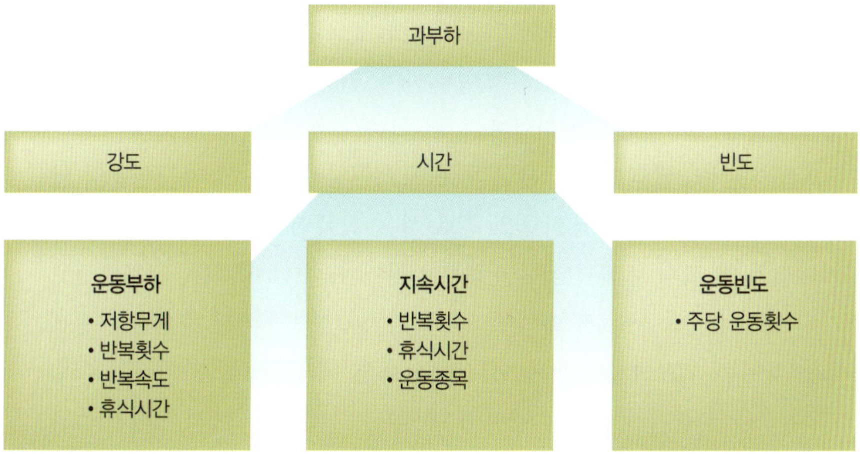

3 | 점진적 과부하

점진적 과부하란 트레이닝을 통한 생리적인 적응 효과를 얻기 위해서 운동의 강도 · 시간 · 빈도를 운동을 진행하는 기간에 점진적으로 증가시켜야 한다는 것을 의미한다. 동일한 운동부하로 트레이닝을 하면 운동 초기에는 빠른 트레이닝 효과가 나타나지만, 중기와 후기로 갈수록 초기의 효과가 지속되는 정체 현상이 나타난다 그림 6-3a. 점진적으로 운동부하를 늘리면 운동 초기에 빠른 트레이닝 효과와 함께 체력 수준이 향상된 후부터 효과는 지속적이고 점진적으로 증가하게 된다 그림 6-3b. 이러한 과부하는 초기의 체력수준에 따라 다르게 시작되며, 점진적으로 과부하를 증가시켜야 운동수행에 의한 상해를 예방할 수 있다.

또한 점진적 과부하를 통한 트레이닝은 이전 부하에 대한 기관과 조직의 적응이 충분히 이루어진 다음에 실시되어야 한다. 따라서 일주일에 10% 이상의 운동부하를 증가시켜서는 안 되며, 체력수준을 초과하는 과부하의 운동을 무리하게 시행할 경우에는 원하는 트레이닝의 효과를 얻기보다는 근육과 관절의 손상을 유발할 수 있다. 과훈련에 의한 지나친 피로로 운동 중단 상태가 생길 수 있으며 **과훈련 증후군**까지 나타날 수 있다.

과훈련 증후군(overtraining syndrome)

트레이닝 중 운동의 강도 · 횟수 · 시간을 점진적으로 높이지 않고 갑자기 증가시키는 경우 인체가 증가한 과부하에 적응하지 못하고 급성피로를 느끼게 된다. 또 트레이닝 중 적절한 휴식과 회복이 부족한 경우 만성피로를 겪게 되는데, 이것을 과훈련 증후군이라고 한다. 과훈련 증후군의 대표적인 증상으로는 피로, 탈진, 만성 과로, 지나친 육체적 긴장 등이 있으며 과부하 트레이닝을 실시한 경우 오히려 운동수행력이 떨어지게 된다. 적절한 휴식을 취하면 짧게는 3일 내에 회복되는 수도 있지만, 수개월씩 과훈련 증후군이 지속되는 경우도 있기 때문에 과훈련 증후군을 고려한 훈련 프로그램의 구성이 중요하다.

그림 6-3 ●● 동일한 운동부하와 점진적 과부하에 따른 운동효과 비교

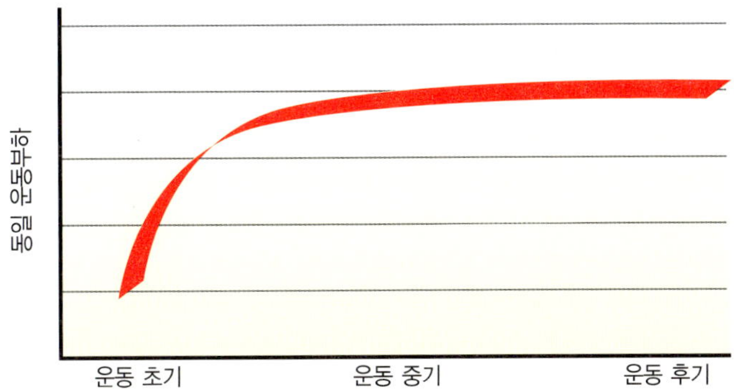

(a) 동일한 운동부하에 따른 트레이닝 효과

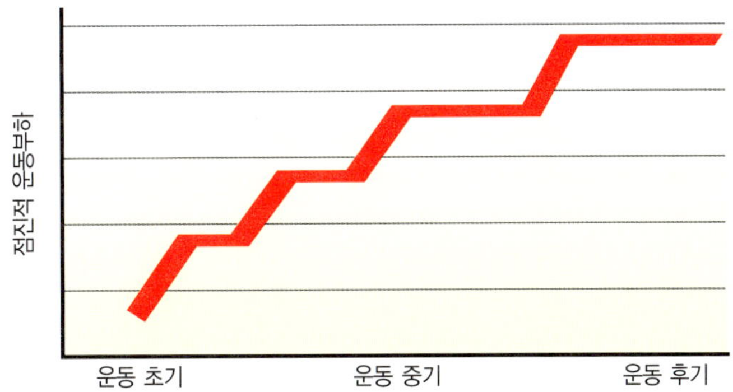

(b) 점진적 운동부하에 따른 트레이닝의 효과

4 | 반복성

트레이닝에 의해 기관의 생리적 기능이나 생화학적인 변화가 나타나 적응이 될 때까지 장시간에 걸친 반복적인 부하가 이루어져야 하며, 이를 트레이닝의 반복성이라고 한다.

트레이닝을 통한 기관과 조직의 적응은 트레이닝을 시작한 후 6~10주에 나타나게 된다. 이것은 트레이닝 기간에 기능 개선을 위한 근육군과 에너지 동원 시스템을 활용하는 동일한 운동을 반복적으로 시행해야 하는 것을 의미한다. 트레이닝 중 동일한 종목 또는 다양한 종목을 수행할 수 있으나, 사용되는 근육군과 에너지 동원

시스템은 동일하게 시행되어야 트레이닝의 효과를 얻을 수 있다.

고도비만 상태에서 체중감량을 목적으로 자전거 트레이닝을 선택했을 때 최소 6주 정도는 꾸준히 트레이닝을 수행하는 것이 바람직하다. 이 기간을 통해 하체 근육, 심장, 폐 등의 기관이 유산소 에너지 대사 시스템에 적절하게 적응할 수 있기 때문이다.

5 | 개별성

트레이닝은 개인의 특성에 맞게 실시되어야 한다. 운동의 종류 · 시간 · 강도 · 빈도를 선택할 때에는 개인의 건강 및 체력수준과 체형 · 성별 · 연령 · 발육단계 · 노화의 정도뿐만 아니라 운동종목의 선호도와 숙련도를 고려해야 한다. 또한 트레이닝의 목적과 심리적 특성 및 환경적인 요인도 고려해야 트레이닝을 지속적으로 유지할 수 있으며 효과를 얻을 수 있다.

예를 들어, 줄넘기 종목은 어린이에게 성장판을 자극하여 키 성장을 기대할 수 있는 바람직한 종목이지만, 노인의 경우 줄넘기 트레이닝이 근골격계의 손상을 야기할 수 있기 때문에 노인 대상의 트레이닝 종목에서 제외하는 것 역시 트레이닝의 개별성을 고려한 것이다.

6 | 가역성

트레이닝을 통한 기관과 조직의 생리적 변화와 생화학적 적응은 일정 강도 혹은 그 이상 자극 강도의 트레이닝을 유지할 때 지속된다. 트레이닝의 부하 또는 자극의 감소나 중지는 트레이닝을 통해 적응된 인체의 에너지 동원 시스템의 효과를 감소시키는데, 이를 트레이닝의 가역성이라고 한다.

부상이나 사고 혹은 개인적 이유에 따라 트레이닝을 중지하고 그 기간이 길어지면 트레이닝의 효과는 감소하게 되는데, 체력수준의 감소 비율은 체력의 구성요소에 따라 다르게 나타난다. 근력 트레이닝의 중지에 따른 근력의 저하는 비교적 천천히 나타나지만, 지구력 **트레이닝 중지**에 따른 근지구력의 저하는 비교적 빠르게 나타난다.

트레이닝 중지

트레이닝 중지 시 운동효과가 가장 빨리 감소하는 것은 지구력으로 트레이닝 중지 8주 후 근지구력은 30~40% 정도의 감소를 보이며, 근력은 천천히 줄어들어 10% 정도 감소를 보인다. 유산소운동에 대한 적응은 효소 활동의 영향이 크기 때문에 트레이닝 중지 시에 민감한 반응을 보이게 된다. 반대로 근력운동은 유산소운동에 비해 단기간 감소되지 않는다. 따라서 마라톤 선수가 쉬는 기간이 길어질 경우에는 경기력에 지장을 줄 수 있으므로 훈련 프로그램을 구성할 때 트레이닝의 가역성을 고려해야 한다.

02 트레이닝에 따른 스트레스 반응

트레이닝은 인체에 스트레스를 주게 된다. 인체가 스트레스에 반응하는 방법은 경계, 저항(적응), 피로의 세 가지 단계로 나타난다 그림 6-4.

■ 트레이닝에 따른 스트레스 반응

1단계 : 경계(운동수행능력 ↓)
2단계 : 저항(운동수행능력 ↑)
3단계 : 피로(운동수행능력 ↓)

1 | 경계

트레이닝에 대한 스트레스의 첫 번째 반응은 경계 단계로 트레이닝을 실시한 후 수일 또는 수주일간 지속되고, 통증과 경직에 의한 운동수행능력의 저하를 경험하는 단계이다. 이전에 경험하지 못했던 운동형태나 운동강도에 따라 신체가 트레이닝에 대한 스트레스를 받는 단계이다.

2 | 저항(적응)

트레이닝에 대한 두 번째 반응은 저항 단계이다. 저항은 경계 단계에서의 스트레스에 대해 신체가 적응하는 단계로, 신체가 트레이닝에 대한 운동의 형태와 강도에

적응하고 근육의 수행능력을 향상시키는 단계이다. 저항의 단계는 개인의 건강과 체력수준에 따라 다르게 나타난다.

3 | 피로

트레이닝에 대한 세 번째 반응으로, 피로 단계는 신체의 저항(적응)을 넘어서는 스트레스에 대해 인체가 적응하지 못하고 오히려 근력이나 운동수행능력이 감소하게 되는 상태이다.

그림 6-4 ●● 트레이닝에 따른 스트레스 반응

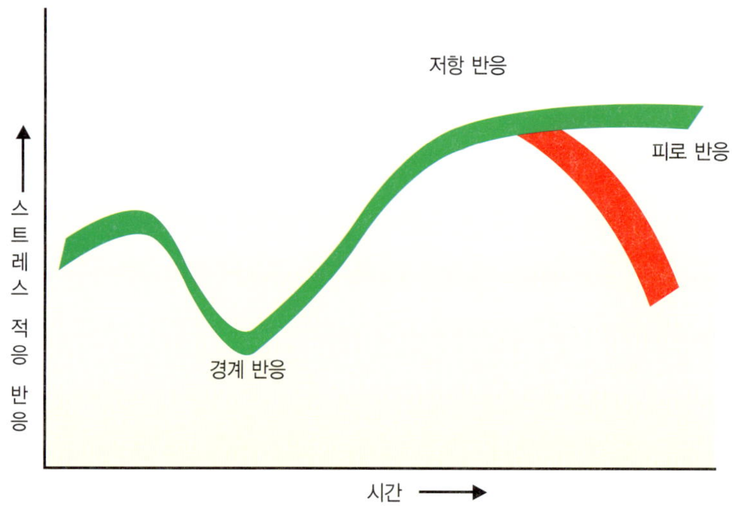

03 트레이닝 처방

트레이닝을 통한 신체기능을 증진하기 위해서는 트레이닝의 원리를 이용하여 운동량을 정량화하고, 개인의 목적과 체력수준에 맞는 운동형태를 선택하여 트레이닝

을 실시하는 것이 필요하다. 트레이닝 프로그램은 준비운동, 본운동, 정리운동으로 구성된다.

1 | 운동량의 정량화

운동량은 운동의 강도 · 시간 · 빈도에 따라 결정된다.

① 운동강도

운동강도는 일반적으로 유산소운동과 저항운동의 종류에 따라 결정하는 기준이 다르게 나타난다. 유산소운동에서 운동강도를 결정할 때 가장 대표적인 기준이 최대산소섭취량이다. 저항운동에서는 **최대근력**을 이용해서 운동강도를 정하는 것이 가장 일반적인 기준이다.

또한 체력 달성과 운동의 목적에 따라서도 운동강도가 달라진다. 시합 또는 높은 수준의 체력을 요구할 경우에는 높은 강도의 운동을 실시하며, 일반적인 건강증진을 위한 체력 개선을 위해서는 저 · 중강도의 운동을 실시한다.

■ 유형별 운동강도 기준

① 유산소운동 : 최대산소섭취량(%$\dot{V}O_2$max)
최대 심박수(%HRmax)
운동자각도(RPE)
젖산역치 또는 환기역치

② 저항운동 : 최대근력(%1RM)
반복횟수
반복세트(set)

운동자각도(rating of perceived exertion, RPE)

운동자각도란 운동 처방 시 해당 운동이 개개인에게 얼마나 힘든가를 주관적으로 등급을 매기는 방법으로 Borg가 개발했다고 해서 보그스케일Borg scale이라고도 한다. 운동자각도는 6~20등급으로 나누어지는데 운동 시 "힘들다"의 자각 단계는 15~16인데, 20이 가장 힘든 단계이고 6이 가장 쉬운 단계이다.

최대근력

최대근력이란 한 관절을 중심으로 최대로 발휘할 수 있는 힘을 말하는데, 측정 시 1-RMone repetition maximum이 사용된다. 일반적으로 최대근력을 측정할 때 고정식 부하 기구를 사용하는데, 상체 근력 측정은 벤치프레스가 많이 활용된다. 측정 방법은 벤치프레스에 누워 우선 가벼운 무게로 6~10회 정도 반복해서 들면서 준비운동을 하다가 2~3분 휴식하고 2~4회 정도 들 수 있는 무게를 선정해서 들면서 5kg씩 증가해서 결국 1회밖에 들 수 없는 무게를 최종 결정하는 방식이다.

② 운동시간

운동시간은 1회 운동 시 운동의 지속시간 또는 하루 동안의 운동시간을 이야기하며, 운동 시 소비하는 총 에너지 소비량으로 환산하여 나타내기도 한다.

③ 운동빈도

운동빈도는 주당 실시하는 횟수 또는 하루 동안 실시하는 횟수를 나타낸다.

④ 운동량에 따른 트레이닝의 효과

운동량은 개인의 체력수준에 맞게 설정되어야 하며, 운동강도와 시간은 반비례의 관계를 나타낸다. 즉 운동강도가 높으면 운동시간은 짧아지며, 운동강도가 낮을수

그림 6-5 ●● 운동강도에 따른 건강증진과 상해위험

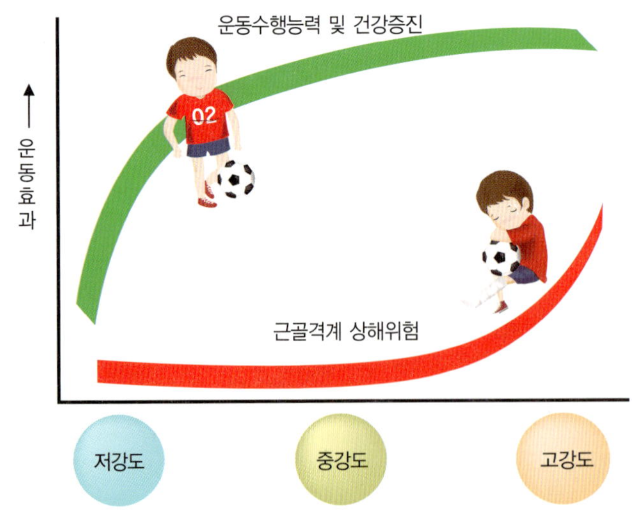

록 운동시간은 길어지게 된다. 또한 너무 많은 양의 운동은 오히려 근골격계의 손상을 유발할 수 있다 그림 6-5.

2 | 운동형태

건강과 체력을 증진하기 위해 일반적으로 권고되는 운동의 형태와 운동량은 그림 6-6과 같다. 운동 중 가장 중심이 되는 유산소운동의 경우 심폐지구력 향상을 위해 주 3~5회, 최소 20분 이상 실시하도록 한다. 근력운동의 경우 근육의 피로도를 고려하여 유산소운동보다 적은 횟수로 실시하는 것이 좋은데, 주 2~3회 정도가 바람직하다. 스트레칭은 관절의 가동범위를 고려하여 수행하는데, 규칙적인 스트레칭은 관절의 가동범위를 높여 운동 상해를 예방한다. 연령, 신체수준에 따라 관절의 가동범위가 달라지는데, 노인이나 운동수행능력이 떨어지는 비만인의 경우 스트레칭 시간을 더 길게 하는 것이 골격근의 손상을 예방할 수 있다.

또한 단순 휴식보다는 활동성이 있는 레크리에이션을 주 3~5회 정도 실시하여 신체활동의 즐거움을 높이는 것이 좋은데 축구, 야구, 배구, 농구, 골프, 테니스, 볼링, 수영, 스키 등이 레크리에이션으로 많이 선택되는 종목이다. 고강도 레크리에이션의 경우 20분 정도 실시하는 것이 좋으며, 저강도 레크리에이션일 때는 즐거움이

그림 6-6 ●● 일반적인 운동형태와 운동량

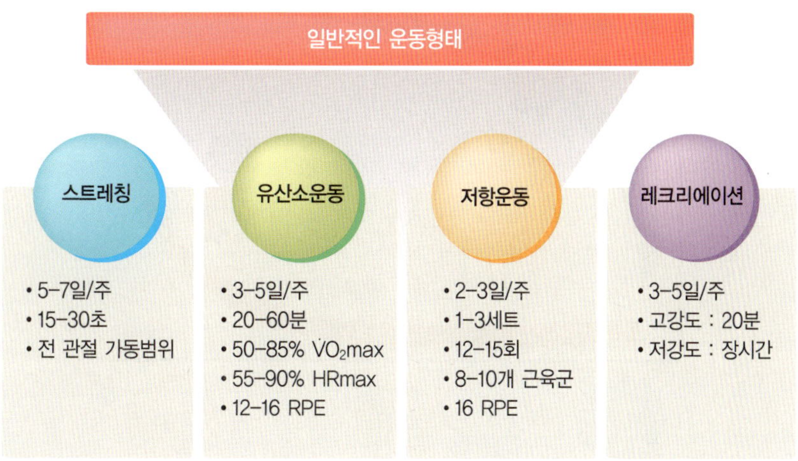

지속되는 경우 1시간 이상 수행할 수 있다.

3 | 트레이닝의 구성요소

트레이닝은 최소한 한 가지 이상의 운동형태(본운동)를 포함하고, 본운동의 전과 후에 준비운동과 정리운동을 실시한다.

① 준비운동

준비운동은 본운동 전에 가볍게 근육의 긴장을 이완시키고, 휴식 상태에서 운동 상태로 신체를 준비시키기 위해 실시하는 짧고 가벼운 운동을 말한다. 일반적으로 가벼운 체조나 스트레칭을 포함하고 5~15분 정도 실시한다. 그렇다고 준비운동이 체조나 스트레칭만 있는 것은 아니다. 예를 들어 근력운동을 하기 전에 자전거나 트레드밀로 10분 정도 가볍게 운동해서 근육온도를 상승시켜 본운동 시 운동상해를 예방하는 것 역시 준비운동이라고 할 수 있다. 또한 요가 프로그램의 경우 모든 동작이 스트레칭을 포함하고 있지만, 운동강도에 따라 초기에는 준비운동이 5~10분 정도 구성되어 있다(132쪽 부록사진 참조).

■ 준비운동의 목표

① 근육온도 상승
② 운동할 근육으로 혈류 증가
③ 심장과 사용할 근육의 운동준비를 통한 상해 예방

② 본운동

본운동은 체력수준과 운동의 목표에 따라 유산소운동이나 저항운동, 혹은 유산소운동과 저항운동을 병행하는 복합 운동을 실시하는 것이다. 순발력과 민첩성을 향상하기 위한 **플라이오메트릭 운동**과 유연성 증진을 위한 스트레칭을 실시하기도 한다. 본운동은 운동의 강도 · 시간 · 빈도에 따라 구성되고, 준비운동과 정리운동을 제외한 핵심적인 운동으로 이에 따라 건강과 체력의 개선 정도가 달라지게 된다.

플라이오메트릭(plyometric) 운동

플라이오메트릭 운동이란 그리스어 plio(=more)와 metric(=to measure)의 뜻으로 측정치를 증가시킨다는 의미로 신전 반사를 통해 근파워를 증가시키는 운동으로, 훈련 프로그램에 많이 포함되어 있다. 신전 수축 주기를 이용한 가장 대표적인 운동으로 스쿼트 점프squat jump, 스쿼트 박스 점프squat box jump, 지그재그 점프zigzag jump 등이 있다(139쪽 부록사진 참조). 농구, 축구, 야구 종목의 운동선수들이 동일 지점에서 점프하고 착지하는 동작을 자주 연습하는데, 점핑의 수직 요소와 점프 사이에 휴식 없이 반복하는 것을 주로 한다.

③ 정리운동

정리운동은 운동을 마무리하는 단계에서 실시하는 운동으로 운동 시 활동근육으로 증가된 혈류량을 심장으로 되돌아오도록 도와주며, 근육의 통증을 감소시키도록 본운동보다 낮은 강도의 운동이나 가벼운 체조와 스트레칭을 포함한다(135쪽 부록사진 참조).

■ 정리운동의 목표

① 활동 근육에 모인 혈액을 심장으로 귀환
② 근육의 통증 감소

04 트레이닝의 주기화

트레이닝의 주기화는 최종적인 운동 목표를 위해 기간별로 트레이닝 프로그램을 계획하는 것을 말한다. 일반적으로 트레이닝의 주기화는 단주기, 중주기, 장주기로 나누어진다. 장주기는 최종적인 목표달성을 위한 계획이며, 장주기 안에 중주기와 단주기가 포함되어 있다.

1 | 단주기

단주기는 1주일에서 4주일까지의 주간 훈련 프로그램이다. 단주기는 중주기와 장주기 안에 운동의 목표 · 형태 · 강도 · 빈도를 변화시키면서 다양하게 나타난다. 단주기 계획을 세우는 데 필요한 요인은 다음과 같다.

■ 단주기 훈련 프로그램 시 고려요인

① 단주기의 목표와 이에 따른 트레이닝의 목표를 세워야 한다.
② 트레이닝의 형태, 강도, 빈도 등 운동량을 결정해야 한다.
③ 트레이닝의 특성에 맞는 수단과 방법이 제공되어야 한다.
④ 점진적인 과부하의 원리에 부합하는 트레이닝이 계획되어야 한다.

표 6-1 | 유산소 훈련 프로그램(1~4주)

단주기 유산소훈련		월	화	수	목	금	토	일
1~2주	운동 빈도	운동		운동		운동		
	운동 강도	50~60%$\dot{V}O_2max$		50~60%$\dot{V}O_2max$		50~60%$\dot{V}O_2max$		
3~4주	운동 빈도	운동		운동		운동		
	운동 강도	60~75%$\dot{V}O_2max$		60~75%$\dot{V}O_2max$		60~75%$\dot{V}O_2max$		

표 6-2 | 저항 훈련 프로그램(1~4주)

단주기 저항훈련		월	화	수	목	금	토	일
1~2주	운동 빈도	운동		운동		운동		
	운동 강도	15RM, 2set		15RM, 2set		15RM, 2set		
3~4주	운동 빈도	운동	운동		운동	운동		
	운동 강도	15RM, 3set	15RM, 3set		15RM, 3set	15RM, 3set		

2 | 중주기

중주기는 운동의 목표와 단계에 따라 기간이 달라질 수 있으며 운동의 초기단계, 점진적 진전단계, 유지단계로 구분할 수 있다. 체력수준이 낮은 사람은 초기와 점진

그림 6-7 ●● 체력수준이 낮은 사람의 운동 프로그램

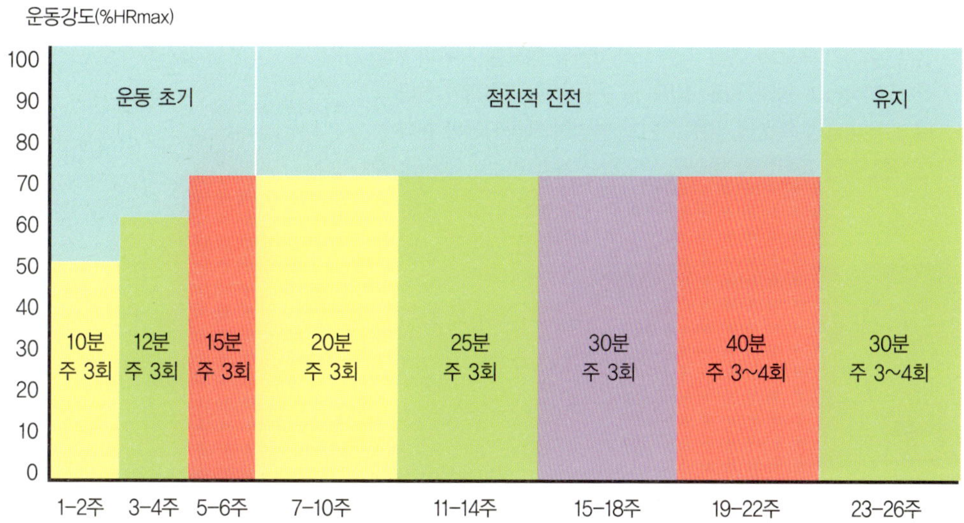

그림 6-8 ●● 체력수준이 높은 사람의 운동 프로그램

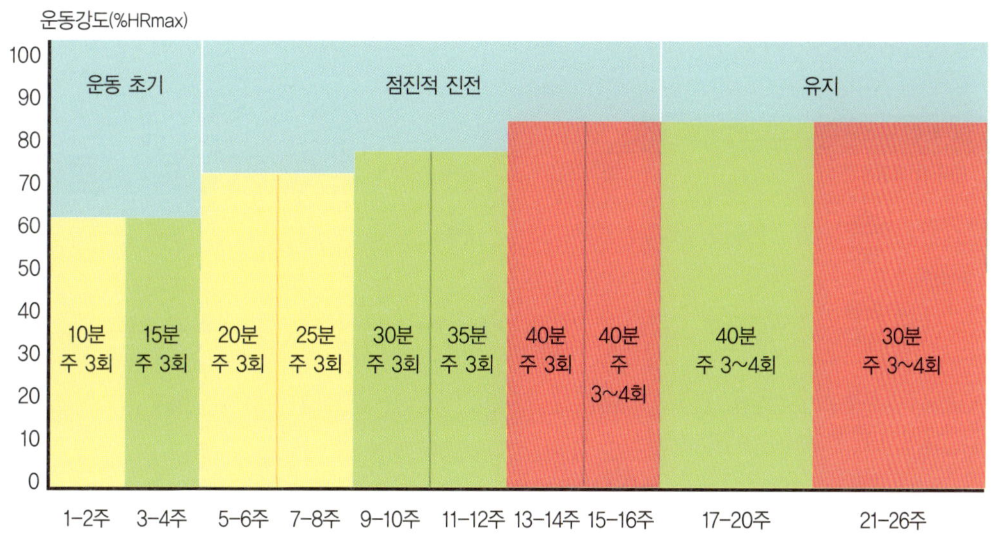

적 진전단계가 오랫동안 계속된다 그림 6-7. 반면 체력수준이 높은 사람은 초기와 점진적 진전단계가 비교적 빠르게 진행되고 유지단계를 지속하게 된다 그림 6-8. 유지단계는 일반적으로 점진적 진전단계보다 운동시간이나 빈도를 감소시키게 되는데, 증가된 근력과 신체기능을 유지하기 위해서는 운동빈도보다는 운동강도를 유지하는 것이 필요하다.

3 | 장주기

장주기는 운동 목표 달성의 전체적인 기간을 말하며, 1년 이상이 되는 경우도 있다. 장주기의 최종 목표를 달성하기 위해 장주기 내에 여러 개의 중주기를 가지고 있으며, 운동 목표에 따라 중주기의 수가 달라진다.

장주기와 스포츠 시즌

장주기는 일반적으로 1년 훈련을 기준으로 가장 많이 구성하고 있으며, 올림픽 경기를 목적으로 하는 경우 4년까지 늘어나는 장주기도 있다. 실제적으로 주기화는 특별한 스포츠나 스키 종목과 같은 운동의 계절적 특수성을 고려하여 트레이닝의 강도나 트레이닝의 양을 조절할 수 있다. 프로 스포츠의 경우 스포츠 시즌을 중심으로 해서 시즌 전 · 중 · 후로 나누어 각 기간에 맞는 적합한 훈련을 하게 된다.

알아봅시다

***과유불급, 오버트레이닝을 경계하라.**

서양 속담에 "All work and no play makes Jack a dull boy"라는 말처럼 트레이닝만을 고집하는 것보다는 적절한 휴식이 포함된 균형 잡힌 트레이닝이 선수의 경기력 향상에 중요하다는 것은 이미 많은 연구를 통해 입증된 사실이다. 스포츠 현장에서 선수들의 동기 수준이 지나치게 높아져 자신의 컨디션을 고려하지 않고 트레이닝 시간이나 강도를 높여 만성피로가 쌓여 있는 선수들을 흔히 볼 수 있다. 또는 전략적으로 휴식이 필요한 시기임에도 충분한 휴식을 취하지 않은 상태에서 경기에 참여하여 정형외과적인 상해를 입는 선수들도 보게 된다.

경기력 향상을 위한 트레이닝을 실시하는 스포츠 선수뿐만 아니라 건강과 체력 향상

을 위한 트레이닝을 하는 일반인에게도 이러한 오버트레이닝 현상이 자주 나타난다. 최근 단기간 무리한 체중감량이나 몸만들기 열풍이 불면서 일반인들이 자신의 체력상태를 고려하지 않은 장시간 고강도 트레이닝을 수행함으로써 오버트레이닝 문제를 야기하고 있다.

일반적으로 오버트레이닝이 의심되는 증상은 다음과 같다. 통증이 계속되고 식욕이 줄고 신경이 예민해진다. 또한 이전과 달리 수면을 충분히 취할 수 없고 안정 시에도 심박수가 높은 현상을 보인다. 특히 안정 시 심박수는 오버트레이닝을 진단하는 가장 간편한 방법으로 쓰이는데, 아침 기상 후 안정 시 심박수가 분당 5회 이상 더 높아져 있으면 오버트레이닝을 의심해봐야 한다. 안정 시 심박수 외에도 운동 중 심박수의 변화를 주시하면 좀 더 확실하게 파악할 수 있다. 이전과 같은 강도나 양으로 운동을 해도 운동 중 심박수가 분당 10회 이상 높아지면 오버트레이닝 상태로 판단한다. 또 동일 강도에서 운동을 하는데도 평소에 비해 산소 소비량이 높은 것 역시 문제가 될 수 있다. 이런 경우에는 트레이닝 양을 줄이거나 3~5일 정도 운동 없는 충분한 휴식을 취하는 것이 필요한데, 이때 선수들이 운동을 하지 못한 것에 대한 심리적 부담을 가지지 않도록 하는 것 역시 중요하다. 휴식 외에도 균형 잡힌 영양 섭취와 충분한 수면으로 생체 리듬을 정상화시키는 것도 고려되어야 한다.

한편 일반인들이 체중감량을 위해 유산소운동을 과도하게 수행하여 탈진 상태가 되는 경우가 많은데 이때 발생하는 산화적 스트레스를 주의해야 한다. 운동 중 산소 소비량은 평상시보다 15배 정도 증가하는데 활성산소종(reactive oxygen species) 역시 증가한다. 쌍을 이루지 못한 전자를 가진 활성산소가 전자를 빼앗아 안정하려는 성질이 있기 때문에 연쇄적인 세포 손상을 일으키고 체내 조직을 교란시킨다. 활성산소에 의한 산화적 공격은 세포의 구조와 기능의 손상으로 이어지고 세포 노화는 물론 암, 순환기 질환, 동맥경화, 파킨슨병, 당뇨병 등 여러 질환 발생의 원인이 된다. 하지만 활성산소가 무조건 나쁜 기능만 하는 것은 아니다. 일반적으로 인체 내 산소의 2~5% 정도가 활성산소 형태로 존재하고 있으며 활성산소는 살균작용, 오래된 단백질의 제거, 정보전달 등의 긍정적 기능도 하기 때문에 적당량의 활성산소는 문제가 되지 않는다.

연 구 문 제

01 트레이닝의 원리 중 트레이닝의 생리학적인 적응은 운동수행에 포함되어 있는 근육군과 에너지 동원 시스템에 따라 달라진다는 이론은?

① 특이성 ② 점진적 과부하
③ 반복성 ④ 개별성

02 트레이닝에 따른 스트레스 반응의 순서를 바르게 짝지은 것은?

① 경계 → 피로 → 저항
② 경계 → 저항 → 피로
③ 저항 → 경계 → 피로
④ 저항 → 피로 → 경계

03 과부하의 원리 중 운동강도를 결정하는 요인이 아닌 것은?

① 저항무게 ② 반복횟수
③ 주당 운동횟수 ④ 휴식시간

04 다음 중 준비운동의 목적이 아닌 것은?

① 활동 근육에 모인 혈액을 심장으로 귀환시킨다.
② 근육온도를 상승시킨다.
③ 운동할 근육으로 혈류량을 증가시킨다.
④ 심장과 동원할 근육에 운동 신호를 주어 운동 상해를 예방한다.

05 다음 중 트레이닝의 효과가 가장 높으면서 근골격계의 상해를 예방할 수 있는 훈련량은?

① 저강도, 주 1~2회, 20분 운동
② 중강도, 주 5~6회, 60분 운동
③ 고강도, 주 3~4회, 40분 운동
④ 중강도, 주 3~4회, 40분 운동

❖ 준비운동

1. 가볍게 걷기

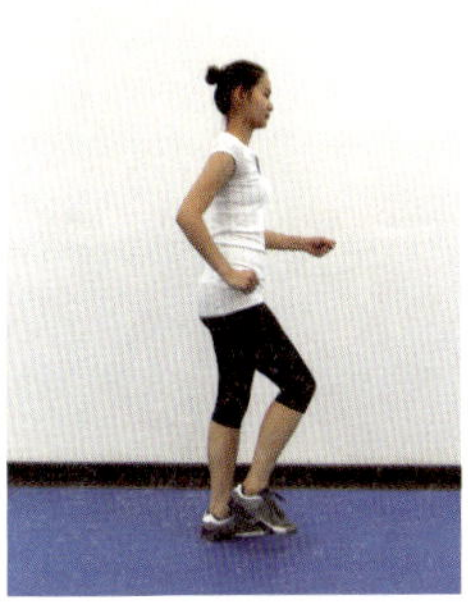
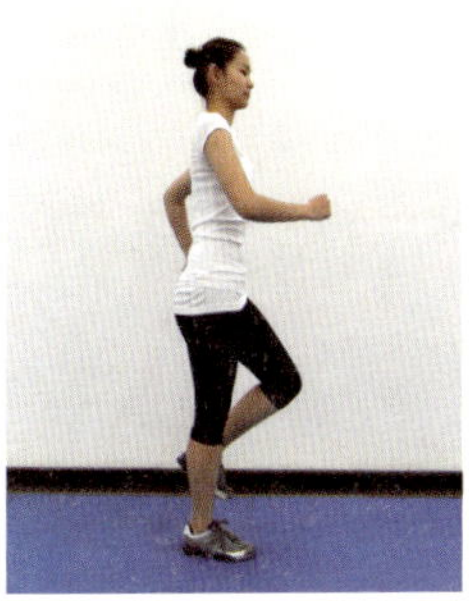

▷ 가볍게 걷거나 뛴다(3~5분 정도).
▷ 운동효과 : 근육 온도를 상승시키고 운동할 근육의 혈류를 증가시킨다.

2. 목 운동

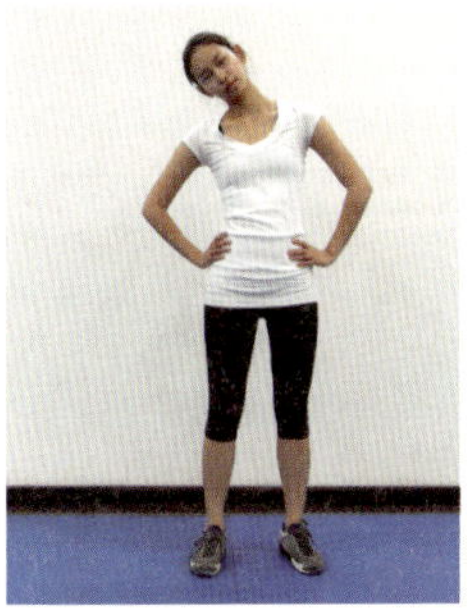
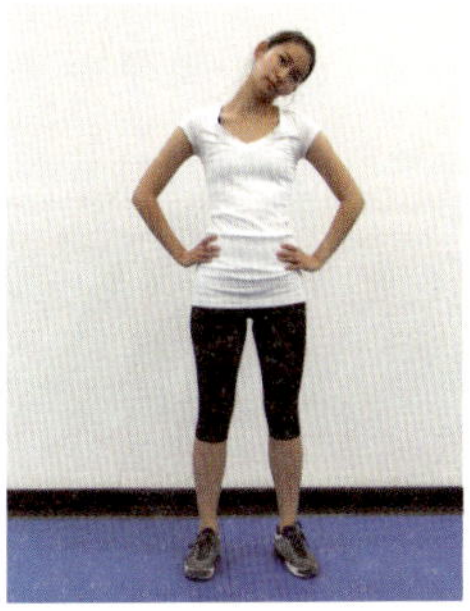

▷ 스트레칭 부위 : 경부근육
▷ 준비자세 : 목을 똑바르게 한 상태에서 어깨의 힘을 빼고 선다.
▷ 운동자세 : 머리를 옆으로 천천히 눕히면서 귀가 어깨 가까이 가도록 한다. 좌우/앞뒤로 각 15초간 정지한다.
▷ 주의사항 : 반대쪽 어깨가 올라가지 않도록 주의한다.

3. 어깨 운동

(1) 어깨 돌리기

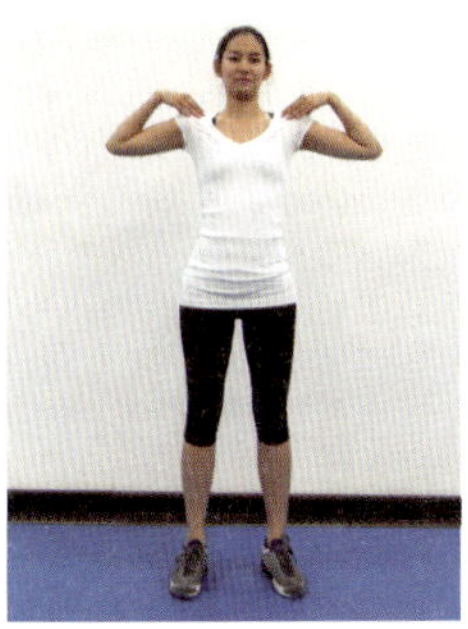
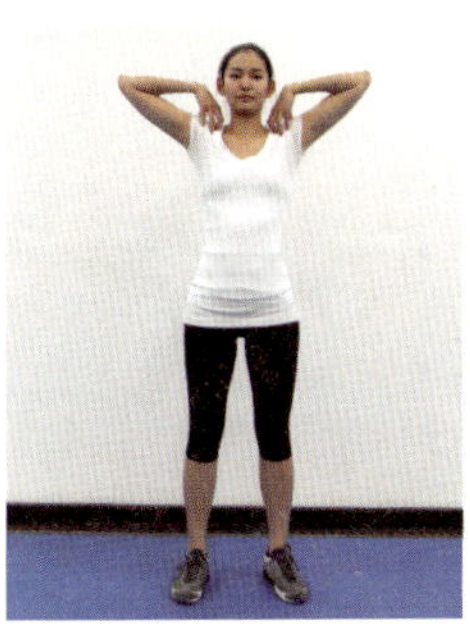

▷ 스트레칭 부위 : 삼각근
▷ 준비자세 : 허리를 펴고 팔을 편안하게 아래로 내린다.
▷ 운동자세 : 양손을 어깨에 대고 팔꿈치로 원을 그리듯이 어깨를 돌린다. 앞으로 돌릴 때는 등근육이 이완되도록 하고, 뒤로 돌릴 때는 견갑골을 모으면서 돌린다. 각 4회를 실시한다.
▷ 주의사항 : 동작을 크게 하기 위하여 손등이 귀를 스치면서 지나가도록 한다.

(2) 어깨 스트레칭

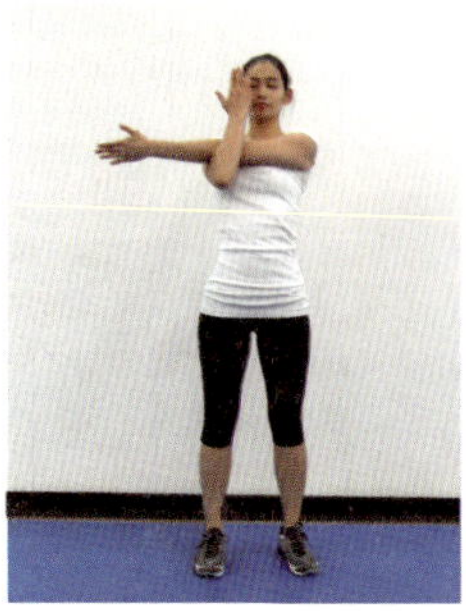
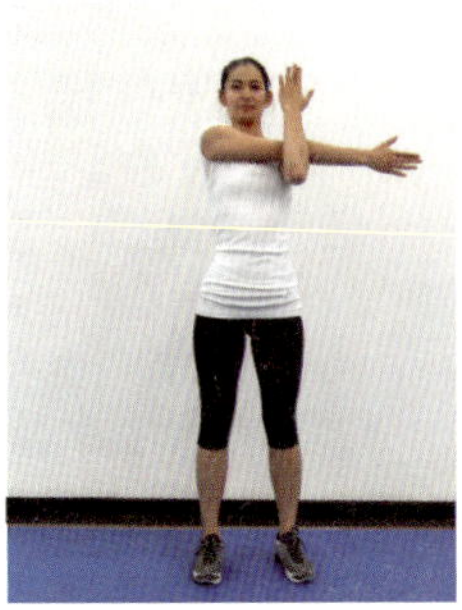

▷ 스트레칭 부위 : 삼각근
▷ 준비자세 : 허리를 펴고 팔을 편안하게 아래로 내린다.
▷ 운동자세 : 팔을 들어 가슴 쪽으로 당기고 반대쪽 손으로 팔꿈치를 잡아당긴다. 15초간 정지한다.
▷ 주의사항 : 반대쪽 어깨가 올라가거나 허리가 돌아가지 않도록 주의한다.

4. 허리 운동

(1) 허리 돌리기

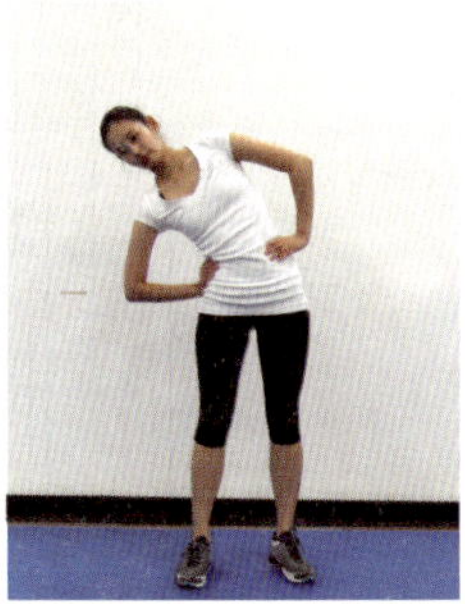
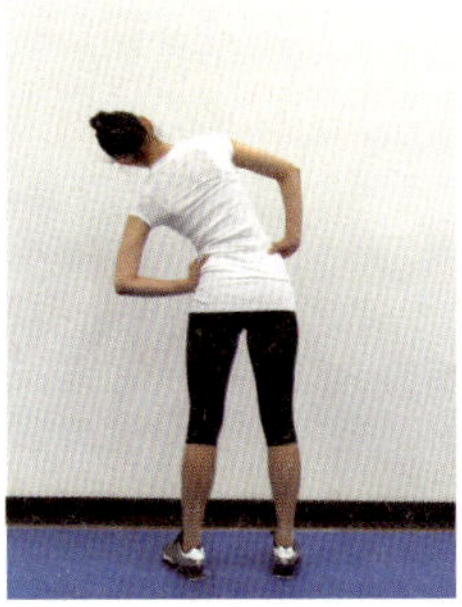

▷ 운동 부위: 허리 주위 근육(복사근과 중둔근)
▷ 준비자세 : 허리를 세우고 양발을 어깨너비로 벌려 선다.
▷ 운동자세 : 원을 그리면서 허리를 돌린다. 좌/우 방향으로 4회씩 실시한다.
▷ 주의사항: 바닥과 수평이 되도록 돌리고 호흡에 맞춰 천천히 돌린다.

(2) 옆구리 늘리기

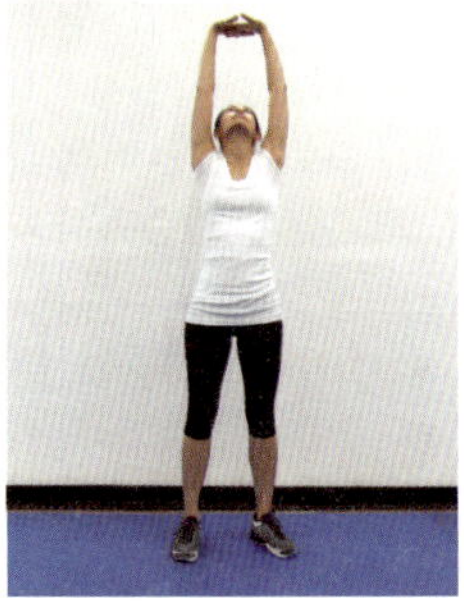
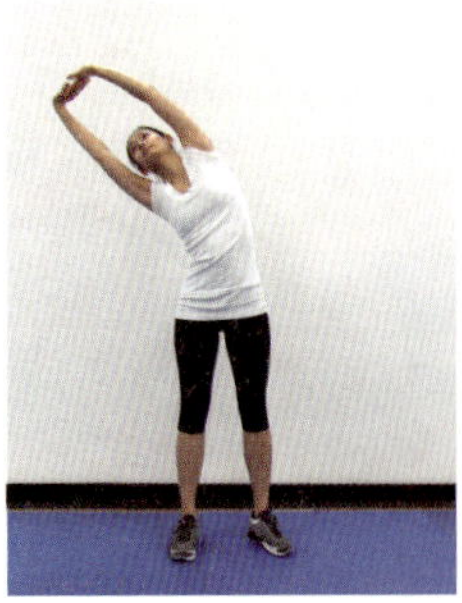

▷ 스트레칭 부위 : 광배근
▷ 준비자세 : 허리를 펴고 양손을 잡아서 머리 위로 올린다.
▷ 운동자세 : 손바닥을 뒤집어서 상체를 옆으로 기울인다. 시선은 위를 향하도록 하고, 좌우를 번갈아 실시한다. 15초간 정지한다.
▷ 주의사항 : 반대쪽 다리가 올라가지 않도록 한다.

5. 손목 · 발목 운동

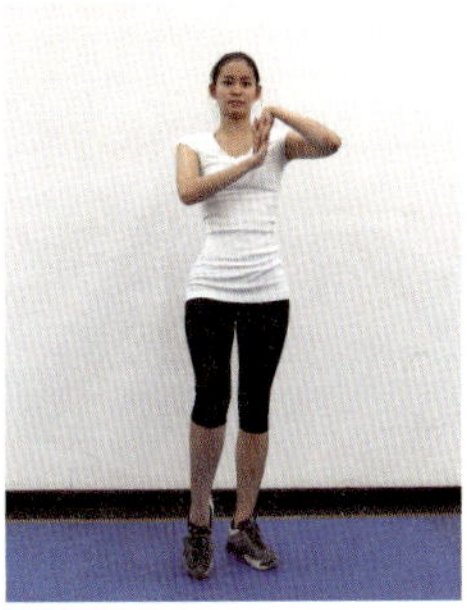
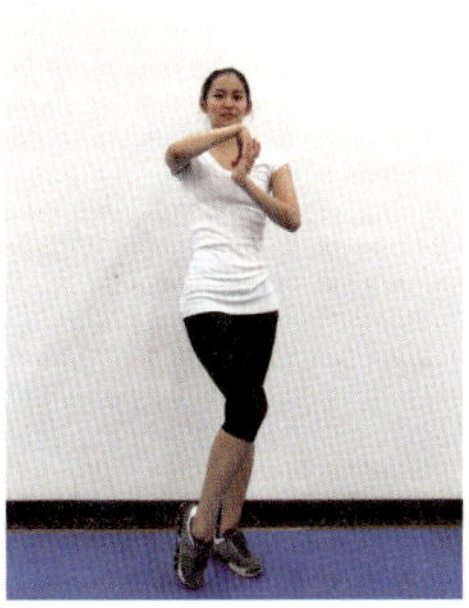

▷ 운동 부위 : 전완부 근육(수근신근), 하퇴부 근육(비복근, 전경골근, 아킬레스건)
▷ 준비자세 : 어깨와 손목, 발목의 힘을 빼고 선다.
▷ 운동자세 : 양손을 깍지 끼고 손목을 돌린다. 이와 동시에 발도 같이 돌려준다. 좌우를 번갈아 실시한다.
▷ 주의사항 : 관절의 가동범위를 크게 천천히 돌려준다.

6. 무릎 운동

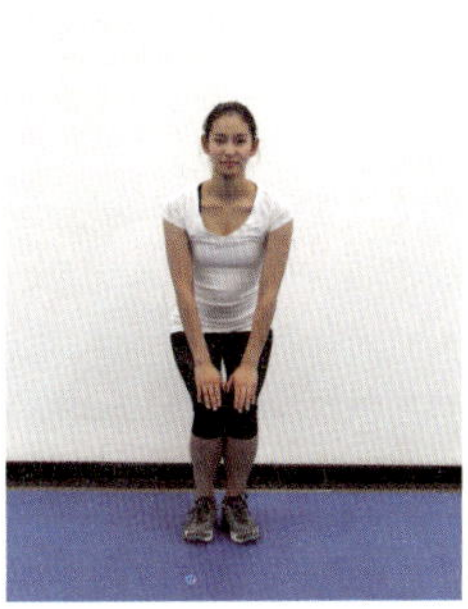
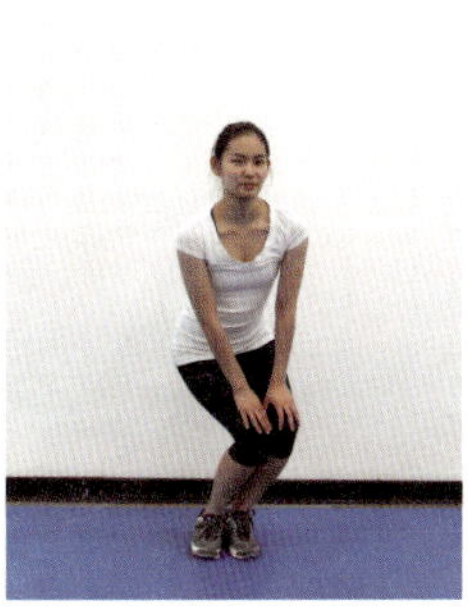

▷ 운동 부위 : 무릎
▷ 준비자세 : 무릎을 구부리고 양손으로 무릎을 잡는다.
▷ 운동자세 : 무릎을 좌우로 각 8회씩 돌린다.
▷ 주의사항 : 상체가 흔들리지 않도록 한다.

7. 대퇴 내전근 운동

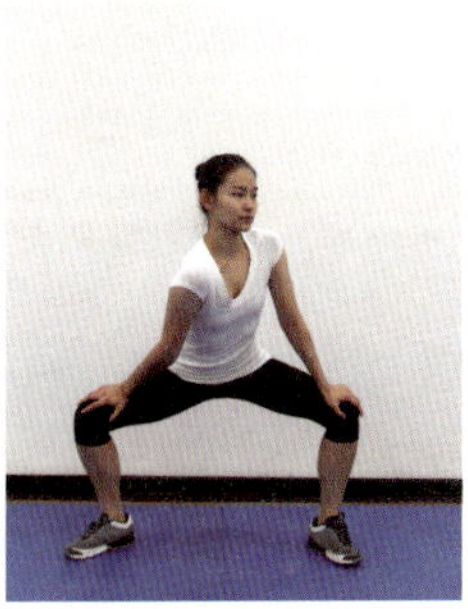
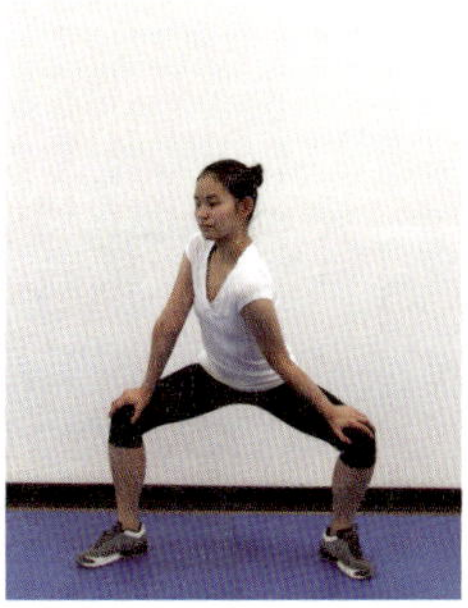

▷ 스트레칭 부위 : 서혜부
▷ 준비자세 : 양 무릎을 옆으로 구부리고 양손으로 무릎의 안쪽을 잡는다.
▷ 운동자세 : 어깨를 안쪽으로 넣으면서 몸의 중심을 이동시킨다. 좌우 번갈아 실시하며 15초간 정지한다.
▷ 주의사항 : 무릎과 발끝치가 같은 방향을 향하도록 한다.

8. 전신운동

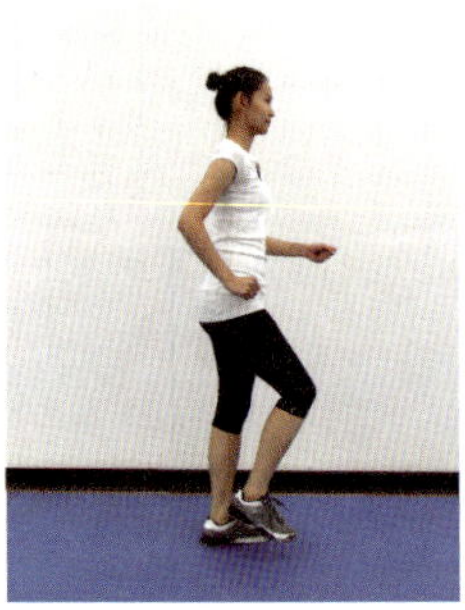

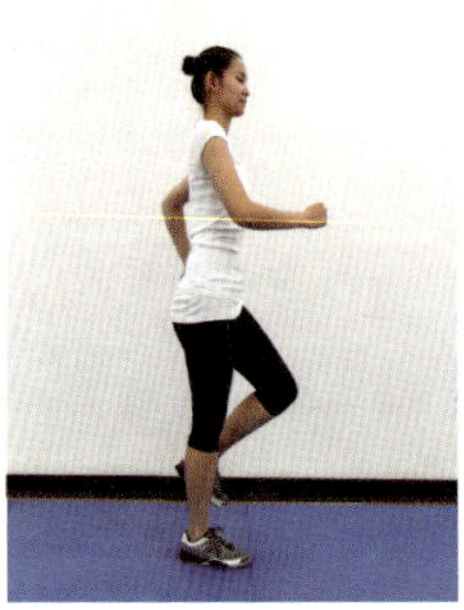

▷ 가볍게 제자리에서 걷거나 뛴다(3~5분 정도).

▷ 운동효과 : 근육을 이완시켜 운동의 효율성을 높이고 상해를 예방한다.

❖ 정리운동

1. 전신운동(가볍게 걷기)

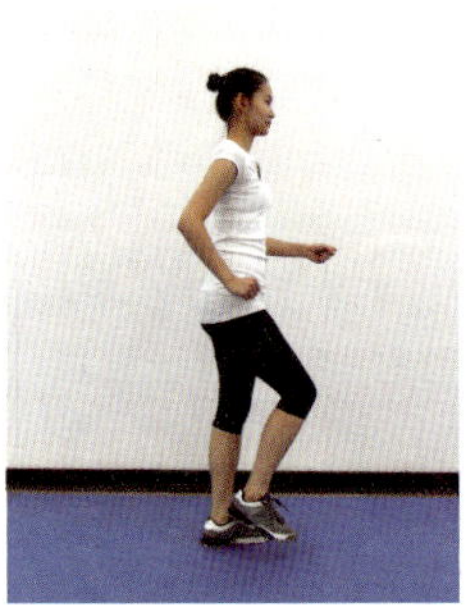

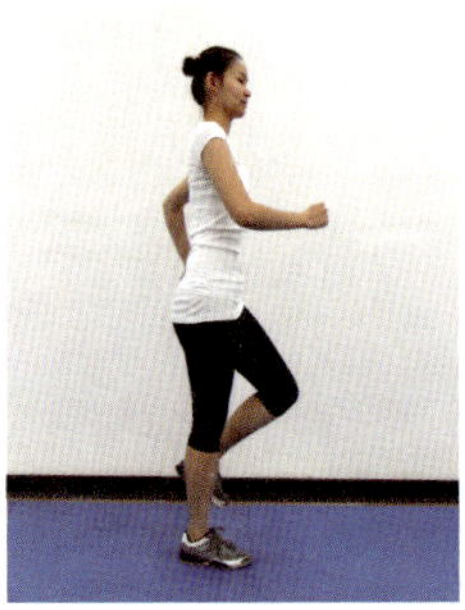

▷ 운동방법 : 가볍게 걷거나 뛴다(3~5분 정도).

▷ 운동효과 : 운동 시 체내에 축적된 피로물질을 제거하는 효과가 있다.

2. 손목 운동

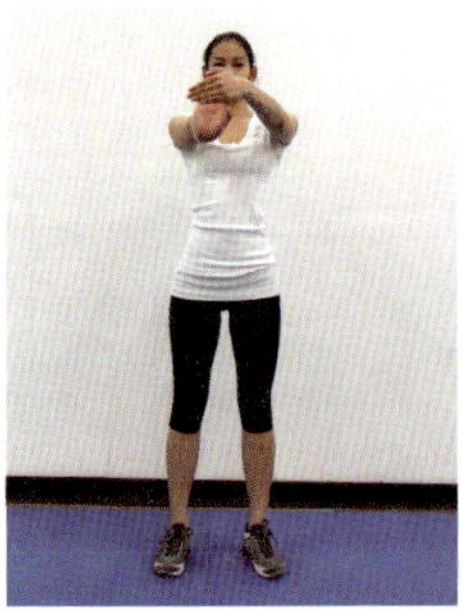

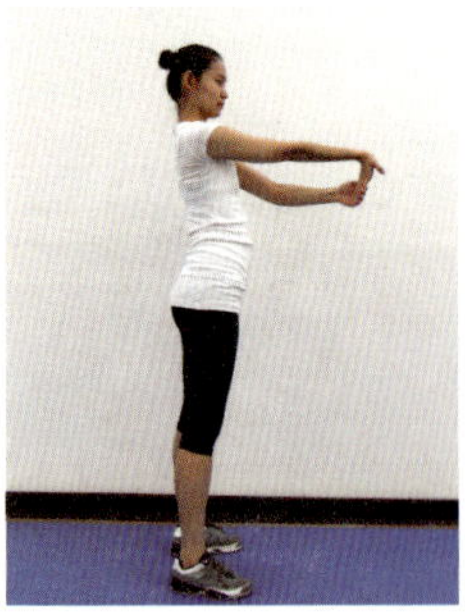

▷ 스트레칭 부위 : 손목 굴곡근, 신전근

▷ 준비자세 : 한 손을 어깨높이로 들어 올리고 반대쪽 손으로 손등/손바닥을 겹쳐 잡는다.

▷ 운동자세 : 손등을 아래 또는 위로 천천히 잡아당기고, 15초간 정지한다.

▷ 주의사항 : 손목이 당겨지는 느낌을 들 정도까지만 스트레칭 한다.

3. 팔 운동

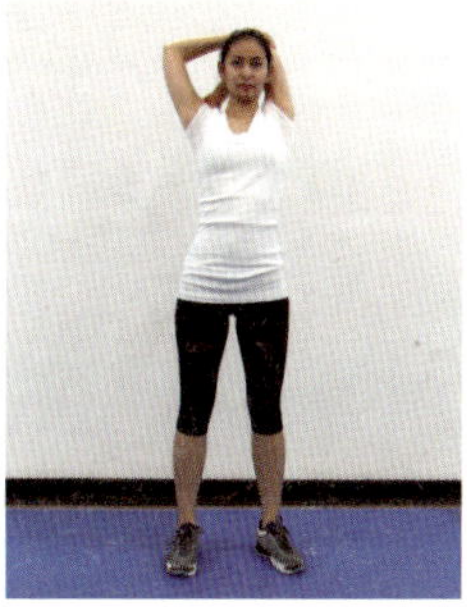
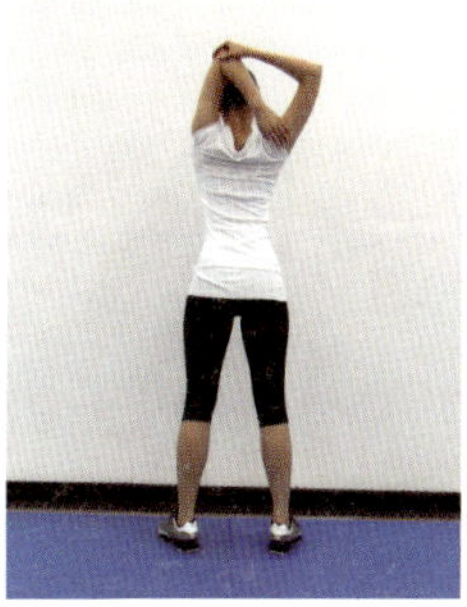

▷ 스트레칭 부위 : 상완삼두근
▷ 준비자세: 허리를 펴고 팔을 편안하게 아래로 내린다.
▷ 운동자세 : 한쪽 팔을 위로 올려 머리 뒤고 돌리고 반대쪽 손으로 팔꿈치를 끌어당긴다. 15초간 정지한다.
▷ 주의사항 : 어깨가 젖혀지지 않도록 주의한다.

4. 가슴-배 운동

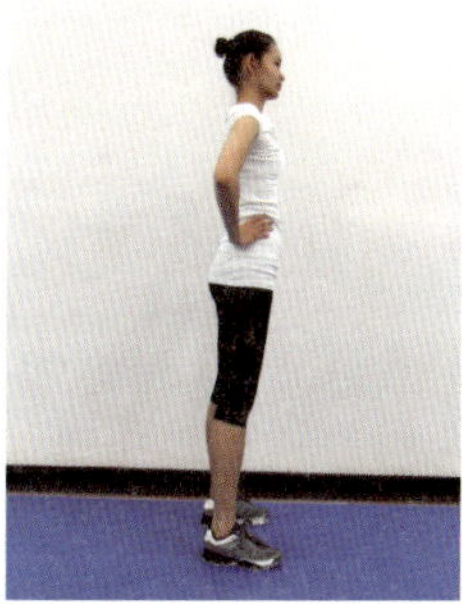
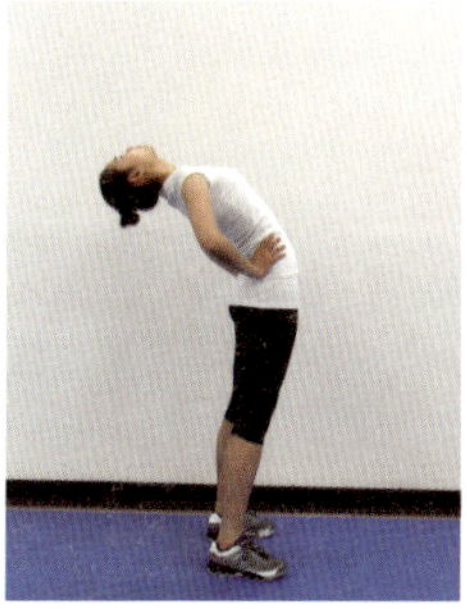

▷ 스트레칭 부위 : 가슴(대흉근), 배(복직근, 외복사근)
▷ 준비자세 : 양발을 어깨너비로 벌리고 양손을 허리에 대고 선다.
▷ 운동자세 : 양 어깨를 뒤로 당기면서 가슴을 뒤로 젖힌다. 15초간 정지한다.
▷ 주의사항 : 허리를 젖히거나 무릎이 구부러지지 않도록 주의한다.

5. 엉덩이 운동

(1) 고관절 내전근 운동 1

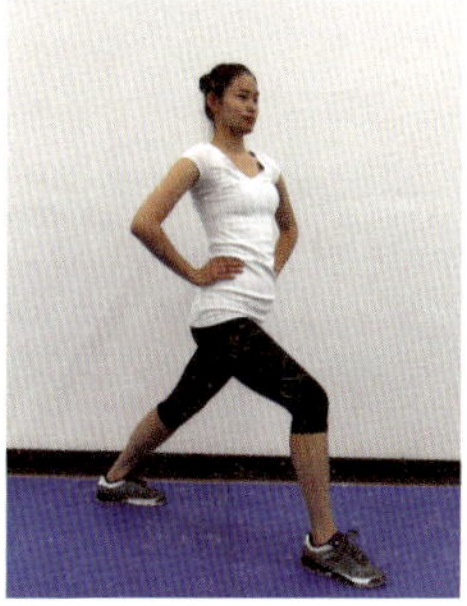

▷ 스트레칭 부위 : 봉공근, 대내전근
▷ 준비자세 : 등근육을 펴고 앞쪽 다리의 무릎을 직각으로 구부리고 뒤쪽 다리는 편다.
▷ 운동자세 : 몸의 중심을 앞쪽으로 이동시킨다. 좌우를 번갈아 실시하며, 15초간 정지한다.
▷ 주의사항 : 무릎이 발가락 앞으로 나가지 않도록 주의한다.

(2) 고관절 내전근 운동 2

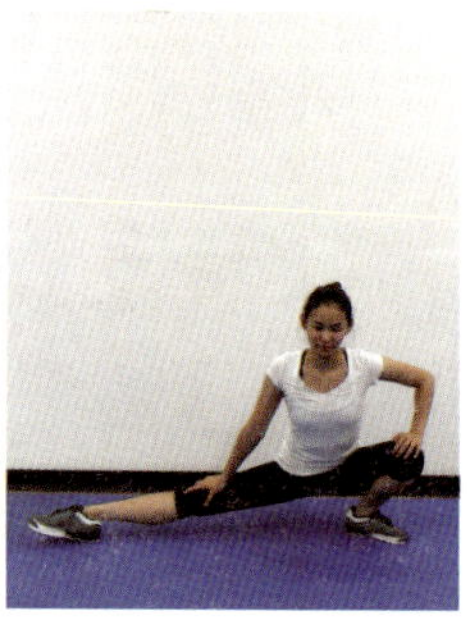

▷ 스트레칭 부위 : 서혜부
▷ 준비자세 : 한쪽 무릎을 세우고 반대쪽 다리는 옆으로 뻗는다.
▷ 운동자세 : 숨을 내쉬면서 엉덩이를 아래로 누르고, 상체를 천천히 앞으로 숙인다. 대내전근이 완전히 이완된 것을 느끼면서 15초간 정지한다.
▷ 주의사항 : 발꿈치가 바닥에서 떨어지지 않도록 주의한다.

(3) 대둔근과 고관절 신전근

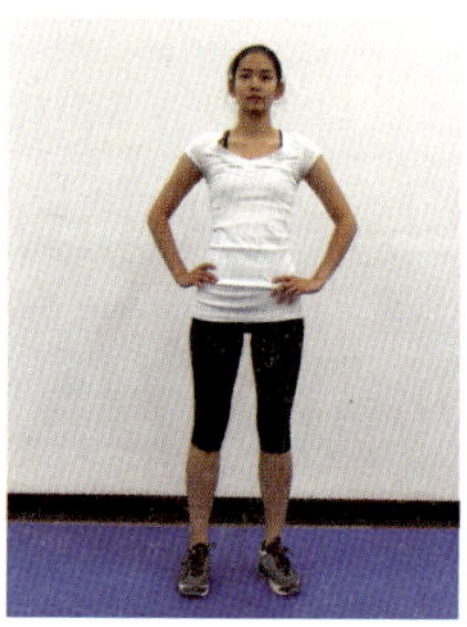

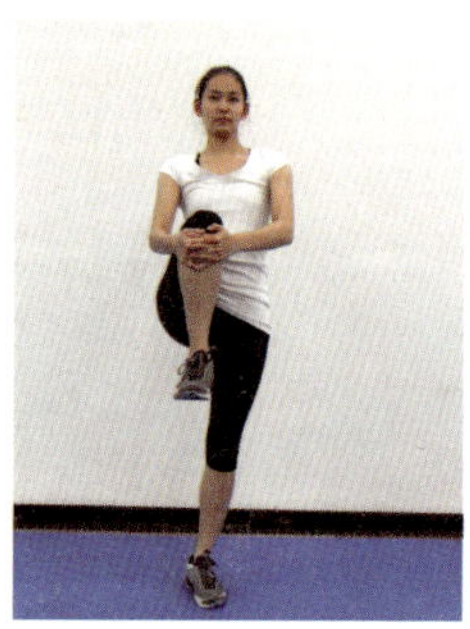

▷ 스트레칭 부위 : 대둔근, 척추기립근, 고관절 신전근
▷ 준비자세 : 양발을 어깨너비로 벌리고 선다.
▷ 운동자세 : 한쪽 다리를 구부리고 가슴 쪽으로 최대한 잡아당긴다. 15초간 정지한다.
▷ 주의사항 : 허리와 지지하는 쪽의 무릎이 구부러지지 않도록 주의한다.

6. 대퇴 운동

(1) 대퇴 전면부 운동

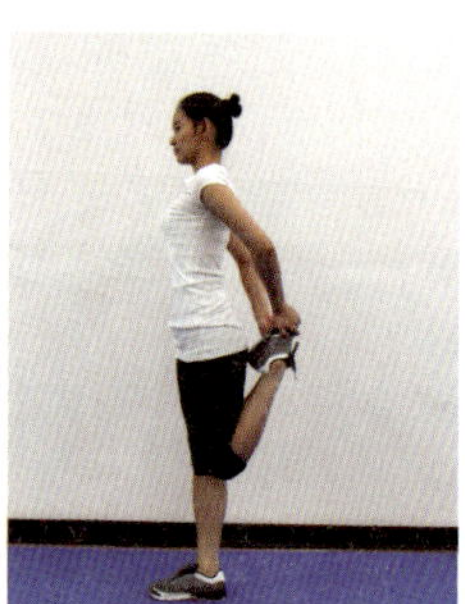

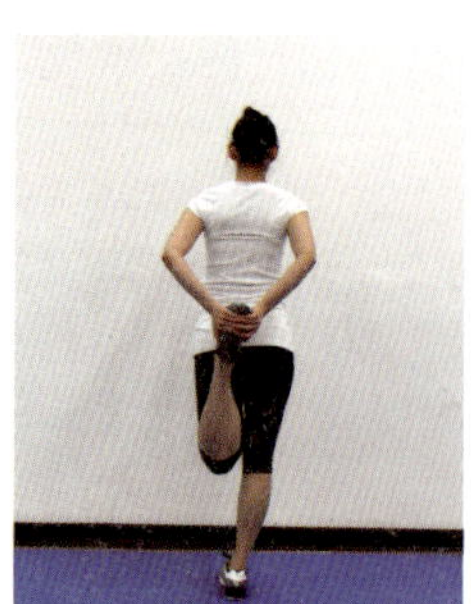

▷ 스트레칭 부위 : 대퇴전면부(고관절 굴곡근과 무릎 신전근)
▷ 준비자세 : 가슴을 펴고 한쪽 다리의 발등을 잡고 선다.
▷ 운동자세 : 굽힌 다리의 발꿈치를 엉덩이에 붙이고, 15초간 정지한다.
▷ 주의사항 : 허리가 뒤로 젖혀지지 않도록 주의한다.

(2) 앉아서 하는 대퇴 후면부 운동

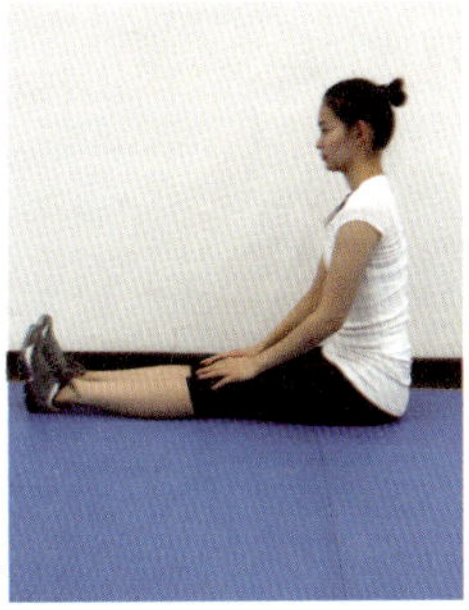

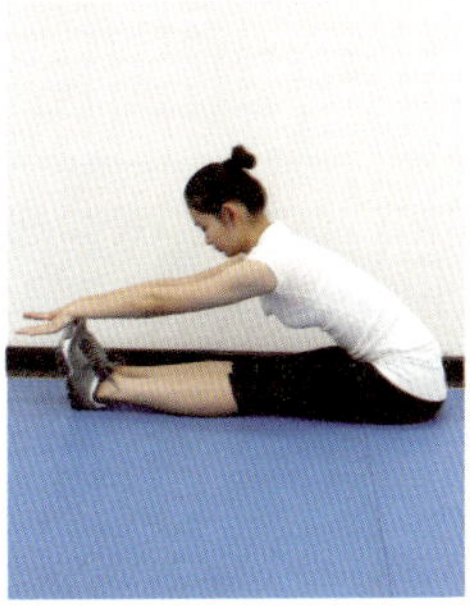

▷ 스트레칭 부위 : 무릎 굴곡근
▷ 준비자세 : 무릎을 펴고 발끝을 안쪽으로 잡아당긴다.
▷ 운동자세 : 상체를 앞으로 굽혀 발끝을 안쪽으로 잡아당긴다. 15초간 정지한다. 익숙해지면 한쪽 다리를 구부려 반대쪽 대퇴 부위에 놓고 상체를 앞으로 굽힌다.
▷ 주의사항: 무릎이 구부러지지 않도록 주의하며, 익숙해질 때까지 무리하지 않도록 한다.

(3) 서서 하는 대퇴 후면부 운동

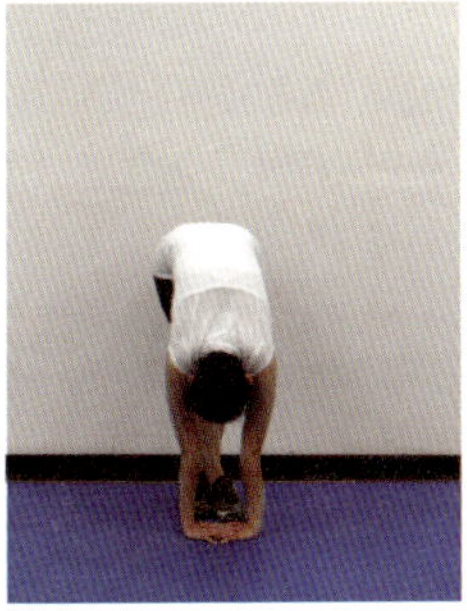

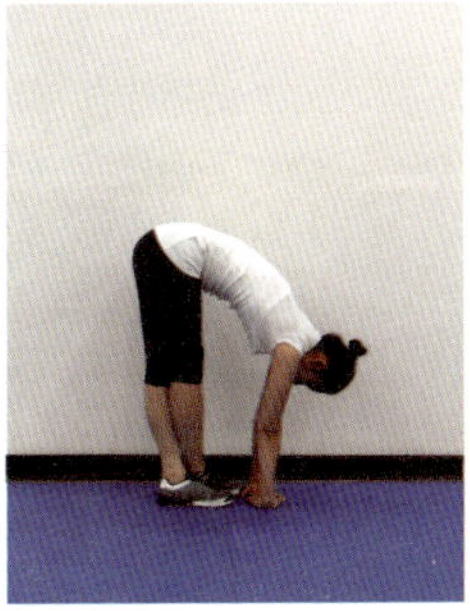

▷ 스트레칭 부위 : 무릎 굴곡근
▷ 준비자세 : 무릎을 펴고 양발을 서로 교차시킨다.
▷ 운동자세 : 상체를 앞으로 굽혀 발끝 앞에 손이 닿을 때까지 내려간다. 15초간 정지한다.
▷ 주의사항 : 뒤쪽 무릎이 구부러지지 않도록 주의하며, 익숙해질 때까지 무리하지 않도록 한다.

(4) 대퇴 측면부

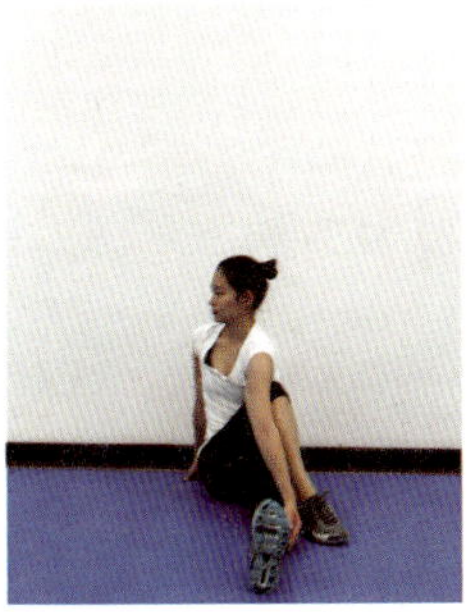

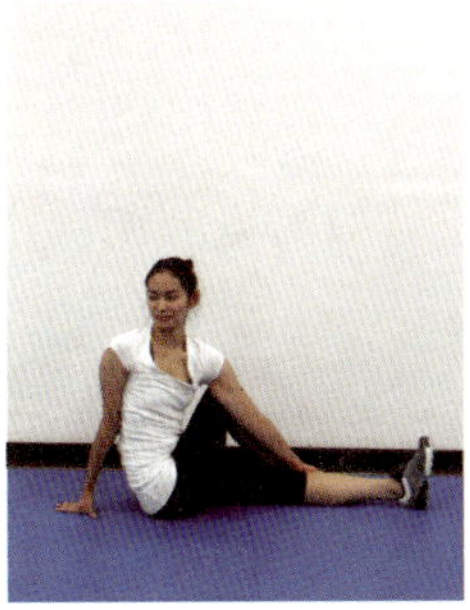

▷ 스트레칭 부위 : 장경인대(IT 밴드)
▷ 준비자세 : 왼쪽 다리를 펴고 오른쪽 다리를 구부려서 왼발의 외측에 놓는다. 왼팔을 오른쪽 다리의 외측에 놓고, 오른팔로 바닥을 지지한다.
▷ 운동자세 : 오른쪽 무릎을 왼팔로 밀고, 상체를 오른쪽으로 최대한 비튼다. 15초간 정지한다.
▷ 주의사항 : 몸을 앞으로 숙이지 않도록 주의한다.

7. 종아리 운동

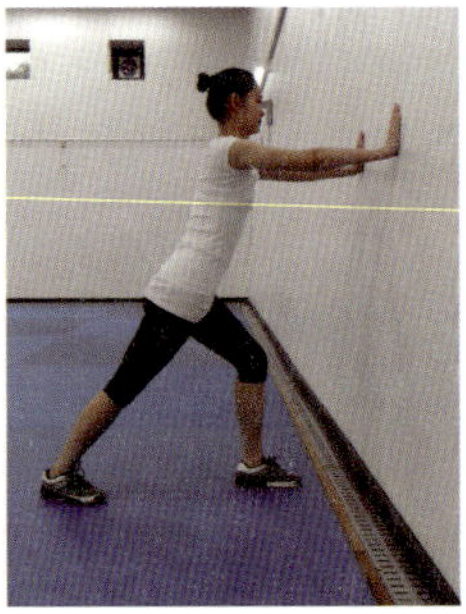
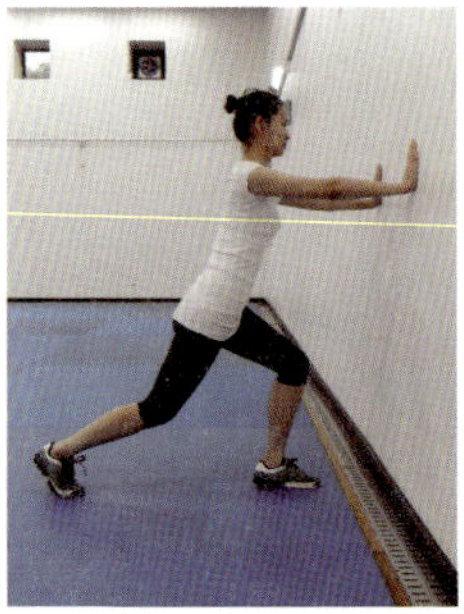

▷ 스트레칭 부위 : 족저 굴곡근(비복근, 가자미근)
▷ 준비자세 : 벽을 마주보고 똑바로 서서 손을 벽에 댄다. 오른발을 몸통 뒤로 뻗고 왼쪽 무릎을 구부린다.
▷ 운동자세 : 왼쪽 무릎을 굽히면서 체중을 앞으로 옮긴다. 뒤쪽 다리를 편 상태에서의 스트레칭은 비복근을 강조하고, 구부린 상태에서의 스트레칭은 가자미근을 강조한다.
▷ 운동효과 : 발꿈치를 내 · 외측으로 움직이면 발의 내 · 외측 스트레칭이 가능하다.

8. 마무리 운동

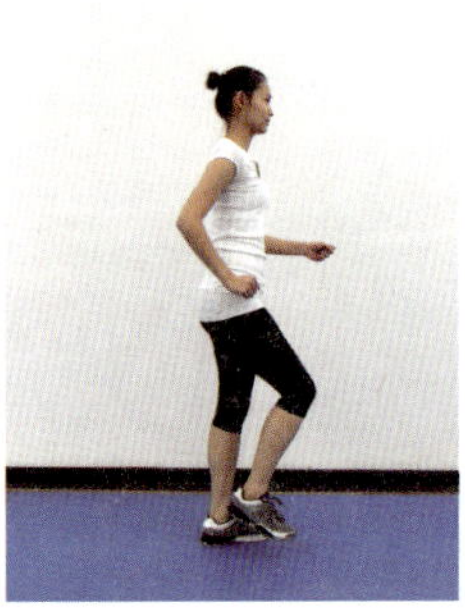
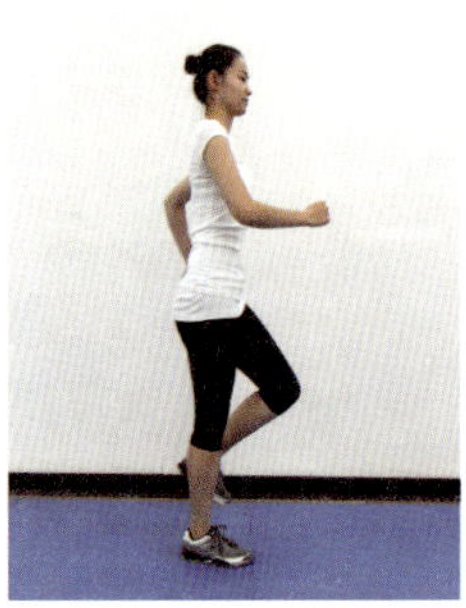

▷ 운동방법 : 가볍게 걸으면서 호흡을 정리한다(1~3분 정도).
▷ 운동효과 : 근육을 이완시키고 피로를 줄여 최상의 컨디션을 유지할 수 있도록 도와준다.

❖ 플라이오메트릭 운동

1. 스쿼트 점프(squat jump)

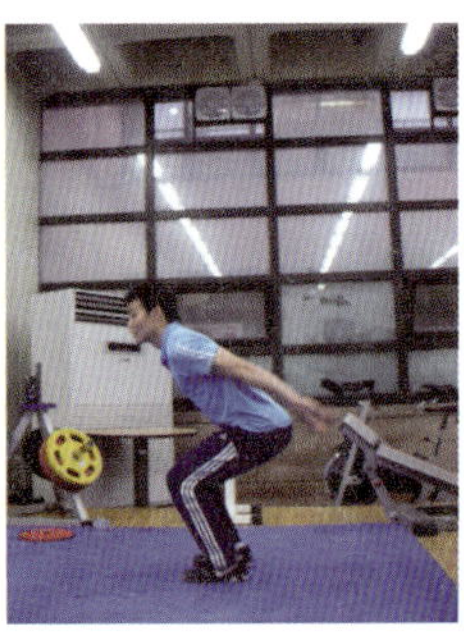
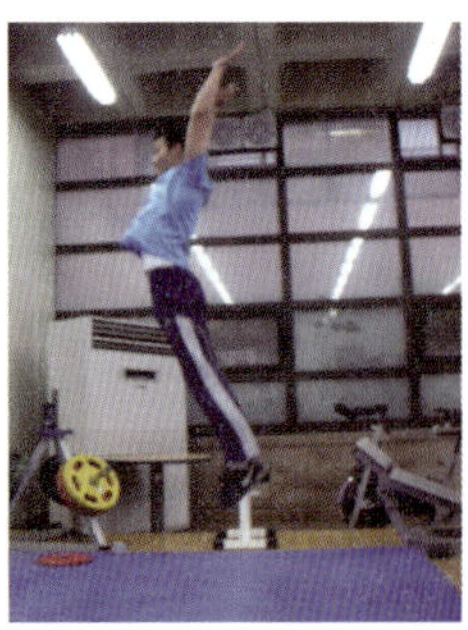

▷ 준비자세 : 양발을 어깨너비로 벌리고 스쿼트 자세로 무릎을 바닥과 평행하게 구부려서 선다.
▷ 운동방법 : 두 팔을 머리 위로 뻗으면서 최대한 높이 점프한다. 5회 이상 반복한다.
▷ 주의사항 : 무릎과 발의 방향이 일치되도록 한다.

2. 스쿼트 박스 점프(squat box jump)

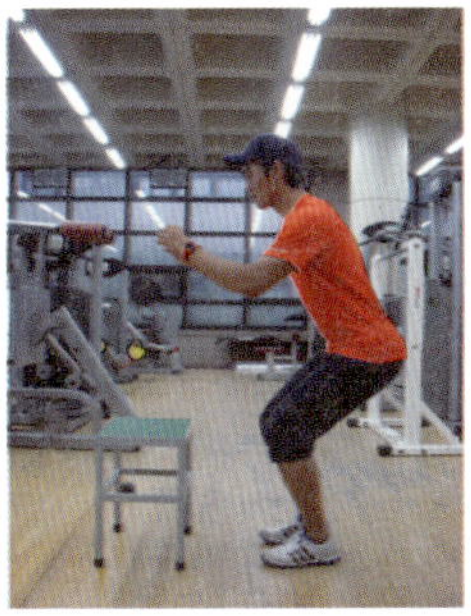

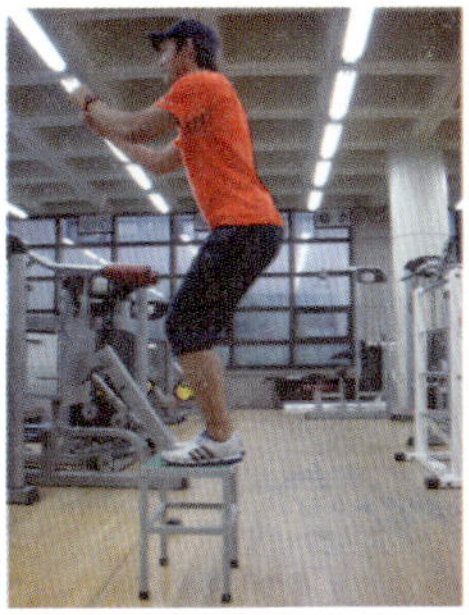

▷ 준비자세 : 양발을 어깨너비로 벌리고 스쿼트 자세로 무릎과 발의 방향이 일직선이 되도록 선다.

▷ 운동방법 : 두 다리로 동시에 박스 위로 점프한다. 5회 이상 반복한다. 박스 높이에 따라 운동강도가 달라진다.

▷ 주의사항 : 무릎과 발의 방향이 일치되도록 한다. 초보자는 낮은 높이에서 시작한다.

3. 지그재그 점프(zigzag jump)

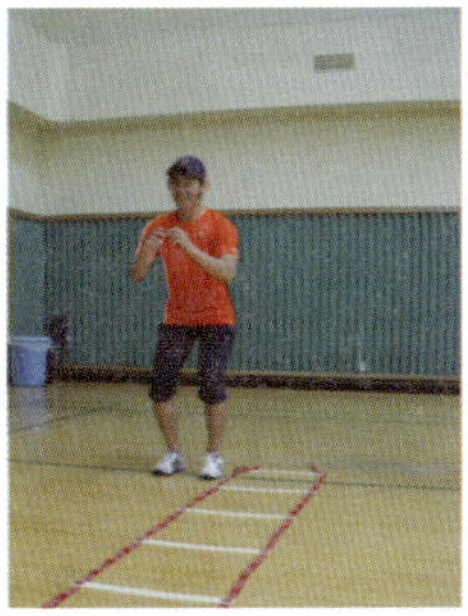

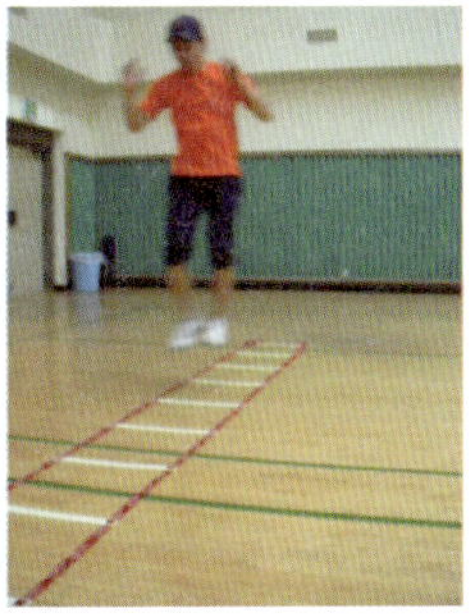

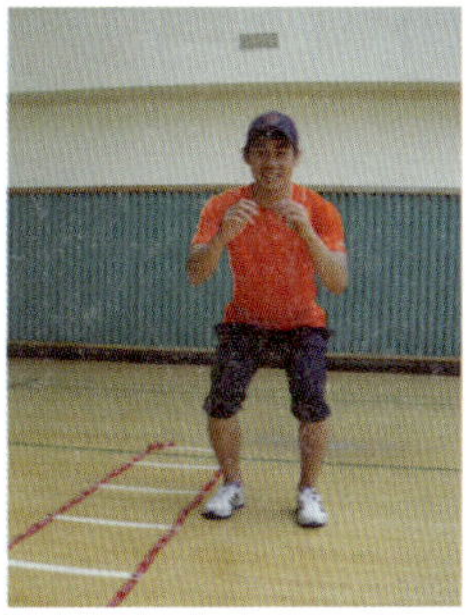

▷ 준비자세 : 양발을 어깨너비로 벌리고 스쿼트 자세로 구부리고 사다리 바깥쪽에 선다.

▷ 운동방법 : 두 다리로 동시에 사다리 반대쪽으로 점프한다. 5회 이상 반복한다. 사다리 동시에 뛰어 넘기, 안에 다리 넣기, 옆으로 걷기 등 다양한 적용이 가능하다.

▷ 주의사항 : 순발력과 민첩성을 발달시키기 위해서는 짧은 시간 내에 수행할 수 있어야 한다.

Chapter 7

유산소 트레이닝의 원리

Chapter 7

유산소 트레이닝의 원리

유산소 트레이닝은 유산소 에너지 생산 경로를 자극하는 운동으로, 순환계에 과부하를 주고 골격근의 산소 이용 능력을 증가시키는 운동을 말한다. 또한 유산소 트레이닝은 장시간의 운동수행능력을 증가시켜주는 운동으로, 트레이닝의 과부하와 특이성의 원리에 의해 운동의 형태 · 강도 · 빈도와 지속시간을 조합하여 시행하게 된다.

그림 7-1 ●● 유산소 트레이닝

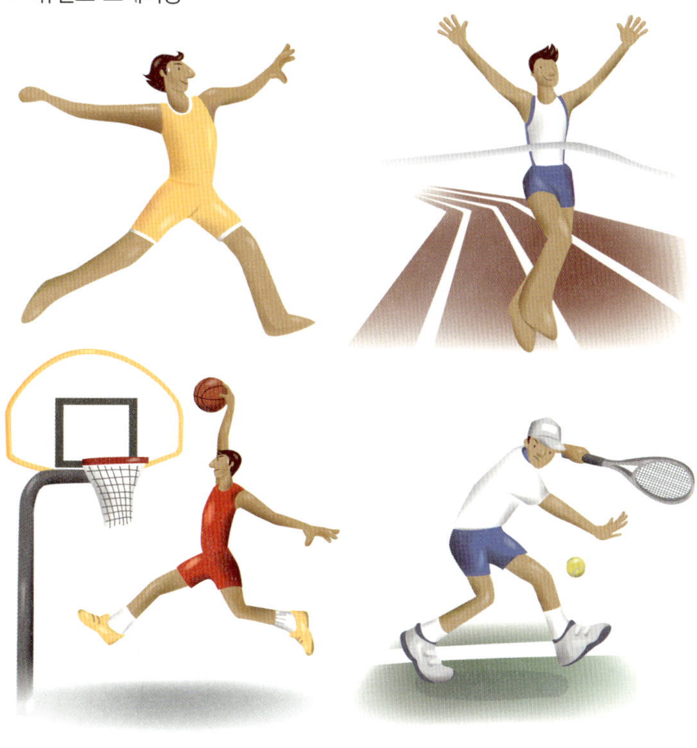

다이어트 프로그램에서 유산소 트레이닝을 가장 우선적으로 고려해야 하는 이유는 칼로리 소비에서 가장 큰 비율을 차지하는 지방연소 효과를 기대할 수 있기 때문이다. 또한 근력 트레이닝에서 기대할 수 없는 심폐지구력을 강화할 수 있기 때문에 비만 동반 질환인 심혈관질환의 위험을 낮출 수 있다.

01 유산소 트레이닝의 원리

트레이닝의 특이성 원리에 따라 유산소 에너지 대사경로와 순환계를 자극하고 향상할 수 있는 운동으로 구성된다. 유산소 능력은 최대산소섭취량과 젖산역치 수준을 증가시켜 장시간 동안 지치지 않고 운동을 지속할 수 있는 신체적 능력을 말한다.

■ 유산소 트레이닝의 원리

① 운동형태 : 빠르게 걷기, 달리기, 자전거 타기, 계단 오르기, 수영 등
② 운동빈도 : 주당 3~5일
③ 운동시간 : 20~60분, 간헐적이거나 지속적 형태
④ 운동강도 : 최대산소섭취량 40~85%(개인의 운동 능력에 따라 달라짐)

1 | 운동형태

유산소 트레이닝은 연속적으로 **대근육군**을 사용하는 운동으로, 지속적으로 산소를 이용하는 에너지 대사 기능을 증진시키는 것이다. 대표적인 유산소운동으로는 빠르게 걷기, 달리기, 자전거 타기, 계단 오르기, 수영 등과 같은 종목이 있다.

대근육군

대근육군이란 대퇴근 · 슬와근 · 광배근과 같이 큰 근육을 말하며, 소근육군은 이두근 · 삼두근 · 승모근과 같이 작은 근육을 말한다. 유산소운동에서는 걷기 · 수영과 같은 대근육군을 사용하는 운동종목을 권하는데, 이는 소근육군에 비해 열량 소모가 크기 때문이다.

2 | 운동빈도

유산소운동의 빈도는 운동시간과 운동강도에 따라 달라지지만, 일반적으로 주당 3~5일 정도 실시하게 된다. 주당 2일 이하의 운동은 트레이닝에 의한 유산소 능력의 향상을 기대하기가 어려우며, 주당 5일 이상의 운동은 근골격계 질환과 상해의 위험성을 증가시킬 수 있으므로 주당 3~5일의 운동빈도가 가장 많이 권장된다.

3 | 운동시간

유산소운동의 시간은 짧게는 5분에서 60분 이상까지 다양하게 정할 수 있는데, 개인의 체력과 운동강도 및 운동목적에 따라 달라진다. 미국 스포츠의학회ACSM는 하루에 간헐적이거나 지속적인 유산소성 활동을 20~60분 이상 실시하는 것이 건강에 유익한 개선효과를 가져온다고 밝히고 있다.

4 | 운동강도

유산소 트레이닝의 운동강도는 유산소 능력의 지표인 최대산소섭취량과 젖산역치 수준을 향상시킬 수 있는 운동으로 결정되며, 최대심박수 또는 예비 산소섭취량, 예비 심박수와 운동자각도 등이 운동강도의 결정에 사용된다. 개인의 운동능력에 따라 운동강도는 달라지며, 낮은 심폐능력을 가진 사람은 낮은 운동강도(40~50%$\dot{V}O_2max$)에서 트레이닝을 수행하고, 높은 지구성 능력을 가진 사람은 보다 높은 강도(50~85%$\dot{V}O_2max$)의 운동을 실시하게 된다.

① 최대산소섭취량($\dot{V}O_2max$)

최대산소섭취량은 심폐기능의 평가 지표로 활용되며, 운동하는 동안 산소를 운반하고 사용하는 신체의 최대 능력을 말한다. 최대산소섭취량은 운동부하검사를 통해 측정되며 트레드밀 달리기나 자전거 에르고미터, 1mile 걷기, **스텝검사**와 같은 평가 방법을 통해 이루어진다. 정해진 프로토콜protocol에 근거하여 단계별로 운동강도를 증가시키며 일반적으로 트레드밀과 자전거 에르고미터를 가장 많이 사용한다. 준비운동 후 지정된 프로토콜을 사용하여 피험자가 탈진될 때까지 프로토콜을 수행할

수 있도록 하는 것이 최대 운동부하법이다. 최대하 운동부하법은 최대 강도보다 상대적으로 낮은 강도에서 운동을 수행한 후 특정 운동강도와 심박수가 비례한다는 것을 이용하여 최대산소섭취량을 추정하는 방식이다.

스텝검사(step test)

스텝검사란 트레드밀이나 자전거 에르고미터에 비해 단시간에 많은 인원을 측정할 수 있고 비용이 적게 드는 심폐지구력 검사이다. 20인치(50.8cm) 높이의 스텝에서 분당 30회의 속도로 5분간 오르내리기를 실시한다. 5분간의 오르내리기를 끝낸 후 회복 시 심박수를 3회 측정한다. 이렇게 해서 신체효율지수 공식을 적용해서 평가하게 된다. 효율지수가 20대 남성이 100 이상일 때 매우 우수하고, 74 이하일 때 심폐지구력이 매우 낮은 상태라고 판단한다.
동양인의 경우 남자는 40cm, 여자 및 초등학생은 35cm로 스텝 높이를 변형하여 3분간 실시하는 스텝검사를 실시할 수도 있다.

신체효율지수 = [운동지속시간(초) ×100] ÷ [2× (회복 시 3회 측정한 심박수의 합)]

그림 7-2 ●● Bruce 프로토콜

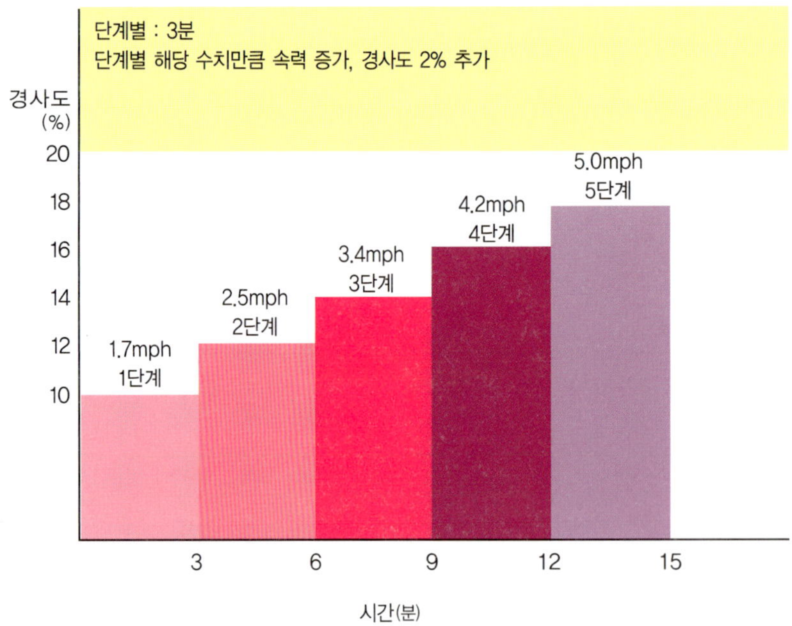

그림 7-2는 트레드밀로 최대 운동부하법을 실시하여 최대산소섭취량을 측정할 때 많이 이용하는 Bruce 프로토콜이다. 주로 정상 성인이나 어린이를 대상으로 하는 검사로, 초기에는 10% 경사도를 1.7mph(mile per hour) 속력으로 3분간 트레드밀 트레이닝을 실시한 후 3분마다 경사도를 2%, 속도를 0.8~0.9mph씩 증가시키는 점진적인 과부하를 주는 방법을 사용한다. 대부분 3~4단계(9~12분)로 검사가 종료되는데 심장질환자나 고령자는 대상에서 제외한다.

Bruce 프로토콜 외에도 트레드밀을 이용한 최대 운동부하법으로 Balke 프로토콜, Naughton 프로토콜, Kattus 프로토콜, Taylor 프로토콜이 있다. Taylor 프로토콜을 제외한 대부분의 프로토콜이 지속적으로 부하를 증가시키는 운동부하법이다 표 7-1.

표 **7-1** | 최대 운동부하법에 사용되는 프로토콜

프로토콜	Ballke	Naughton	Kattus	Taylor
검사 대상	정상인(여성)	심장질환자 및 고위험군	심장질환자 및 고위험군	고훈련자
초기 부하	3.3mph 경사도 0% 1분 지속	1.0mph 경사도 0% 2분 지속	1.5mph 경사도 10% 3분 지속	7.0mph 경사도 0% 3분 지속
부하 증가	3.3mph 속력 유지 1분마다 경사도 1%씩 증가	2분마다 경사도 3.5%씩 증가 2분부터 속력 2.0mph 유지	18분 이전 : 초기 경사도 유지 3분마다 0.5mph 증가 18분 이후 : 3분마다 경사도 4% 증가 속력 4.0mph 증가	3분마다 경사도 2.5% 증가 초기 속력 유지 각 단계마다 10분씩 휴식
특징	속력은 유지하면서 경사도만 증가	고위험군을 위한 점진적 운동부하	18분 이전까지 속력만 조금씩 추가	단계별 휴식으로 지속적이지 않은 운동부하

유산소운동 중 운동강도를 지속적으로 증가시키면 심폐조직의 기능이 최대에 도달할 때까지 증가하게 되는데, 운동강도가 증가하여도 더 이상 산소섭취량이 증가하지 않는 항정상태의 산소섭취량 수준이 최대산소섭취량이다 그림 7-3.

그림 7-3 ●● 운동강도에 따른 산소섭취량 변화

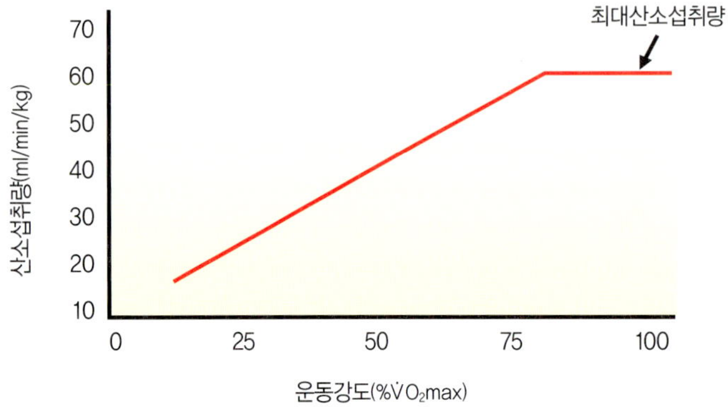

② 최대심박수(HRmax)

최대심박수는 운동하는 동안 심장이 박동할 수 있는 최대의 박동수이며, 최대산소섭취량과 비례관계를 나타내기 때문에 기준으로 사용된다.

일반적으로 권장되는 운동강도는 최대심박수의 65~90% 정도이다. 20세의 건강한 성인의 경우 최대심박수를 활용한 65~90%HRmax의 운동강도 결정방법은 다음과 같다.

■ 최대심박수를 활용한 운동강도 정하기

최대심박수(HRmax) = 220 − 나이(세)

20세 남성이 운동 시 65~90%HRmax*을 구하면

20대 남성 65%HRmax : 0.65×(220-20) = 130회/분
20대 남성 90%HRmax : 0.9 ×(220-20) = 180회/분
20대 남성 운동시 65~90%HRmax = 130~180회/분

*) HRmax = heart rate maximum

20대 남성이 트레드밀을 달릴 때 최대심박수의 90% 수준으로 운동을 수행한다면 심박수는 분당 180회가 된다. 하지만 같은 운동강도(90%HRmax)라도 60대의 경

우에는 분당 심박수가 144회로 줄어들게 된다. 이처럼 나이가 들수록 최대심박수는 감소하기 때문에 특히 노령자는 운동 중 심박수 변화에 주의해야 한다.

그림 7-4 ●● 나이별 운동강도(65-90%HRmax) 범위

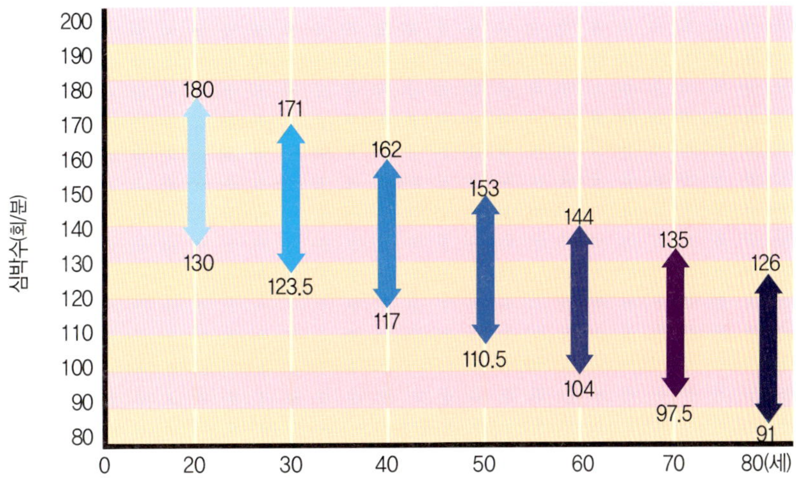

③ 예비심박수(HRR)

예비심박수는 최대심박수HRmax에서 안정 시 심박수HRrest를 뺀 값을 고려하여 산출하며, 개인마다 안정 시 심박수가 다른 점을 고려한 방법으로 최대산소섭취량과의 운동강도 오차를 줄여준다.

■ 예비심박수를 활용한 운동강도 정하기

HRR = [(HRmax-HRrest)×운동강도(%)] + HRrest

안정 시 심박수가 60회/분, 20세 남성의 60~80%HRR*을 구하면

20대 남성 60%HRR : [(200-60)×0.6]+60 = 144회/분
20대 남성 80%HRR : [(200-60)×0.8]+60 = 172회/분
20대 남성 운동 시 60~80%HRR = 144~172회/분

*) HRR = heart rate reserve

④ 예비산소섭취량($\dot{V}O_2R$)

예비산소섭취량은 최대산소섭취량과 안정 시 산소섭취량의 차이를 고려하여 산출하며, 예비산소섭취량에 따른 운동강도의 설정은 예비심박수에 따른 운동강도와 거의 일치한다. 예비산소섭취량에 따른 유산소운동의 강도는 50~85%가 권장되며, 체력 수준이 낮은 사람은 낮은 강도의 운동에서도 심폐지구력이 증가하므로 범위가 넓게 권장된다. 최대산소섭취량의 값은 운동부하검사를 통해 측정된 값을 사용하며, 안정 시 산소섭취량은 3.5ml/kg/min으로 계산한다.

■ 예비산소섭취량을 활용한 운동강도 정하기

$\dot{V}O_2R^* = [(\dot{V}O_2max - \dot{V}O_2rest) \times$ 운동강도(%)$] + \dot{V}O_2rest$

안정 시 산소섭취량 3.5ml/kg/min, 최대산소섭취량 40ml/kg/min일 때 50~85%$\dot{V}O_2R$을 구하면

50%$\dot{V}O_2R$: [(40−3.5)×0.5]+3.5 = 21.75ml/kg/min

85%$\dot{V}O_2R$: [(40−3.5)×0.85]+3.5 = 34.53ml/kg/min

50~85%$\dot{V}O_2R$ = 21.75~34.53ml/kg/min

*) $\dot{V}O_2R = \dot{V}O_2$ reserve

⑤ 운동자각도(rating of perceived exertion, RPE)

운동자각도는 운동 중 개인이 주관적으로 느끼는 운동수준을 평가하기 위한 측정도구이며, 운동 중 심박수와 운동량과 높은 상관관계를 나타낸다. 운동자각도의 운동강도는 6~20까지의 등급으로 구분되어 있다 표 7-2.

⑥ 운동강도 간의 관계

유산소운동의 강도에 사용되는 최대산소섭취량, 최대심박수, 예비심박수, 예비산소섭취량 및 운동자각도는 백분율 사이에 비례적인 관계를 가지고 있으며, 이러한 관계를 근거로 운동강도를 처방하게 된다.

표 **7-2** | 운동자각도

RPE scale(운동자각도)		최대심박수(%)	최대산소섭취량(%)
6	매우 매우 가볍다	<54	<30
7			
8			
9	매우 가볍다		
10			
11	상당히 가볍다	55~84	30~79
12			
13	다소 힘들다		
14			
15	힘들다		
16			
17	매우 힘들다	≥85	≥80
18			
19	매우 매우 힘들다		
20			

⑦ 젖산역치

운동을 하는 동안 운동강도에 따라 직선적으로 증가하는 젖산 농도가 급격하게 상승하는 시점을 **젖산역치**라고 한다. 운동강도가 증가함에 따라 산소가 충분히 공급되지 못하면, 유산소성 에너지 대사과정을 통한 에너지 공급의 부족분을 보충해야 한다. 이때 무산소성 에너지 대사 시스템이 작동하면서 해당과정을 통한 에너지가 생산되어 인체에 부족한 에너지의 보충이 가능해진다. 따라서 해당과정의 산물인 젖산의 농도가 급격히 증가하고 산소의 공급이 부족하게 되는 시점을 무산소성 역치, 또는 환기역치라고 한다.

젖산역치(lactate threshold, LT)

혈중 젖산 농도가 급격히 쌓이면서 증가하는 시점을 젖산역치라고 하는데, 운동 중 혈액과 근육의 젖산농도가 급격히 증가하기 시작하는 시점으로 스포츠 현장에서 운동강도를 처방할 때 가장 과학적인 지표로 이용된다. 운동선수의 젖산역치는 최대산소섭취량의 75% 정도이고, 일반인의 젖산역치는 최대산소섭취량의 50% 정도이다.

운동 시 혈중 젖산 농도와 호흡수가 급격히 증가하기 시작하는 시점을 혈중 젖산농도에 의한 무산소성 역치anaerobic threshold, AT라고 한다. 무산소성 역치는 유산소성 대사에 의해 에너지를 공급할 수 있는 유산소운동에서 무산소운동으로 전환하는 시점이다.

5 | 트레이닝 구성요소

운동 프로그램은 준비운동(약 10분), 본운동(지구성 트레이닝: 20~60분), 정리운동(약 5~10분)으로 구성되어 있다. 그림 7-5와 같이 준비운동을 통해 심박수가 서서히 증가하게 되면서 인체는 유산소 에너지 시스템의 작동을 시작한다. 트레이닝 경험이 적거나 운동수행능력이 부족한 경우, 심각한 과체중인 경우에는 준비운동 시간

그림 7-5 ●● 유산소성 트레이닝 구성

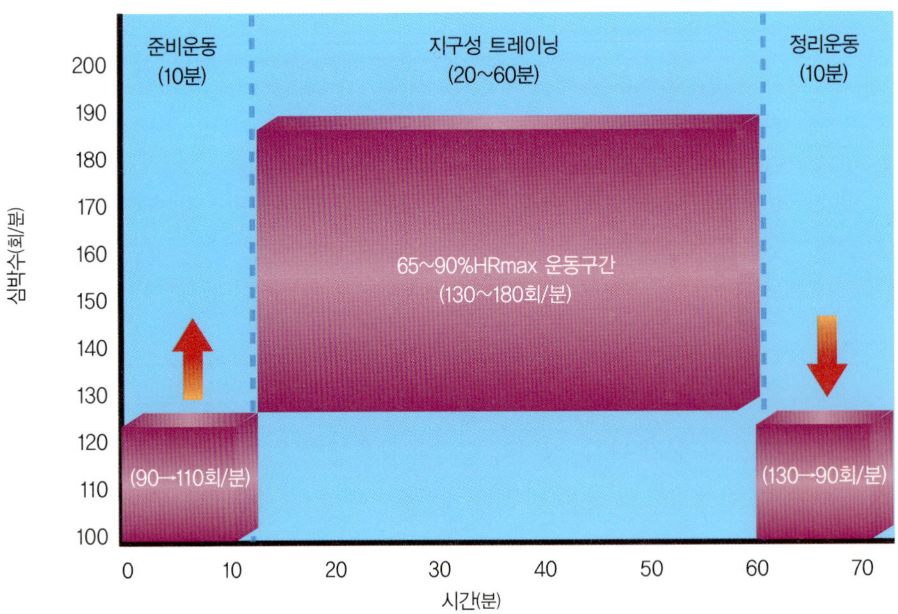

을 충분히 확보하는 것이 운동 손상을 줄일 수 있는 방법이다.

지구성 트레이닝을 중심으로 유산소 에너지 시스템이 본격적으로 작동되면 심폐지구력 강화와 지방연소 효율이 높아지게 된다. 본운동이 끝나면 정리운동을 통해 높아진 심박수는 천천히 감소하게 된다. 정리운동을 통해 인체 골격근의 혈액량이 안정 시 수준으로 천천히 돌아갈 수 있기 때문에 심장에 과부하가 생기는 현상을 예방할 수 있게 된다. 지구성 트레이닝 시간이 길거나 강도가 높은 경우에는 정리운동 시간을 충분히 하여 근피로를 충분히 풀어주도록 한다. 정리운동 기간에도 유산소 에너지 시스템이 작동하고 있기 때문에, 체중감량을 목적으로 한다면 정리운동 시 영양 섭취는 피하는 것이 좋다.

02 유산소 트레이닝의 방법

최대산소섭취량의 향상은 지구력과 관련 있으며, 운동방법으로는 저 · 중강도 장시간 트레이닝, 고강도 지속성 트레이닝, 인터벌 트레이닝이 주로 사용된다.

■ 유산소 트레이닝의 방법

① 저 · 중강도 장시간 트레이닝 : 빠르게 걷기, 자전거 타기, 장거리 수영, 45~80%$\dot{V}O_2R$
② 고강도 지속성 트레이닝 : 선수용, 75~90%$\dot{V}O_2R$, 20~30분
③ 인터벌 트레이닝 : 운동 + 회복, 고강도(90~100%HRR) + 저강도(휴식)

1 | 저 · 중강도 장시간 트레이닝

빠르게 걷기, 자전거 타기, 장거리 수영과 같은 운동이 저 · 중강도 장시간 트레이닝에 속하며, 운동강도의 낮은 범위인 예비심박수의 50~85% 또는 예비산소섭취량의 45~80% 정도에서 장시간의 운동을 실시하게 된다. 저 · 중강도 장시간 트레이닝은 가장 많이 사용하는 유산소 트레이닝의 형태로 지구성 운동 시 근육의 산화능

력을 향상시키는 데 효과적이며, 고강도의 운동보다 상해 위험이 낮다는 장점이 있다.

2 | 고강도 지속성 트레이닝

고강도 지속성 트레이닝은 최대산소섭취량과 젖산역치를 증가시키는 데 효과적인 훈련방법으로, 젖산역치인 예비산소섭취량의 75~90% 강도에서 실시된다. 고강도의 트레이닝은 저 · 중강도에 비해 짧은 운동시간을 가지며, 일반적으로 20~30분 동안 지속적인 운동이 수행된다. 일반인보다는 운동선수에게 많이 사용되는 방법이다.

3 | 인터벌 트레이닝

인터벌 트레이닝이란 운동과 회복을 반복하는 운동수행으로, 높은 강도의 운동과 낮은 강도의 활동적인 휴식으로 구성된다. 인터벌 트레이닝은 60초 이상의 간격을 가지는 것이 효과적이며, 인터벌과 휴식 시간은 보통 '1:1' 의 비율이 많이 사용되지만, 낮은 체력수준을 가진 경우 '1:2' 또는 '1:3' 의 비율이 사용된다. 인터벌 트레이닝은 최대산소섭취량과 최대 유산소 운동수행능력을 향상시키며, 예비심박수의

그림 7-6 ●● 인터벌 트레이닝

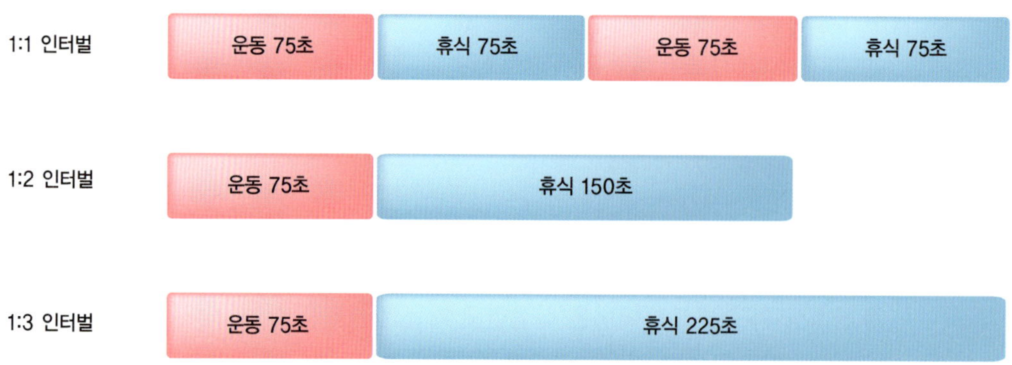
1:1 인터벌
운동 75초
휴식 75초
운동 75초
휴식 75초
1:2 인터벌
운동 75초
휴식 150초
1:3 인터벌
운동 75초
휴식 225초

90~100%의 고강도에서 실시하는 것이 저강도 훈련보다 유산소성 파워를 향상시키는 데 효과적인 것으로 알려졌다.

인터벌 트레이닝(interval training)

인터벌 트레이닝은 스포츠 현장에서 유산소 능력을 최대로 끌어올리기 위해 운동선수들을 대상으로 하는 훈련 프로그램에 포함된다. 예를 들어 10km 달리기 선수를 위한 프로그램을 계획할 때 일주일에 1~2회 정도 1km씩 5회 반복해서 달리기를 포함한 1:1 인터벌로 프로그램을 계획하기도 한다. 1km씩 달릴 때는 가볍게 달리는 것이 아니라 고강도로 달리는 것으로 유산소성 능력과 무산소성 대사과정 능력을 향상시킨다. 하지만 인터벌 트레이닝은 피로도를 높이고 선수들에게 부담을 줄 수 있기 때문에 횟수에 주의해야 한다.

03 유산소 트레이닝의 생리적 효과

유산소 트레이닝은 심혈관계의 적응과 골격근의 구조적 · 생화학적 변화를 유도한다.

■ 유산소 트레이닝의 심혈관계 개선 효과

① 운동 중 심박수 감소
② 1회 박출량 증가 및 심박출량 증가
③ 근육의 산소 전달 능력 증가
④ 동정맥 산소차 증가
⑤ 최대산소섭취량 증가 및 운동수행능력 향상

1 | 심혈관계 개선 효과

유산소성 지구력 트레이닝은 심혈관계 기능의 개선을 통해 최대산소섭취량을 증가시킨다. 지구력 트레이닝은 최대하 운동 시 훈련 전과 비교하여 심박수의 감소를

가져오며, 이는 교감신경의 자극을 줄이고, 부교감신경의 자극을 증가시킴으로써 나타난다. 또한 좌심실의 크기 증가로 심장의 이완기말 용적(심장의 이완기 동안 심실을 채우는 혈액의 양)이 증가하여 1회 박출량이 증가하게 된다. 또한 유산소 트레이닝은 혈류저항을 감소시켜 말초저항을 줄이고 1회 박출량과 심박출량을 증가시킨다. 증가된 심박출량은 운동하는 근육으로의 산소 전달을 증가시킨다.

한편 규칙적인 유산소운동을 통해 동맥의 산소 함량을 증가시키고 조직에서 더 많은 산소를 이용함에 따라 정맥의 산소 함량이 감소하여 동정맥 산소차가 증가하게 된다. 또한 심박출량과 근육의 산소 추출 능력의 증가는 운동 시 인체에 산소 전달과 골격근의 산소 이용을 증가시켜 결과적으로 최대산소섭취량의 증가를 가져온다. 이처럼 최대산소섭취량의 증가는 인체의 근지구력을 향상시키고 운동 초기에 느끼는 피로에 대한 적응력을 높여 지속적인 트레이닝을 할 수 있도록 도와준다.

그림 7-7 ●● 최대산소섭취량 증가 요인

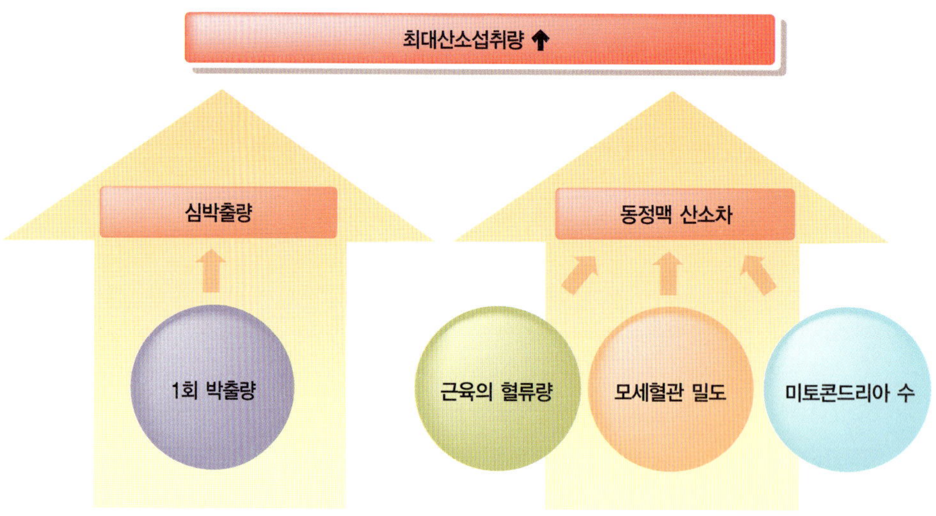

2 | 근육의 유산소 대사 시스템 향상

지구력 트레이닝은 근육의 유산소 에너지 대사 경로를 자극하여 에너지 생산능력을 향상시킨다. 지구력 트레이닝은 근육세포 내 산소를 이용하여 에너지를 생산하는 미토콘드리아의 수를 증가시키며, 미토콘드리아로 산소를 운반하는 미오글로빈의 농도를 높인다. 또한 근육세포 내 모세혈관의 밀도를 높여서 운동 중 근육의 혈류량을 증가시킨다. 미토콘드리아 수와 모세혈관 밀도의 증가는 근육의 혈류량을 늘리고 근육 내 미토콘드리아 기능을 향상시켜 근육의 산소 이용 능력을 높인다. 결국 유산소 트레이닝을 통한 미토콘드리아 수의 증가와 에너지 대사와 관련된 효소의 기능 향상으로 에너지를 생산하는 능력이 증가하게 된다.

유산소 트레이닝은 지방조직으로부터 중성지방을 분해하여 근육이 유리지방산을 태우는 능력을 향상시킨다. 트레이닝을 통해 활동근육이 지방을 에너지원으로 활용하게 되면 인체의 글리코겐(당원) 고갈을 방지하게 되고 합성 능력을 향상시키게 된다. 또한 지구력 트레이닝에 의한 모세혈관의 밀도 증가는 인체의 산소 이용률을 높여 젖산의 축적을 방지하고, 젖산의 에너지 대사 이용을 통해 젖산 농도를 감소시킨다.

■ 유산소 트레이닝이 근육 대사에 미치는 효과

① 근육의 미토콘드리아와 미오글로빈 농도 증가
② 모세혈관 밀도 증가
③ 근육의 산소 이용 능력 증가
④ 근육의 산화 능력 증가
⑤ 유리지방산의 동원 능력 증가
⑥ 근육 글리코겐 저장 효과 증가
⑦ 젖산 제거 능력 증가

알아봅시다

*마라톤과 식이요법

유산소성 에너지 시스템을 동원하는 마라톤 종목에서 35km의 벽(wall)이 존재한다는 말이 있다. 심리적인 이유도 있지만 체내에 저장된 글리코겐이 거의 고갈되기 시작하는 시점으로, 이곳에서부터 인체는 본능적으로 에너지 방어를 위해 움직임을 줄이려는 경향이 생긴다. 이러한 문제를 해결하기 위해 마라톤 선수들이 근육 내 글리코겐 저장량을 증가시키는 식이요법을 실시하게 된다. 글리코겐은 단당류가 우리 몸 안에서 결합하여 만들어진 다당류로서, 인체의 간과 근육에 저장되어 있다. 간 글리코겐은 금식을 하면 사용이 되는데 금식 후 12~18시간 이내 모두 고갈되며, 근육 글리코겐은 격심한 운동을 할 때 주로 사용되므로 마라톤과 같은 장시간 유산소운동에서는 근육 글리코겐 양을 늘리는 식이요법이 중요하다.

전통적인 마라톤 식이요법으로 1968년 운동생리학자인 오스트란드(Åstrand PO)가 제안한 일주일 마라톤 식이요법이 있다. 첫 3일에는 탄수화물이 거의 포함되지 않고 달걀 등 고단백질 식품을 중심으로 하는 고단백 · 저탄수화물 다이어트를 실시한다. 또 평소보다 강도 높은 트레이닝으로 간과 근육에 있는 글리코겐을 고갈시킨다. 넷째 날부터 3일간은 반대로 섭취 에너지의 90%를 탄수화물로 섭취하는 고탄수화물 식이요법을 하고 운동량을 줄인다. 이렇게 해서 경기 날에는 근육과 간에 저장된 글리코겐 양을 증가시키는 카보로딩(carbo loading) 시스템을 구축하는 것이다. 일주일 마라톤 식이요법으로 경기 날 7일째가 되면 간과 근육에 저장된 글리코겐 양은 평소의 2배로 늘릴 수 있게 된다.

하지만 이러한 방법은 선수들의 혈당 유지에 어려움을 주고 식이요법 초반에 탄수화물이 부족한 상태에서 무리한 훈련 때문에 근피로와 부상 위험이 높아서 1970년대 후반부터 미국 셔먼이 제안한 식이요법으로 바뀌었다. 경기 초반기 3일간은 총 에너지 섭취의 50% 이상을 탄수화물로 섭취하고 훈련량을 조금씩 줄인다. 후반 3일은 70% 이상의 고탄수화물 식이요법으로 높이고 10~15분 정도 준비운동 중심으로 훈련량을 제한하면 글리코겐 양을 2배로 늘릴 수 있다. 마라톤 선수가 아닌 일반인이 경기를 준비할 때는 7일간의 식이요법보다는 부담이 적은 3일간의 식이요법이 적당하다. 경기 3일 전부터 전체 에너지의 70% 이상을 탄수화물로 섭취하고 훈련량을 줄여야 한다.

경기 당일에는 적절한 수분 섭취가 중요한데, 운동 시작 30분 전에 400~500ml 정도의 물을 미리 섭취하고 전해질과 포도당이 포함된 스포츠 음료를 먹는 것이 좋다. 마라톤 경기 중에는 5km 구간마다 준비해둔 음료를 먹는 것이 좋으며, 일반인의 경우에는 선수처럼 시간에 맞춰 정확하게 구간을 통과하지 못하기 때문에 15분 간격으로 150ml 음료를 섭취하도록 한다.

연 | 구 | 문 | 제

01 다음 중 유산소 트레이닝의 운동형태에 속하지 않는 것은?

① 수영 ② 자전거 타기
③ 스프린트 ④ 걷기

02 40대 남성이 최대심박수의 70~80%로 운동을 수행할 때 운동 중 심박수의 범위로 맞는 것은?

① 106~124회/분 ② 116~134회/분
③ 126~144회/분 ④ 136~154회/분

03 20세의 건강한 남성의 안정 시 심박수가 80회/분일 때 예비심박수의 60~80% 운동강도의 심박수 범위로 맞는 것은?

① 72~108회/분 ② 152~176회/분
③ 120~180회/분 ④ 140~180회/분

04 지구력 트레이닝에 따른 심혈관계와 근육의 적응 및 변화에 대한 설명으로 틀린 것은?

① 안정 시 심박수 증가 ② 최대 심박출량 증가
③ 동정맥 산소차 증가 ④ 모세혈관 밀도 증가

05 유산소 트레이닝에 대한 설명으로 틀린 것은?

① 유산소운동 중 산소 섭취량의 증가에 따라 심박수도 비례적으로 증가한다.
② 연속적으로 대근육군을 사용하는 운동으로 열량 소모가 근력운동에 비해 크다.
③ 유산소 능력의 지표로 최대산소섭취량을 가장 대표적으로 사용한다.
④ 유산소운동 중 강도가 증가하면 최대산소섭취량은 지속적인 증가상태를 나타낸다.

Chapter 8

근력 트레이닝의 원리

Chapter 8

근력 트레이닝의 원리

근력 트레이닝은 근력, 파워, 스피드 등의 운동수행능력을 향상시키기 위한 프로그램이며, 운동수행능력의 향상은 근신경의 적응현상과 근비대 효과를 통해 이루어진다. 근력 트레이닝의 효과도 트레이닝의 특이성과 과부하 원리에 따라 이루어진다. 점진적 과부하를 통한 근력 트레이닝은 신경적 요인과 생화학적 변화를 일으켜 생리적 적응현상으로 근력 향상을 가능하게 한다. 이러한 근력 트레이닝 프로그램은 트레이닝의 형태 · 빈도 · 강도 · 지속시간의 통합적 조화에 의해 달성될 수 있다.

과거 다이어트 프로그램을 구성할 때 지방 산화율이 높은 유산소 트레이닝을 중심으로 구성하면서 무산소성 근력 트레이닝의 역할은 강조하지 않는 편이었다. 하지만 지속적인 근력 트레이닝을 통해 기초대사량을 증가시켜 신체 에너지 소비율을

그림 8-1 ●● 근력 트레이닝

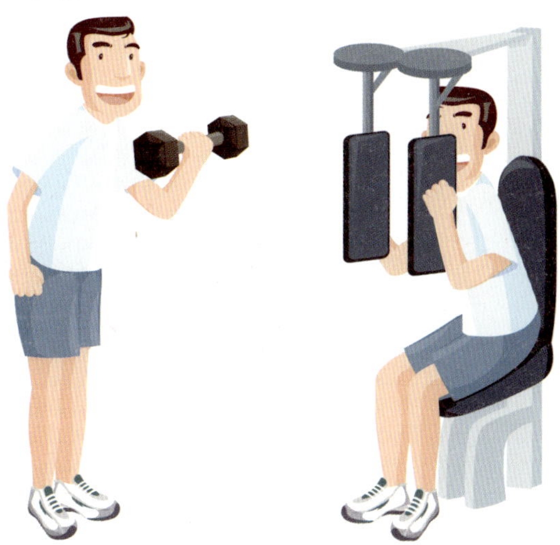

높이고 근육 글리코겐 함량을 증가시켜 근피로를 줄여주는 등, 근력 트레이닝에 대한 인식이 바람직한 방향으로 전환되는 추세이다. 또한 규칙적인 근력 트레이닝이 모세혈관 밀도를 증가시켜 지방연소 효율을 증가시킬 수 있기 때문에 최근에는 다이어트 프로그램을 구성할 때 근력 트레이닝을 필수적으로 포함하고 있다.

01 트레이닝 원리

근력 트레이닝은 근육의 발달과 신경근의 적응을 향상시킬 수 있는 프로그램으로 구성되며, 트레이닝의 형태 · 빈도 · 지속시간 · 강도에 따라 그 효과가 다르게 나타난다.

1 | 운동형태

근육의 수축은 크게 동적 운동dynamic contraction과 정적 운동static contraction으로 나눠진다. 동적 운동은 기구를 이동시키면서 지속적으로 수축하는 힘을 내는 것이고, 정적 운동은 근육과 관절의 길이 변화 없이 근육의 수축을 유지하는 운동이다.

■ **근수축의 형태**

① 등척성 수축 : 근육의 장력은 발생하지만 길이는 거의 변화 없이 이루어지는 수축
(예 : 두 팔로 벽 밀기, 기구 들기)
② 등장성 수축 : 근육의 장력이 발생할 때 근육의 길이가 길어지거나 짧아지는 수축
(예 : 덤벨 컬, 덤벨 익스텐션)
③ 등속성 수축 : 관절 각도에 상관없이 일정한 근육의 부하(저항) 작용
수축 속도가 일정한 특수 장비 필요
(예 : 등속성 재활치료기)

근수축의 형태를 세분화하면 장력이 일정하게 발생하면서 근육의 길이가 변화는 등장성 수축isotonic contraction과, 근육의 길이가 변하는 않는 등척성 수축isometric

contraction, 속도가 일정한 등속성 수축isokinetic contraction으로 구성된다. 등장성 수축은 근육의 길이가 짧아지는 단축성 수축과, 근육의 길이가 길어지는 신장성 수축으로 나누어진다.

2 | 운동빈도

근력 트레이닝의 운동빈도는 사용하는 근육군, 반복횟수, 주당 운동빈도, 운동 시 수행된 운동세트로 결정된다. 일반인의 경우 가장 많이 사용하는 운동 프로그램은 8~10개의 근육군을 활용하여 8~12RM, 주당 2~3회, 3세트로 구성되어 있다.

근력(muscular strength)

근력은 어떤 저항에 대하여 근육이 수축하여 최대로 발휘하는 힘force을 말한다. 근지구력muscular endurance은 인체의 특정 근육군의 일정 부하load에 대해 근수축을 지속할 수 있는 능력을 말한다. 일반적으로 근력 트레이닝이라고 하면 근력, 근파워, 근비대, 근지구력 트레이닝을 포함하고 있다.

3 | 운동시간

운동시간은 근력 트레이닝 시 사용되는 근육군의 수, 반복횟수, 운동세트와 세트 간 회복시간의 비율에 의해 결정된다. 일반적으로 각 세트 간 회복시간은 90초를 넘지 않도록 한다.

4 | 운동강도

운동강도는 최대근력(1RM)의 백분율로 나타내며, 근비대를 위한 운동은 80~90% 1RM의 운동을 실시하고, 근지구력을 향상시키기 위한 운동은 50~60% 1RM의 운동을 실시한다.

① 최대근력(one-repetition maximum, 1RM)

1RM은 가장 무거운 중량을 1회 들어 올릴 수 있는 능력을 말하며, 저항운동의 무

게 부하는 1RM의 %로 나타내게 된다. 만일 20kg의 중량의 바벨을 10회 반복적으로 들어 올릴 수 있다면 10RM이라고 하고, 1RM의 75%의 강도가 된다 표 8-1.

표 8-1 | % 1RM과 반복횟수의 관계

% 1RM	최대 반복횟수	운동 효과
100	1	근력
95	2	
90	3-4	근력 · 근파워
85	5-6	근파워
80	7-8	
75	9-10	
70	11	
65	12-15	근지구력
60	16-19	
55	20-24	
50	25-30	

② 1RM 측정방법

1RM검사는 중급 혹은 상급의 저항훈련 경험이 있는 사람과 운동선수에게 적용 가능하다. 측정된 1RM검사를 통해 % 1RM을 활용하여 대근육과 여러 관절의 근력 트레이닝의 운동부하를 결정하게 된다. 1RM검사는 운동부하를 증가 혹은 감소시켜 5세트 내에서 측정되도록 한다.

■ 1RM 검사방법

① 준비운동(5~10회 가벼운 중량)
② 1분간 휴식
③ 준비운동 부하 추정(3~5회씩 부하 증가, 상체 : 5~10kg 증가, 하체 : 10~20kg 증가)
④ 2분간 휴식
⑤ 최대부하 1RM검사(2~3회씩 운동부하 증가)

③ 1RM 간접 추정방법

최대근력검사를 시행하기 힘든 사람이나 저항 훈련에 익숙하지 않은 경우, 혹은 최대근력검사의 신뢰도가 떨어질 경우 1RM 간접 추정방법을 사용한다. 본운동에서 사용할 반복횟수를 측정하거나, 10RM검사를 통해 1RM을 추정할 수 있다.

■ 7~10RM 검사방법

① 준비운동(10회 이상의 가벼운 중량)
② 1분간 휴식
③ 예측된 1RM의 25~40% 무게로 최대하 부하 운동(10~15회 반복으로 1세트 실시)
④ 2분간 휴식
⑤ 최대하 부하 7~10RM검사
⑥ 부하 검사 간 2~4분간 휴식
⑦ 1RM 산출공식 또는 〈표 8-1〉을 사용하여 1RM추정

1RM 산출공식(O' Shea et al., 1989)

$$W_1 = W \times 0.025 \times R$$

$$1RM = W + W_1$$

W(Weight) : 운동부하

R(Repetition) : 반복횟수

출처 : O'Shea JP, Simmons J & O Connor B. Weight Training Today, 1989

02 근력 트레이닝 방법

운동 프로그램에 적용할 수 있는 근력 트레이닝 방법은 매우 다양하다. 일반적으로 발달시키고자 하는 주요 근육군과 관련된 신체 부위를 동원하고 향상시킬 수 있는 프로그램을 계획한다.

1 | 호흡법

근력운동은 대부분 단축성 수축과 신장성 수축을 반복적으로 사용하게 된다. 단축성 수축에서 신장성 수축으로 전환되는 단계를 스티킹 포인트sticking point라 하며, 단축성 수축 후 스티킹 포인트에서 호기를 하고 신장성 수축 시 흡기를 실시한다. 부하를 사용하는 근력 트레이닝에서 가장 유의해야 하는 것을 **발살바 호흡법**이며, 척추의 지지가 필요한 구조적 운동 외에는 발살바 호흡법을 사용하지 않는다.

■ 발살바 호흡법

① 정의 : 호흡을 멈추고 부하를 들어 올리는 호흡법으로, 성문을 닫고 복근과 횡격막을 강하게 수축하여 복강 내압을 증가시킨다.
② 장점 : 무거운 부하를 들어 올릴 때 척추를 지지하는 데 도움이 된다.
③ 단점 : 혈압 상승, 현기증, 일시적인 의식 상실이 나타날 수 있다.

2 | 관절의 움직임

근력 트레이닝을 실시할 때 운동하는 관절의 전 범위에 걸친 운동은 유연성 유지와 향상에 효과적이다. 최대 관절의 전 범위를 활용하는 운동을 시행하는 것이 권장된다.

발살바 호흡법(Valsalva maneuver)

의사 안토니오 발살바valsalva의 이름을 따서 만든 호흡법으로, 성문을 닫고 호기를 강제적으로 하면 기도가 압박되고 흉곽 내 압력이 증가하게 된다. 이 때문에 심박출량이 감소하게 되는데 인체는 심박출량을 유지하기 위해 심박수를 증가하게 되고 심박출량 감소에 의해 떨어졌던 혈압을 유지시키기 위해 혈관을 수축하게 된다. 결과적으로 심박출량 감소는 가벼운 현기증이나 실신으로까지 이어질 수 있다. 압박을 멈추고 호흡이 정상적으로 돌아오면서 심박출량이 급격히 증가하게 되고 혈압이 크게 상승하여, 정상적으로 돌아오는 데 어느 정도 시간이 소요된다.

3 | 운동사슬

운동사슬kinetic chain은 관절의 움직임 정렬을 맞춘 운동으로, 폐쇄 운동사슬과 열린 운동사슬로 분류된다.

> **운동사슬(kinetic chain)**
>
> 인체의 하지 구조를 보면 허벅지뼈(대퇴골)가 종아리뼈(비골)와 연결되면서 발목뼈(족근뼈), 발가락뼈(족지뼈)로 연결되어 있다. 이러한 구조를 운동사슬이라고 하는데, 스키의 경우 발이 지면에 고정된 상태에서 한 관절에서 발생된 움직임이 다른 관절의 연속적인 움직임을 유발하는 구조로 되어 있어 폐쇄 운동사슬이라고 한다.

① 폐쇄 운동사슬

말단의 관절마디를 고정한 운동으로, 관절의 안정성 향상과 기능적인 움직임을 가능하게 한다. 스쿼트squat 동작은 대표적인 폐쇄 운동사슬에 속한다.

② 열린 운동사슬

연속적인 관절의 움직임을 조합한 운동으로, 떨어져 있는 관절이나 근육을 집중적으로 단련시킨다. 레그 익스텐션leg extension과 같은 운동이 열린 운동사슬에 속한다.

4 | 본운동과 보조운동

운동수행에 동원되는 관절의 수에 따라 본운동과 보조운동으로 구분된다 표 8-2.

① 본운동

가슴, 등, 어깨, 엉덩이, 대퇴 등과 같은 대근육군을 강화시키는 운동으로, 2개 이상의 주요 관절을 동원하며 운동수행능력에 직접적인 영향을 미친다.

② 보조운동

하나의 주요 관절을 동원하는 운동으로 본운동에서 실시한 대근육군의 운동을 실

시하거나, 상완이두근, 상완삼두근, 복직근, 승모근 등과 같은 상대적으로 작은 부위의 근육군을 강화시키는 운동을 말한다. 상해예방과 재활운동에 많이 사용된다.

표 8-2 | 대근육 및 소근육의 본운동과 보조운동(177쪽 부록사진 참조)

<table>
<tr><th colspan="2">본운동</th><th>보조운동</th></tr>
<tr><th>근육군</th><th>저항운동</th><th>저항운동</th></tr>
<tr><td rowspan="3">가슴
(대흉근)</td><td>플랫 벤치 프레스(flat bench press)</td><td>케이블 크로스 오버(cable cross over)</td></tr>
<tr><td rowspan="2">인클라인/디클라인 벤치 프레스
(incline/decline bench press)</td><td>덤벨 풀오버(dumbbell pull over)</td></tr>
<tr><td>덤벨 플라이(dumbbell fly)</td></tr>
<tr><td rowspan="3">어깨
(삼각근)</td><td rowspan="2">밀리터리 프레스(military press)</td><td>사이드 덤벨 래터럴 레이즈
(side dumbbell lateral raise)</td></tr>
<tr><td>벤트 오버 덤벨 레이즈
(bent over dumbbell raise)</td></tr>
<tr><td>비하인드 넥 프레스
(behind neck press)</td><td>덤벨 프론트 레이즈(dumbbell front raise)</td></tr>
<tr><td rowspan="4">등
(광배근)</td><td>랫 풀다운(lat pulldown)</td><td rowspan="2">굿모닝 리프트(good morning lift)</td></tr>
<tr><td>루마니안 데드 리프트(romanian dead lift)</td></tr>
<tr><td>풀업(pull up)</td><td rowspan="2">원암 덤벨 로우(one arm dumbbell row)</td></tr>
<tr><td>데드 리프트(dead lift)</td></tr>
<tr><td rowspan="4">엉덩이와 대퇴
(둔근, 대퇴사두근,
슬굴곡근)</td><td>백 스쿼트(full/half back squat)</td><td rowspan="2">레그 익스텐션(leg extension)</td></tr>
<tr><td>프론트 스쿼트(front squat)</td></tr>
<tr><td>레그 프레스(leg press)</td><td rowspan="2">레그 컬(leg curl)</td></tr>
<tr><td>런지(lunge)</td></tr>
<tr><td rowspan="3">종아리
(비복근, 가자미근)</td><td>스탠딩 카프 레이즈(standing calf raise)</td><td rowspan="3"></td></tr>
<tr><td>덩키 카프 레이즈(donkey calf raise)</td></tr>
<tr><td>시티드 카프 레이즈(seated calf raise)</td></tr>
</table>

표 8-3 | 소근육군 운동(186쪽 부록사진 참조)

근육군	저항운동	근육군	저항운동
복부 (복직근)	싯업(sit-up)	등 (승모근)	바벨 쉬러그(barbell shrug)
	크런치(crunch)		바벨 업라이트 로우(barbell upright row)
상완삼두근	라잉 트라이셉스 익스텐션 (lying triceps extension)	상완이두근	컨센트레이션 컬 (concentration curl)
	덤벨 트라이셉스 익스텐션 (dumbbell triceps extension)		스탠딩 바벨 컬 (standing barbell curl)
	오버헤드 트라이셉스 익스텐션 (overhead triceps extension)		해머 컬(hammer curl)
		전완	바벨 리스트 컬(barbell wrist curl)
	케이블 푸시 다운(cable push down)		리버스 덤벨 리스트 컬 (reverse dumbbell wrist curl)
	딥스(dips)		바벨 리스트 익스텐션 (barbell wrist extension)

5 | 운동순서

근력 트레이닝은 복합 관절운동 후 단순 관절운동을 실시하는 것이 좋다. 또한 대근육군의 운동 후 소근육군의 운동을 실시하는 것이 운동 피로를 예방하는 방법이 되므로, 본운동 다음에 보조운동을 실시하게 된다.

6 | 상체운동과 하체운동

상체운동과 하체운동을 교대로 실시하는 운동은 하나의 상체운동 후 운동 간 휴식시간에 하체운동을 실시함으로써 운동시간을 단축하고, 운동근육의 휴식시간을 늘릴 수 있는 훈련방법이다. 이러한 훈련방법은 초보자들에게 처음 저항운동을 시킬 때 사용되거나, 상급자들의 근력 강화와 근비대 목적을 위한 훈련에 사용된다. 또 다른 상체와 하체의 운동방법은 상체운동과 하체운동을 다른 날 실시하는 방법으로 운동 후 근육군에 2~3일의 휴식을 통해 신체 회복을 제공하는 방법이다. 근력 트레이닝의 방법으로 가장 많이 사용하는 방법이며, 숙련 정도에 따라 목적과 프로그램의 내용이 달라진다.

초보자들은 상체운동과 하체운동을 다른 날 교대로 실시하는 2분할 운동을 실시하며, 중급자들은 3일간 다른 근육군을 단련시키는 3분할 운동을, 고급자는 대근육군을 중심으로 운동을 실시하고 대근육군 운동 시 같이 동원되는 소근육군 운동을 병행하면서 4일간 다른 근육군을 단련시키는 4분할 운동을 수행한다 표 8-4.

표 8-4 | 숙련 정도별 저항운동 프로그램 구성

숙련 정도	운동목적	프로그램 구성	훈련 방법
초급자	• 운동신경 적응 • 심폐기능 강화 • 신체의 모든 근육 · 건 자극 • 신체의 균형 • 정확한 자세 연습 • 코어 강화	• 프리웨이트 위주의 운동 (바벨, 덤벨) • 저중량 선택 • 정확한 자세와 주동근 자극을 위한 고반복 운동 • 근육군당 1~2가지 운동종목 설정 • 대근육군 위주의 운동 • 유산소운동 포함 • 서킷 형태의 운동	**2분할 운동 추천** • 월/수/금 : 상체운동 • 화/목/토 : 하체운동 • 일 : 휴식
중급자	• 근력 발달 • 주동근의 고립능력 습득 • 근육 휴식 • 기술 습득	• 서킷 형태의 운동을 분할법을 적용하여 나누어 실시 • 근비대 운동: 1RM의 70~80% 중량 선택 • 근육군당 3~4가지 운동종목 설정 • 목적에 따른 반복회수 설정 : 부하가 증가할수록 반복횟수 감소	**3분할 운동 추천** • 월/목 : 대흉근, 삼각근, 삼두근 • 화/금 : 대퇴사두근, 비복근, 가자미근 • 수/토 : 광배근, 햄스트링, 이두근 • 일 : 휴식
고급자	• 목적에 따른 기술 조합 • 목적에 따른 중량 설정 • 신체적응 방지 • 목표부위 집중 훈련	• 세부적인 분할 운동 • 중량들기에 실패 지점에 도달할 때까지의 고강도 운동 • 근육군당 4~6가지 운동종목 설정	**4분할 운동 추천** • 월 : 대흉근, 삼두근 • 화 : 광배근, 이두근 • 수 : 삼각근, 승모근 • 목 : 대퇴사두근, 비복근, 가자미근 • 금 : 휴식

7 | 근력 트레이닝

고강도 부하의 근력 트레이닝은 근력을 증가시킨다. 무거운 부하의 운동일수록

반복횟수는 줄어든다. 운동세트 간 휴식시간은 2~5분 정도로 비교적 길게 확보한다.

8 | 근지구력 트레이닝

저강도로 수행하는 많은 반복 운동의 근력 트레이닝은 근지구력을 증가시킨다. 가벼운 부하의 운동은 높은 반복횟수를 가지는 근지구력 트레이닝으로 수행되며, 운동세트 간 매우 짧은 휴식시간(30초 이내)을 가지게 된다.

9 | 근비대 트레이닝

높은 운동량의 근력 트레이닝은 근육의 크기를 증가시킨다. 높은 운동량은 운동강도(부하)나 반복횟수를 증가시킴으로써 달성된다. 운동세트 간 휴식시간은 짧게 하며, 근육이 완전 회복하기 전에 다음 세트를 실시한다. 세트 간 휴식시간은 90초(30초, 60초, 90초) 이내로 한다.

10 | 근파워 트레이닝

근파워를 향상시키기 위한 근력 트레이닝은 최대근력 증가를 위한 트레이닝보다 낮은 운동강도와 반복횟수로 시행한다. 1세트 1~2회 근파워 트레이닝을 실시할 때

그림 8-2 ●● 근력 트레이닝과 근지구력 트레이닝

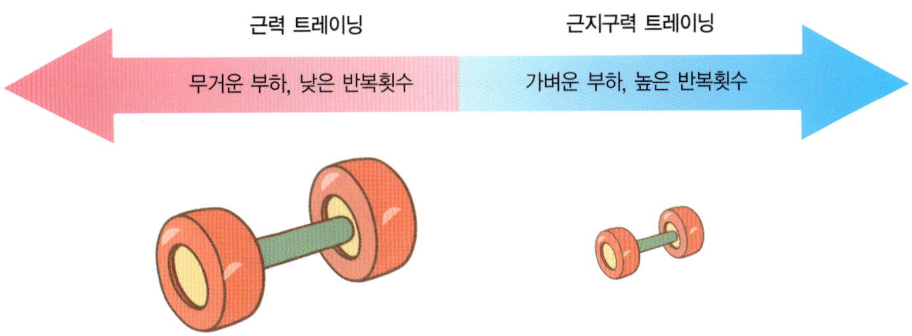

에 비해 3회 이상 실시할 때 운동부하를 줄이도록 한다. 운동세트 간 휴식시간은 2~5분 정도로 한다.

표 8-5 | 근력 트레이닝 목표에 따른 운동량

훈련 목표	운동 부하(%RM)	반복횟수	세트	휴식시간
근력	≥85	≤6	2-6	2-5분
근파워	80-90	1-2	3-5	2-5분
	75-85	3-5	3-5	2-5분
근비대	65-85	6-15	3-6	30-90초
근지구력	≤65	≥15	2-6	≤30초

03 근력 트레이닝의 생리적 효과

근력 트레이닝은 근육과 신경적인 요인의 작용 및 섬유구성의 생화학적 변화에 의해 근력의 향상을 가져온다.

■ **근력 트레이닝의 생리적 효과**

① 신경적인 요인 : 운동단위의 동원 능력 향상 및 동시 활성화
② 근육의 크기 증대 : 근섬유 크기 증대, 모세혈관 밀도 증가
③ 생화학적 변화 : 무산소성 에너지 대사물질의 증가, 근육 내 글리코겐 저장량 증가

1 | 신경적 요인

근력 트레이닝의 초기 근력 증가는 신경의 적응현상에 의해 나타나게 된다. 특정 근섬유의 움직이는 빈도가 늘어나면서 하나의 운동신경에 지배받는 근섬유, 즉 운동단위의 동원 능력이 활성화되고 향상된다.

2 | 근육의 크기 증대

근력 트레이닝은 지근섬유와 속근섬유의 크기 증대를 통해 근력의 증가를 가져온다. 근력 트레이닝을 통해 근육 내 단백질 함량이 많아지면서 속근섬유와 지근섬유의 크기가 증대되는데, 특히 속근섬유의 크기가 더 증대된다. 또한 근섬유의 모세혈관 밀도가 증가하며 근지구력이 향상된다.

3 | 생화학적 변화

근력 트레이닝은 근육 내 에너지 생산과 관련된 효소들의 생화학적 변화를 가져온다. 특히 무산소성 에너지 대사물질의 증가가 일어나는데 근육 내에 있는 크레아틴, 크레아틴인산, ATP 농도가 높아지게 된다. 또한 글리코겐의 근육 저장량을 증가시켜 근육 내 글리코겐 농도가 높아지게 한다.

04 근육통

근력 트레이닝은 근육통을 유발할 수 있는데, 근육통에는 급성 근육통과 지연성 근육통이 있다.

■ 근육통의 유형

① 급성 근육통 : 근육의 혈류 공급 부족, 통증수용기 자극
② 지연성 근육통 : 조직 손상, 근경련, 연결조직 손상

1 | 급성 근육통

운동 중 또는 운동 직후에 나타나는 통증을 급성 근육통이라고 하는데, 근육이 수축활동을 하면서 혈류 공급이 부족해서 나타나게 된다. 근육의 혈류 공급 부족은 젖

산을 축적시켜 근육 내 통증수용기를 자극하는 원인이 된다.

2 | 지연성 근육통

지연성 근육통delayed onset muscular soreness, DOMS이란 운동이 끝난 후 24~48시간 지속되는 근육통을 뜻한다. 고강도의 근력 트레이닝은 조직의 손상을 유발하며, 이는 지연성 근육통의 원인이 된다. 또한 근수축 활동을 하면서 건, 인대, 연결조직의 손상은 운동이 끝난 후 근육 통증을 유발한다. 한편 근육의 혈류가 감소되면서 젖산과 같은 에너지 대사 축적물이 증가하게 되는데, 이것은 말단의 신경을 자극하여 근경련을 유발한다.

영양플러스

*효율적인 근력 트레이닝을 위한 이상적인 단백질 섭취

단백질(protein)은 '가장 중요한' 이란 뜻을 가진 그리스어에서 유래한 것으로, 생명 유지에 필수적인 에너지를 내는 영양소이다. 단백질은 신체조직을 구성하는 성분으로 효소와 호르몬, 신경전달물질의 재료로 쓰인다. 또한 면역 기능과 수분 평형, 산·염기 평형 등 생명 유지에 중요한 기능을 한다. 단백질은 인체의 성장과 유지에 중요한 역할을 하는데, 특히 성장기, 임신기, 수유기에는 더 많은 단백질 섭취가 필요하다. 이외에도 근력 트레이닝의 효율을 높이기 위해 단백질의 추가 섭취가 필요하다.

근력 트레이닝에서 손상된 근조직의 회복과 형성을 위해 단백질 합성 및 제지방량의 증가가 요구되는데, 이 때문에 단백질의 추가 섭취가 필요하다. 한국인 영양섭취기준(2010)에서는 단백질 필요량을 0.66g/kg/일로 정해서 기준 체중(kg)을 정해 계산한 후 수치를 조정해서 제시하고 있다. 이 평균 필요량에서 개인의 변이를 고려한 12.5%를 적용하여 '0.66×1.25=0.825g/kg/일' 로 산정한다. 따라서 20대 남자의 평균 몸무게를 고려한 하루 단백질 권장섭취량은 55g이며, 20대 여자의 경우 50g이 된다.

하지만 이 기준은 일반인을 대상으로 한 것이며, 운동선수나 근력 트레이닝을 하는 경우 하루 1.5~2.0g/kg을 섭취하는 것을 권장한다. 예를 들어 근육량을 늘리고 싶어 근력 트레이닝을 하는 체중 65kg의 남성의 경우 하루 97.5~130g의 단백질 섭취가 바람직하다. 보디빌더들이 가장 많이 섭취하는 식품인 닭고기가슴살 1팩 500g에는 약 116g의 단백질이 함유되어 있기 때문에 하루 닭고기가슴살 1팩 정도를 먹으면 하루 필요량과 근력 증가를 위한 추가 필요량까지 확보되는 셈이다 그림 8-3.

그렇다면 단백질 섭취는 많이 할수록 좋을까? 하루 2.2g/kg 이상의 단백질 섭취는 오히려 요를 통한 질소 배출을 증가시켜 혈중 아미노산 농도와 근육량을 줄이고 간과 신장에 부담을 줄 수 있다. 또한 지나친 고단백 식이요법은 뼈의 칼슘 용출을 증가시켜 골다공증 위험을 높일 수 있다. 따라서 자신의 트레이닝 수준과 체중에 적합한 양질의 단백질을 섭취하는 것이 중요하다.

양질의 식이 단백질의 우선 조건은 필수아미노산이 충분히 포함되어 있어 체내 단백질 합성 효율을 높일 수 있어야 한다. 단백질은 20개의 아미노산으로 구성되어 있는데 우리 몸에서 합성할 수 없거나 아주 조금만 합성되기 때문에 꼭 식사를 통해 섭취해야 하는 필수아미노산은 9가지로 히스티딘, 이소류신, 류신, 라이신, 메티오닌, 페닐알라닌, 트레오닌, 트립토판, 발린 등이다. 식사로 섭취한 단백질과 체단백질이 분해되어 나온 단백질은 아미노산으로 분해되어 새로운 단백질을 만들기 위해 세포 속에서 아미노산 풀(amino acid pool)에 모이게 된다. 양질의 식이 단백질 두 번째 조건이 바로 이 아미노산 풀을 잘 채우게 하는 것이다. 식사를 통한 단백질 섭취량이 부족하면 아미노산 풀이 감소하고 부족한 아미노산 풀을 채우기 위해서 세포 내 단백질을 분해해서 사용하게 된다. 일반적으로 식물성 단백질보다 동물성 단백질의 질이 높은데 특히 달걀, 우유, 육류 등에 있는 단백질의 질이 우수하다. 반대로 채소나 곡류에 있는 식물성 단백질은 필수아미노산이 한 가지 이상 부족한 경우가 많아 불완전 단백질이라고 한다. 예외적으로 콩류는 필수아미노산이 많아 흰쌀밥을 먹을 때는 콩을 함께 섭취해서 단백질 균형을 맞추는 것이 좋다. 하지만 아무리 동물성 단백질의 질이 높다고 해도 동물성 식품을 섭취하면 콜레스테롤과 지방 양도 함께 증가하게 되므로 단백질 섭취량의 1/3 정도는 식물성 단백질을 통해 섭취하는 것이 바람직하다.

그림 8-3 ●● 단백질 급원식품 1인분에 따른 단백질 함량 비교

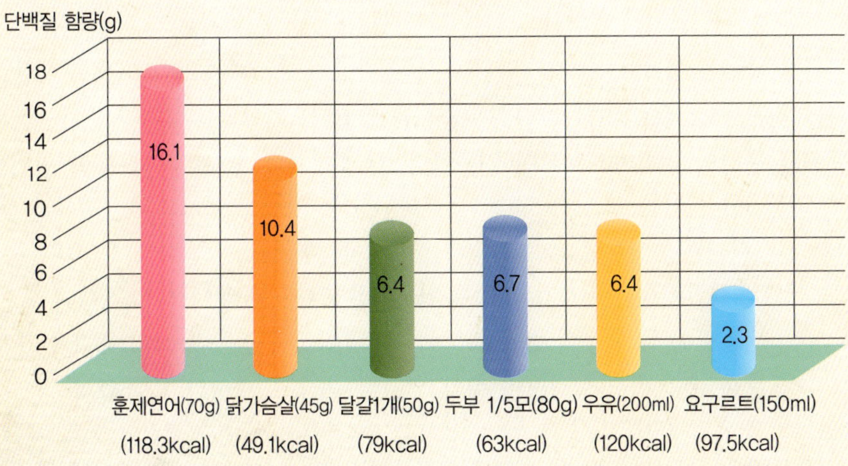

연 구 문 제

01 다음 중 근비대 트레이닝을 위한 운동강도로 가장 알맞은 것은?

① 35~50%1RM ② 45~60%1RM ③ 65~85%1RM ④ 90~100%1RM

02 다음 중 근지구력 트레이닝 방법으로 가장 알맞은 것은?

① 30~50%1RM, 2~5분 휴식 ② 80~90%1RM, 2~5분 휴식

③ 70~80%1RM, 30초 휴식 ④ 50~60%1RM, 30초 휴식

03 다음 중 본운동에서 단련하는 운동부위가 아닌 것은?

① 가슴 ② 전완 ③ 어깨 ④ 대퇴

04 다음 중 지연성 근육통의 특징이 아닌 것은?

① 조직손상을 유발한다.

② 근육의 혈류 감소로 에너지 대사 축적물의 증가로 근경련을 유발한다.

③ 운동이 끝난 직후 나타나는 통증을 말한다.

④ 근육의 수축 활동 동안 건, 인대, 연결조직의 손상이 근육통의 원인이 된다.

05 근력 트레이닝에 의한 초기 근력 증가는 어떤 변화에 의해 나타나는가?

① 운동단위 동원 능력 증가 ② 근섬유의 크기 증가

③ 근육 내 글리코겐 저장량 증가 ④ 모세혈관 밀도 증가

06 효율적인 근력 트레이닝을 위한 단백질 섭취에 대한 설명으로 틀린 것은?

① 한국인 영양섭취기준(2010)에 따르면 20대 남자의 하루 단백질 권장섭취량은 55g이다.

② 성장기, 임신기, 수유기, 근력 트레이닝 시 단백질의 추가 섭취가 필요하다.

③ 근력 트레이닝이 필요한 운동선수의 경우 하루 2.5g/kg의 단백질 섭취가 필요하다.

④ 양질의 단백질 확보를 위해 필수아미노산이 풍부한 식품을 섭취한다.

❖ 대흉근 본운동

1. 가슴 운동(대흉근 운동)

(1) 플랫 바벨 벤치 프레스(Flat barbell bench press)

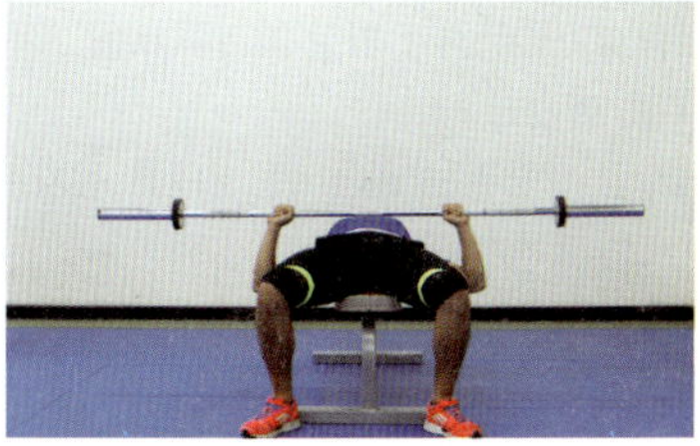

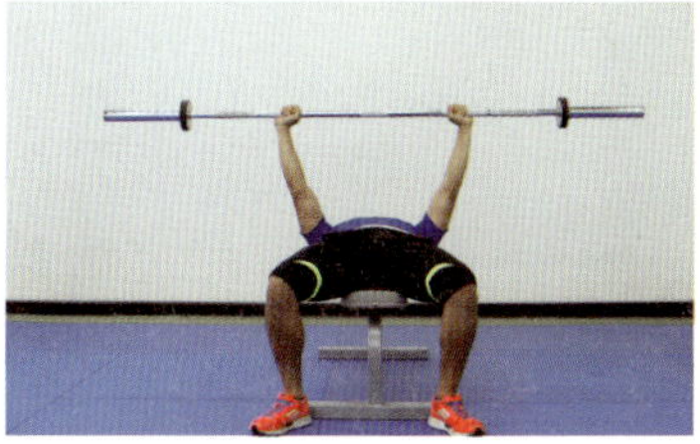

▷ 운동부위 : 대흉근
▷ 준비자세 : 평평한 벤치에 누워 가슴높이에서 바를 잡는다.
▷ 그립 : 오버핸드 그립
▷ 운동방법 : 바닥과 수평을 유지하면서 바를 위로 밀어 올린다.
▷ 주의사항 : 그립은 어깨너비 또는 조금 더 넓게 잡는다.

(2) 인클라인/디클라인 바벨 프레스(Incline/decline barbell press)

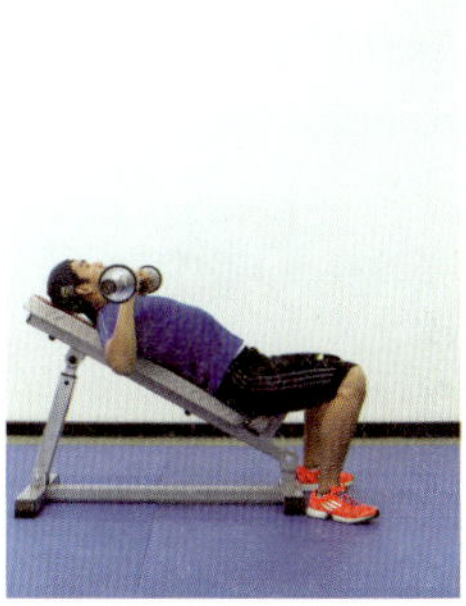

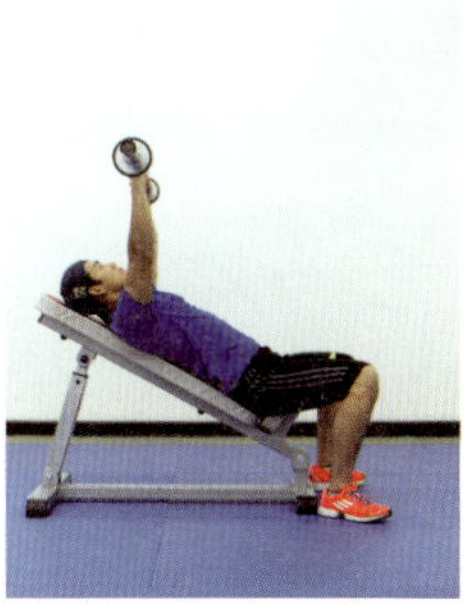

▷ 운동부위 : 대흉근
▷ 준비자세 : 인클라인/디클라인 벤치에 등을 기대어 앉아서 가슴높이에서 바를 잡는다.
▷ 그립 : 오버핸드 그립
▷ 운동방법 : 바닥과 수평을 유지하면서 바를 위로 밀어 올린다. 인클라인 벤치에서 운동 시에는 상부대흉근이 발달하고, 디클라인 벤치에서 운동 시에는 하부대흉근이 발달한다.
▷ 주의사항 : 벤치의 경사가 커질수록 가슴의 상부/하부 대흉근이 발달된다.

2. 어깨 운동(삼각근)

(1) 밀리터리 프레스(Military press)

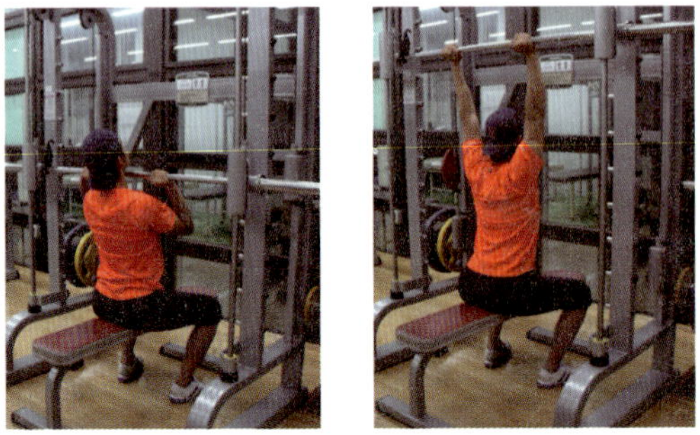

- ▷ 운동부위 : 전면/측면 삼각근
- ▷ 준비자세 : 어깨너비로 바를 잡는다.
- ▷ 그립 : 오버핸드 그립
- ▷ 운동방법 : 팔꿈치가 펴질 때까지 바를 똑바로 위로 올린다.
- ▷ 주의사항 : 허리는 곧게 편 상태를 유지한다.

(2) 비하인드 넥 프레스(Behind neck press)

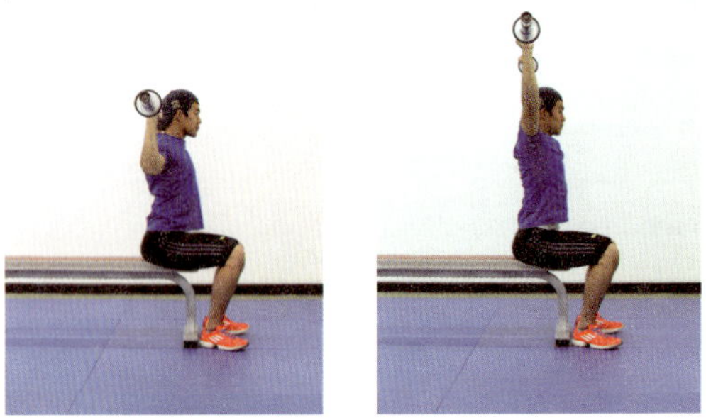

- ▷ 운동부위 : 측면 삼각근
- ▷ 준비자세 : 어깨너비보다 넓게 바를 잡고 머리 뒤로 바벨을 내린다.
- ▷ 그립 : 오버핸드 그립
- ▷ 운동방법 : 팔꿈치를 약간 구부린 상태까지 바를 똑바로 위로 올린다.
- ▷ 주의사항 : 등과 허리를 곧게 펴고 바벨은 귀 아래로 내려가지 않도록 한다.

3. 등 운동(광배근)

(1) 랫 풀다운(Lat pulldown)

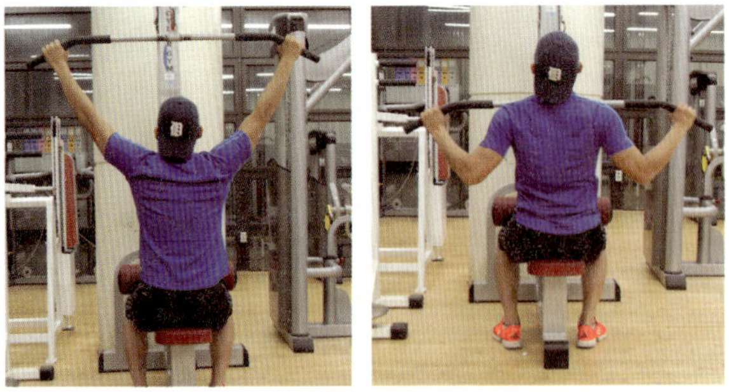

- ▷ 운동부위 : 광배근
- ▷ 준비자세 : 어깨너비보다 더 넓게 바를 잡는다.
- ▷ 그립 : 오버핸드 그립
- ▷ 운동방법 : 등을 모은다는 느낌으로 바를 가슴 상부까지 잡아당긴다.
- ▷ 주의사항 : 그립의 넓이가 좁으면 광배근의 사용이 감소하므로 그립을 넓게 잡는다.

(2) 루마니안 데드 리프트(Romanian dead lift)

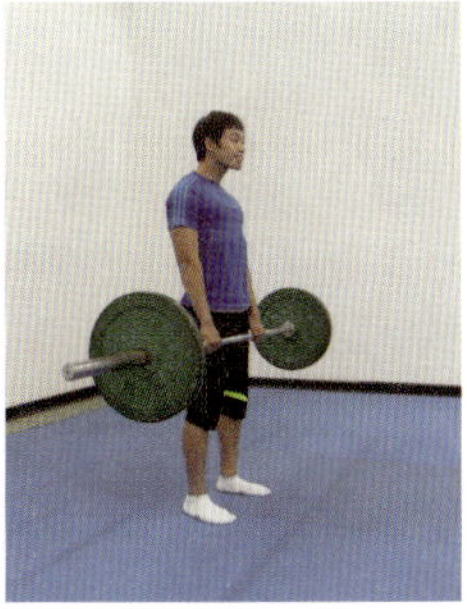
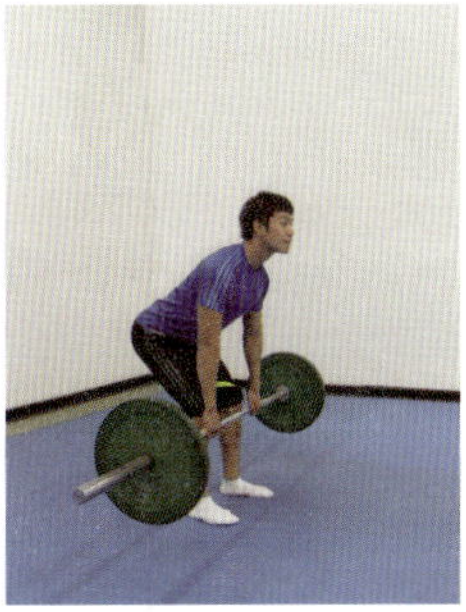

▷ 운동부위 : 광배근
▷ 준비자세 : 어깨너비로 바를 잡고 양발을 벌리고 선다.
▷ 그립 : 오버핸드 그립
▷ 운동방법 : 서 있는 상태에서 무릎을 구부리고 상체를 앞으로 내린다. 다시 제자리로 돌아갈 때는 상체를 위로 들어 올리는 느낌으로 수행한다.
▷ 주의사항 : 등을 내리고 올린다는 느낌으로 운동해야 효과가 있다.

(3) 풀업(Pull-up)

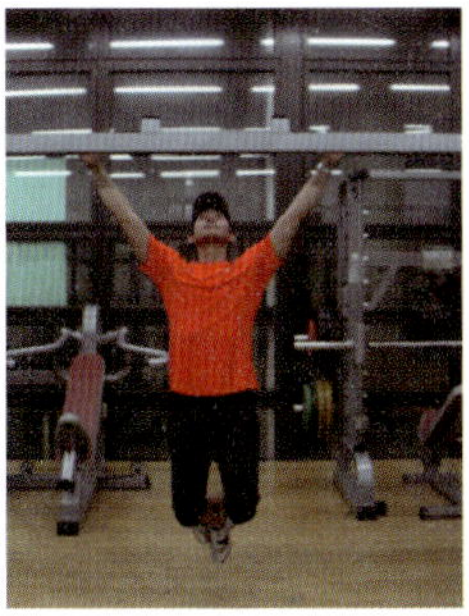
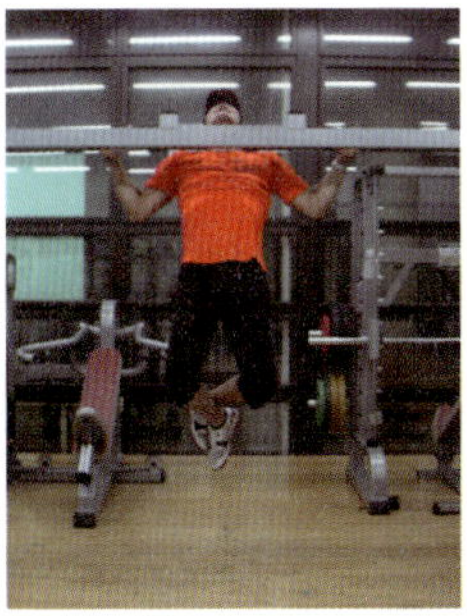

▷ 운동부위 : 광배근
▷ 준비자세 : 어깨너비보다 넓게 벌려서 매달린다.
▷ 운동방법 : 가슴을 바 높이까지 올린다.
▷ 주의사항 : 반동을 주지 않도록 주의한다.

(4) 데드 리프트(Dead lift)

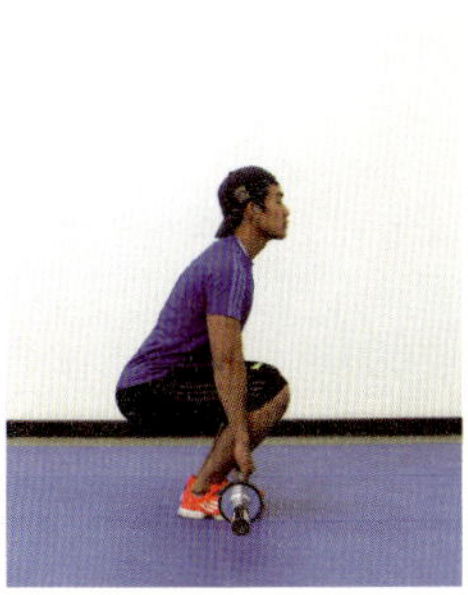
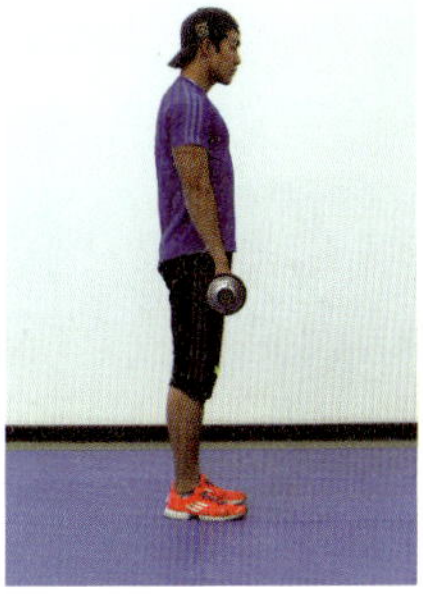

▷ 운동부위 : 등하부(척추기립근, 대둔근, 햄스트링)
▷ 준비자세 : 어깨너비로 바를 잡고 대퇴부가 바닥과 평행하도록 앉는다.
▷ 그립 : 오버핸드 그립
▷ 운동방법 : 팔꿈치를 편 상태로 바가 대퇴부 위로 올라오도록 선다.
▷ 주의사항 : 허리가 구부러지지 않도록 주의한다.

4. 엉덩이와 대퇴

(1) 하프 백 스쿼트(Half back squat)

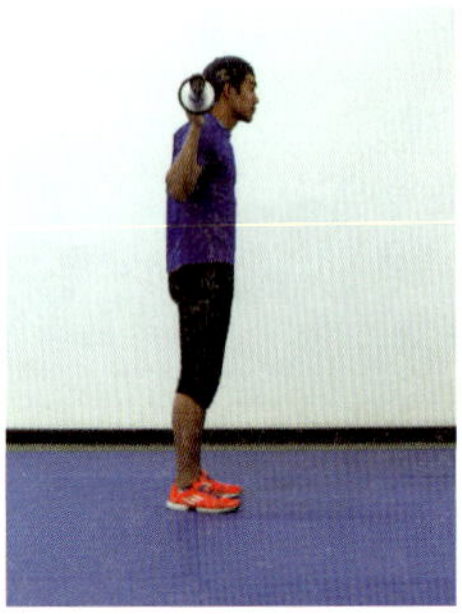

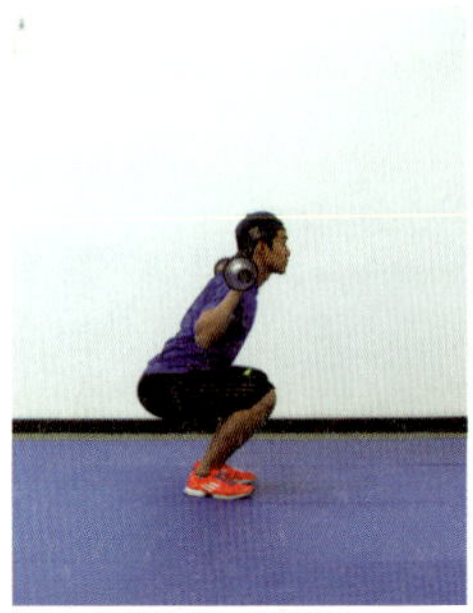

▷ 운동부위 : 대퇴사두근, 슬굴곡근, 대둔근
▷ 준비자세 : 발을 어깨너비로 벌리고, 바벨을 어깨에 걸쳐서 선다.
▷ 그립 : 오버핸드 그립
▷ 운동방법 : 대퇴부가 바닥과 평행해지도록 무릎을 구부린다.
▷ 주의사항 : 허리가 구부러지지 않도록 주의한다.

(2) 풀 백 스쿼트(Full back squat)

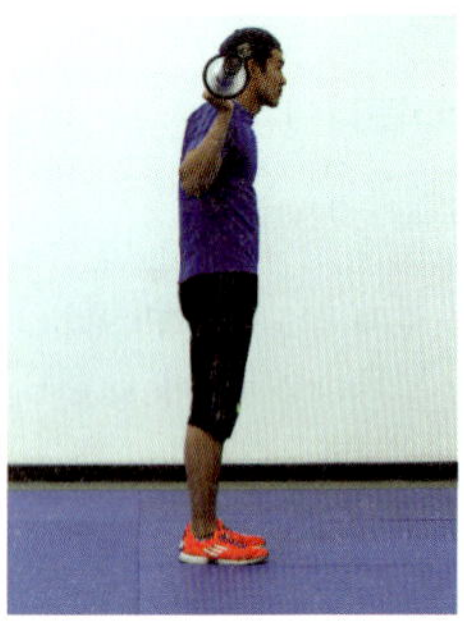

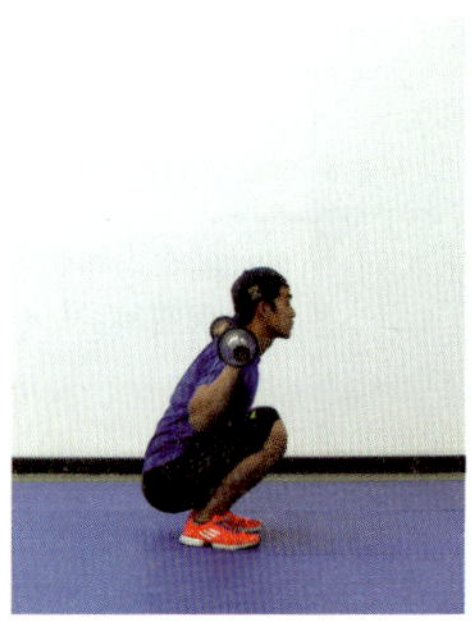

▷ 운동부위 : 대퇴사두근, 슬굴곡근, 대둔근
▷ 준비자세 : 발을 어깨너비로 벌리고, 바벨을 어깨에 걸쳐서 선다.
▷ 그립 : 오버핸드 그립
▷ 운동방법 : 엉덩이가 종아리에 닿을 때까지 무릎을 구부린다. 대퇴사두근의 발달을 더 강조하는 운동방법이다.
▷ 주의사항 : 허리가 구부러지지 않도록 주의한다.

(3) 프론트 스쿼트(Front squat)

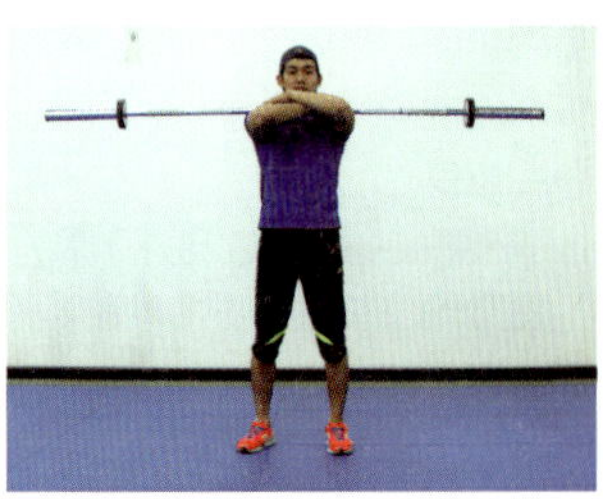

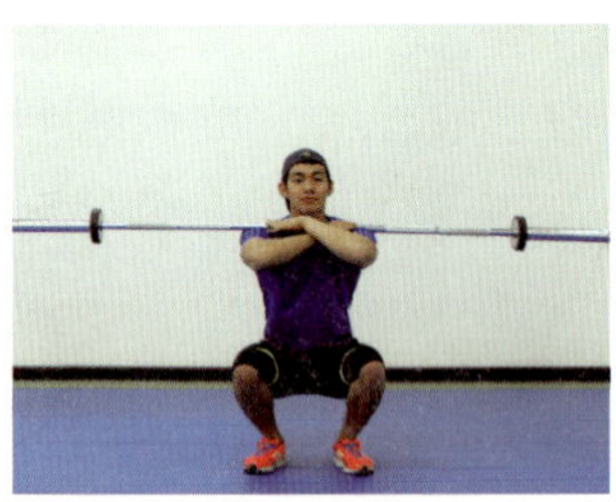

▷ 운동부위 : 대퇴사두근, 슬굴곡근, 대둔근
▷ 준비자세 : 발을 어깨너비로 벌리고, 가슴 부위에서 팔꿈치를 교차하여 쇄골 위에서 바벨을 잡는다.
▷ 그립 : 오픈 그립
▷ 운동방법 : 대퇴부가 바닥과 평행해지도록 무릎을 구부린다. 대퇴사두근의 발달을 더 강조하는 운동방법이다.
▷ 주의사항 : 팔꿈치를 올려 바닥과 손이 평행하게 한다.

(4) 레그 프레스(Leg press)

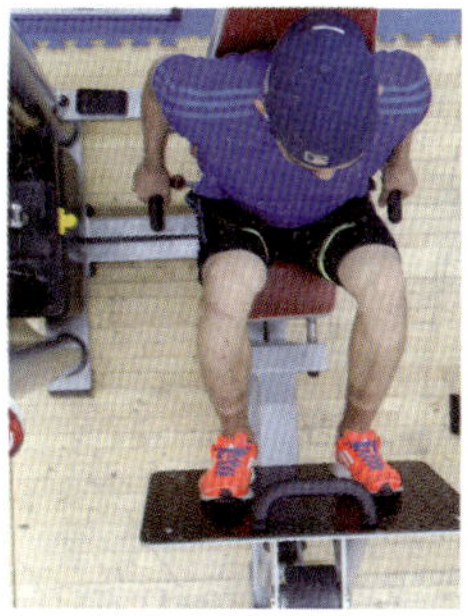
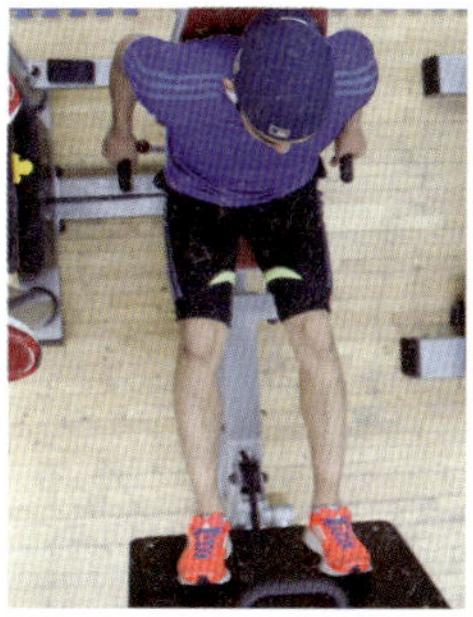

▷ 운동부위 : 대퇴사두근
▷ 준비자세 : 어깨너비로 발을 벌리고 발판 아래에 대고 앉는다.
▷ 운동방법 : 무릎이 직각이 되도록 구부리고 다시 시작 위치로 밀어낸다.
▷ 주의사항 : 무릎이 90° 이하로 구부러지지 않도록 한다.

(5) 런지(Lunge)

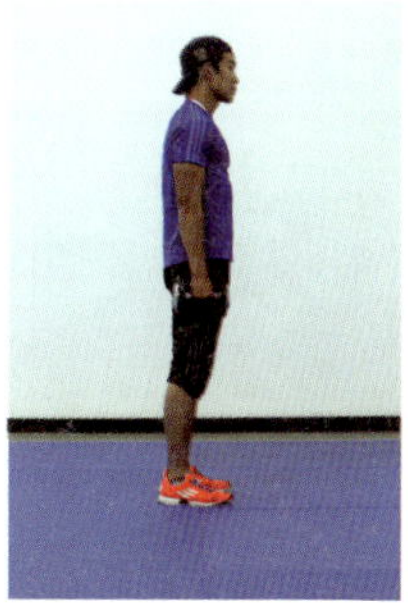
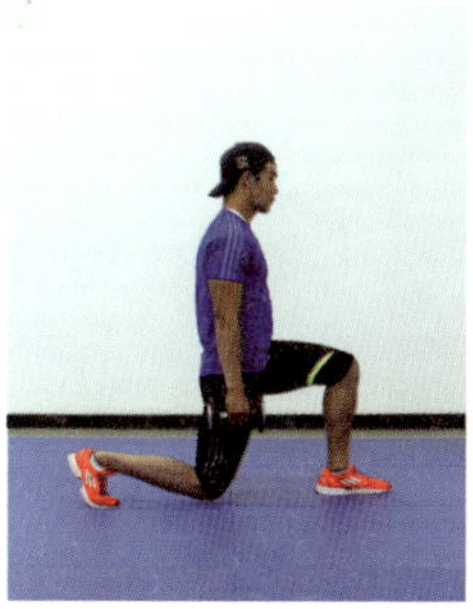

▷ 운동부위 : 대퇴사두근, 둔근
▷ 준비자세 : 팔을 펴서 덤벨을 잡고 편안하게 선다.
▷ 운동방법 : 한 발을 내딛고 무릎이 직각이 되도록 구부린다. 다시 모으고 반대쪽 다리도 실시한다.
▷ 주의사항 : 허리가 구부러지지 않도록 주의하고, 무릎을 구부릴 때 무릎이 발가락 앞으로 나가지 않도록 주의한다.

5. 종아리

(1) 스탠딩 카프 레이즈(Standing calf raise)

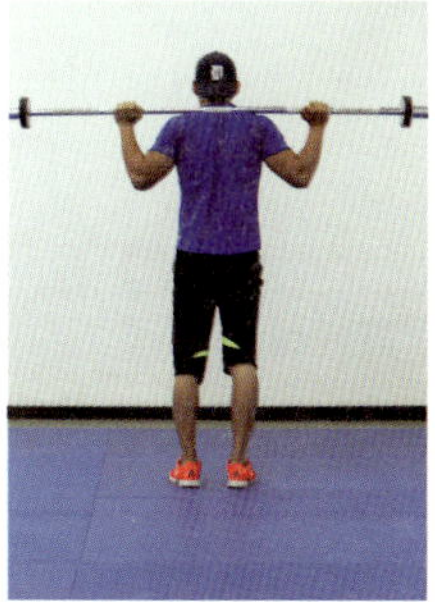
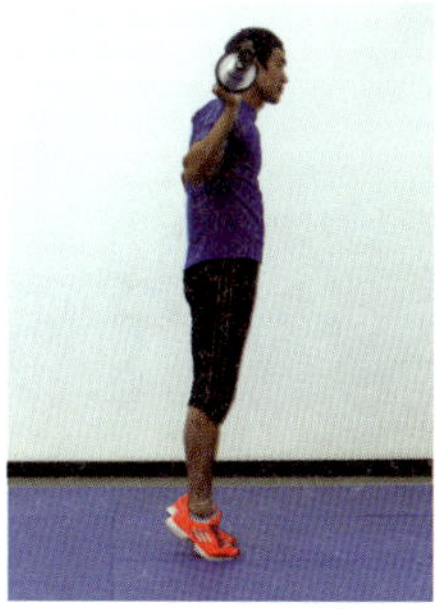

▷ 운동부위 : 비복근, 가자미근, 족척근
▷ 준비자세 : 발을 어깨너비로 벌리고 바벨을 어깨에 걸쳐서 선다.
▷ 운동방법 : 발뒤꿈치를 최대한 들어 올린다. 서서 하는 종아리 운동은 비복근을 자극한다.
▷ 주의사항 : 무릎이 구부러지지 않도록 주의한다.

(2) **덩키 카프 레이즈**(Donkey calf raise)

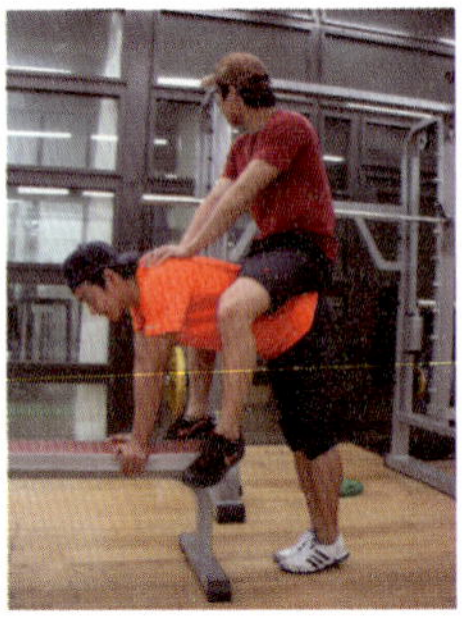 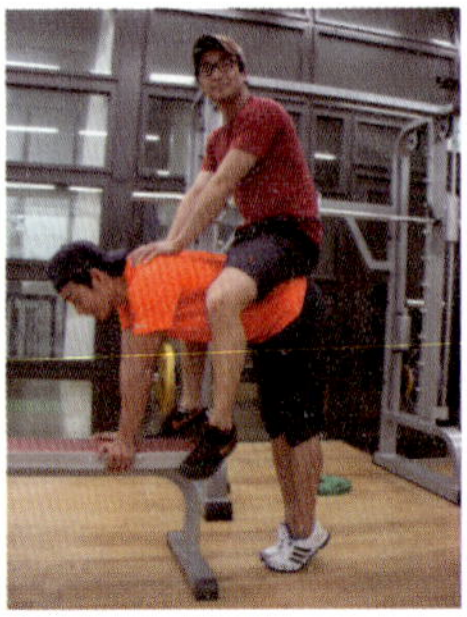

▷ 운동부위 : 비복근, 가자미근, 아킬레스건
▷ 준비자세 : 팔로 의자를 지지해서 상체를 앞으로 기울인다.
▷ 운동방법 : 발꿈치를 최대한 들어 올린다.
▷ 주의사항 : 등을 바닥과 평행하게 유지하고 구부러지지 않도록 주의한다.

(3) **시티드 카프 레이즈**(Seated calf raise)

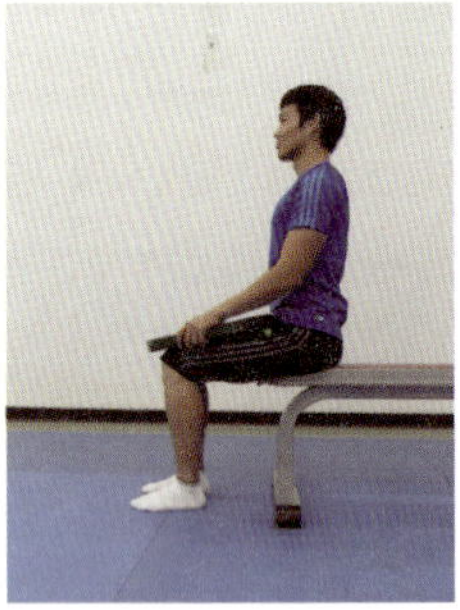 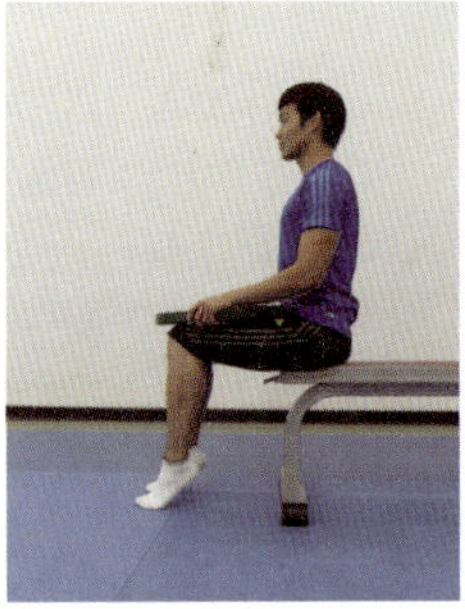

▷ 운동부위 : 비복근, 가자미근, 족척근
▷ 준비자세 : 의자에 엉덩이만 걸치고 무릎을 직각으로 구부리고 앉는다. 무릎 바로 위에 무게(덤벨 혹은 원판)를 올리고 준비한다.
▷ 운동방법 : 발꿈치를 최대한 들어 올린다. 앉아서 하는 종아리 운동은 가자미근의 운동을 강조한다.
▷ 주의사항 : 발가락 방향에 따라 운동부위가 달라진다. 정면은 종아리 모든 근육을, 바깥쪽은 안쪽 종아리 근육을, 안쪽은 종아리 바깥근육을 단련시킨다.

❖ 대근육군 보조운동

1. 가슴(대흉근)

(1) **케이블 크로스 오버**(Cable crossover)

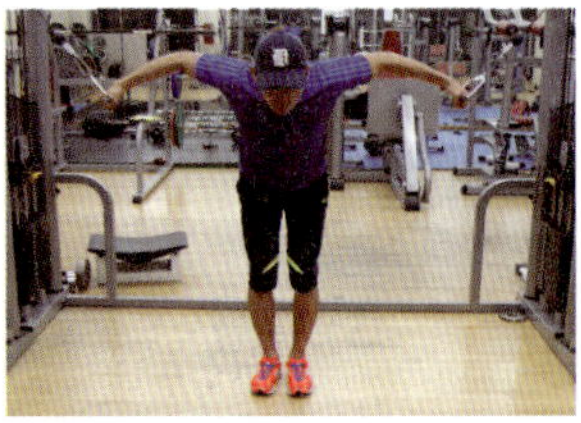 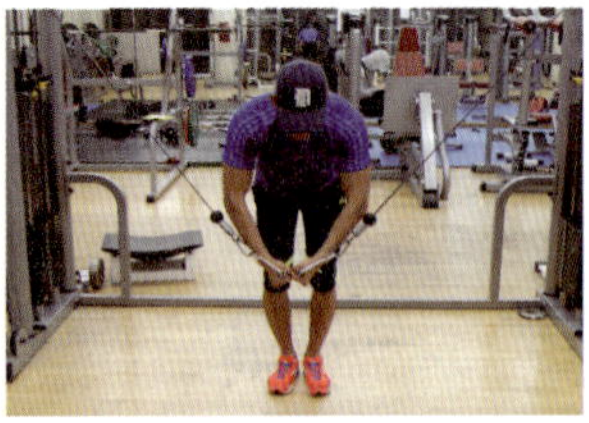

▷ 운동부위 : 대흉근
▷ 준비자세 : 허리를 약간 굽히고 서서 케이블의 손잡이를 잡는다.
▷ 운동방법 : 허리 아랫부분에서 교차하도록 손잡이를 끌어당긴다.
▷ 주의사항 : 잡아당기는 손의 높이에 따라 대흉근의 운동부위가 달라진다.

(2) **덤벨 풀 오버**(Dumbbell pull over)

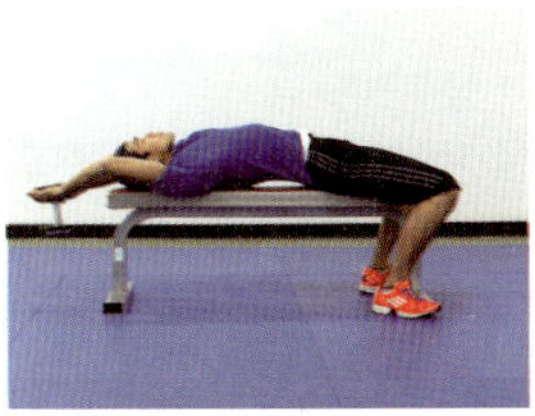
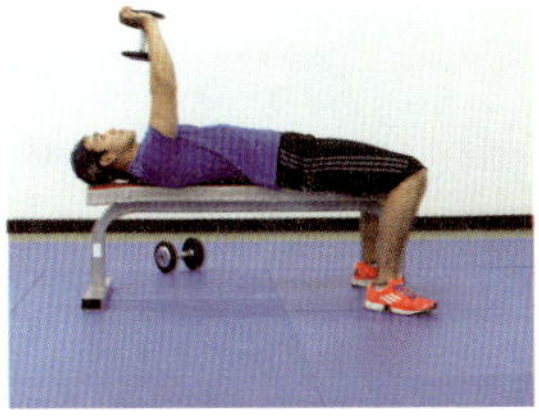

▷ 운동부위 : 대흉근
▷ 준비자세 : 의자에 등을 대고 눕는다. 양손으로 덤벨을 잡고 머리 위로 올린다.
▷ 운동방법 : 원 모양으로 호를 그리면서 가슴 위로 올린다.
▷ 주의사항 : 팔을 약간 구부린 상태로 유지한다.

(3) **덤벨 플라이**(Dumbbell fly)

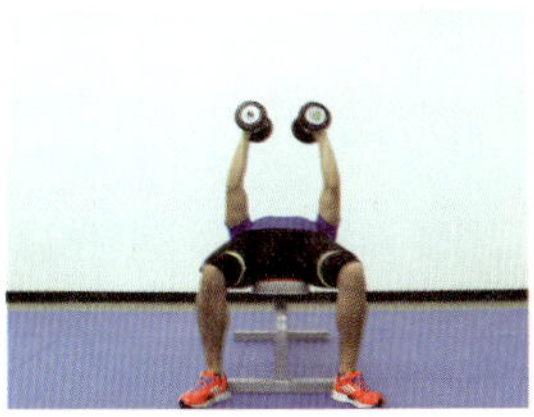
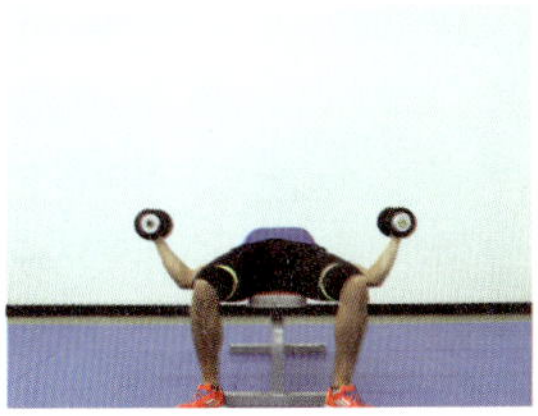

▷ 운동부위 : 대흉근
▷ 준비자세 : 의자에 등을 대고 누워서 덤벨을 마주 보는 가슴 위에서 잡는다.
▷ 운동방법 : 팔꿈치를 약간 굽히고 팔을 넓게 벌린다. 다시 원 모양으로 호를 그리면서 덤벨을 들어 올린다.
▷ 주의사항 : 덤벨이 의자 아래로 내려가면 부상의 위험이 증가된다.

2. 어깨(삼각근)

(1) **사이드 덤벨 래터럴 레이즈**(Side dumbbell lateral raise)

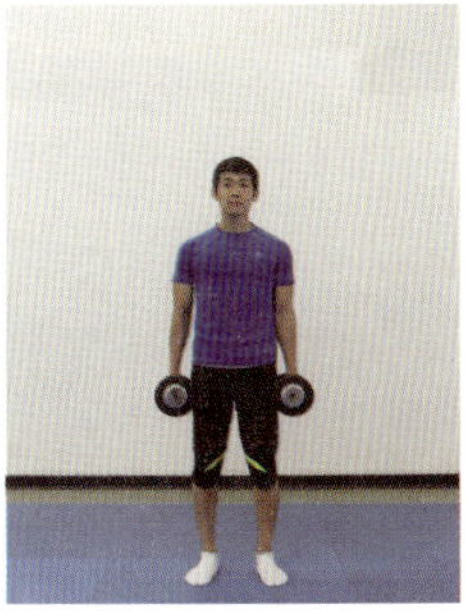
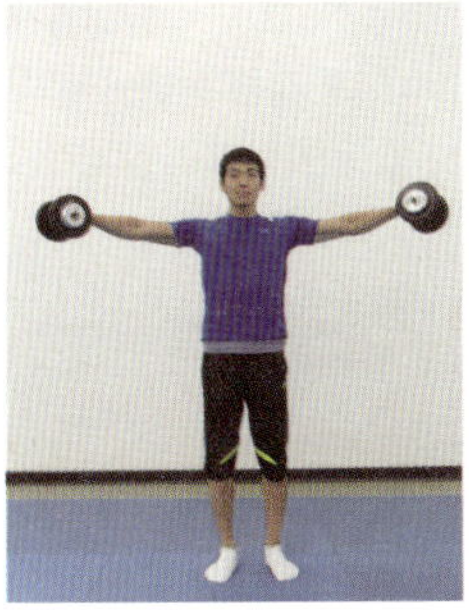

▷ 운동부위 : 중간삼각근
▷ 준비자세 : 팔을 펴서 덤벨을 몸 옆에 두고 허리를 펴고 선다.
▷ 운동방법 : 어깨높이까지 원 모양으로 호를 그리면서 옆으로 들어 올린다.
▷ 주의사항 : 어깨높이 이상으로 올라가지 않도록 한다.

(2) **벤트 오버 덤벨 레이즈**(Bent-over dumbbell raise)

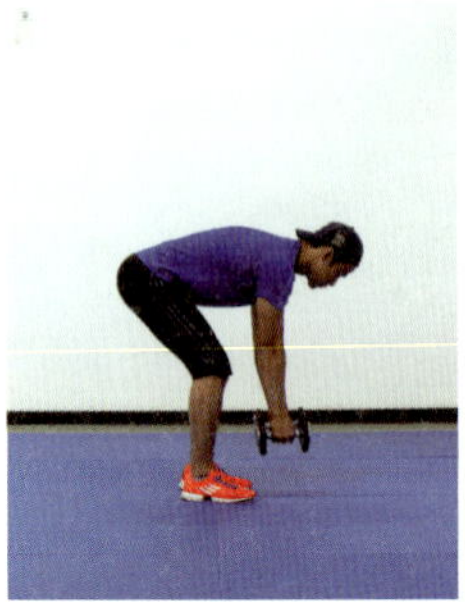
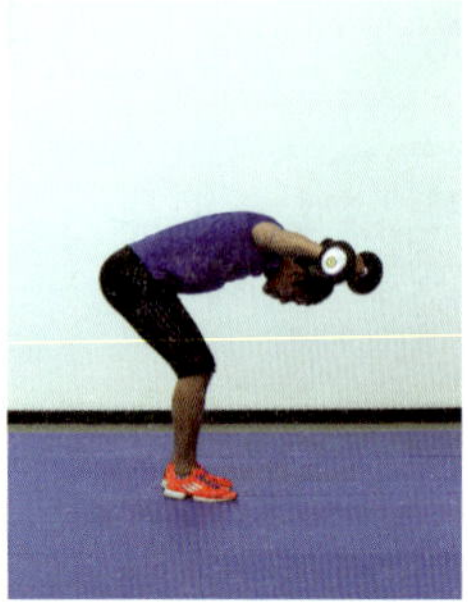

▷ 운동부위 : 후면 삼각근
▷ 준비자세 : 팔을 펴서 덤벨을 몸 앞에 두고 허리를 앞으로 숙인다.
▷ 운동방법 : 손바닥이 마주보는 상태로 덤벨을 귀 높이까지 들어 올린다.
▷ 주의사항 : 상체가 바닥과 평행을 유지하도록 한다.

(3) **덤벨 프론트 레이즈**(Dumbbell front raise)

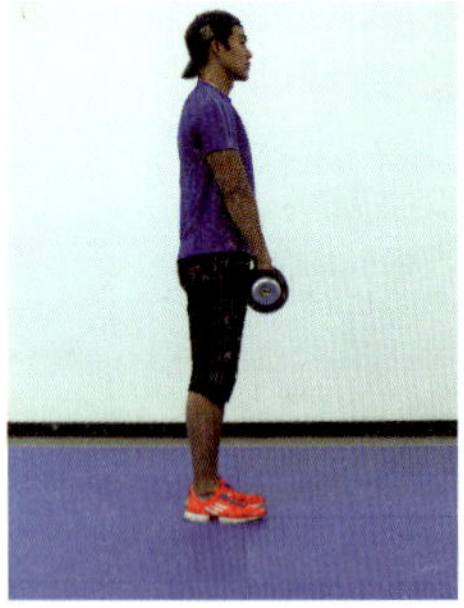
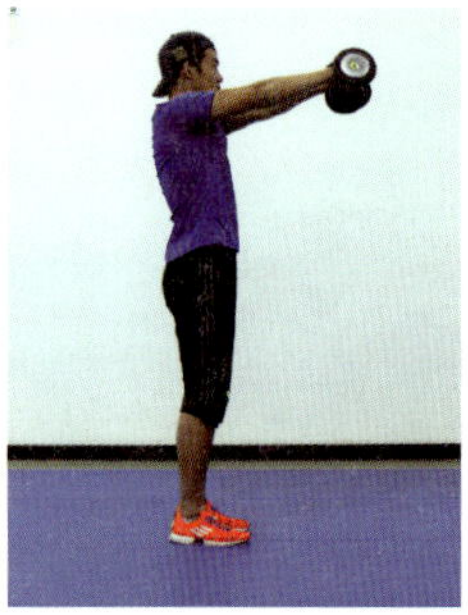

▷ 운동부위 : 전면 삼각근
▷ 준비자세 : 팔을 펴서 덤벨을 몸 앞에 두고 허리를 펴고 선다.
▷ 운동방법 : 팔꿈치를 펴서 덤벨을 어깨높이까지 올린다.
▷ 주의사항 : 상급자 외에는 한 팔씩 번갈아 가면서 운동한다.

3. 등 운동(광배근)

(1) **굿모닝 리프트**(Good morning lift)

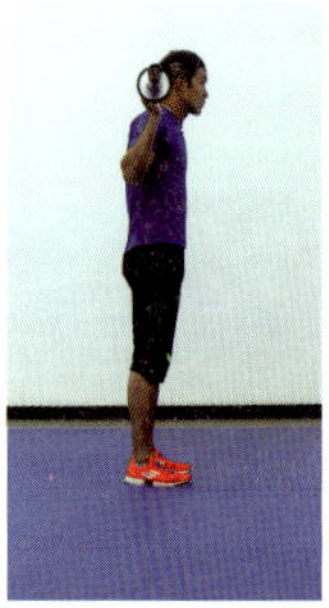
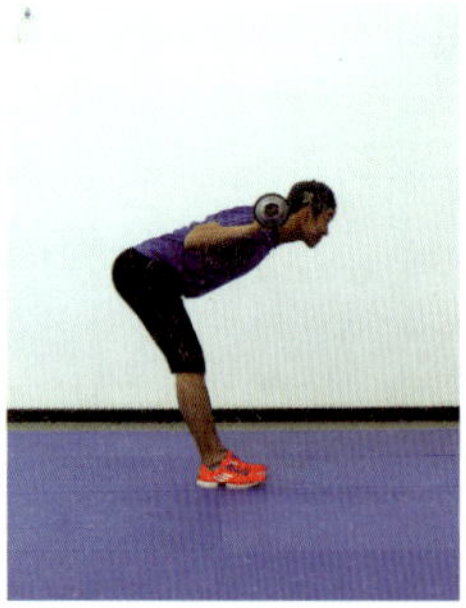

▷ 운동부위 : 척추기립근
▷ 준비자세 : 양발을 어깨너비로 벌리고 바벨을 어깨에 걸친 상태로 선다.
▷ 운동방법 : 상체가 바닥과 평행하도록 허리를 앞으로 구부린다.
▷ 주의사항 : 허리가 구부러지지 않도록 한다.

(2) **원암 덤벨 로우**(One arm dumbbell row)

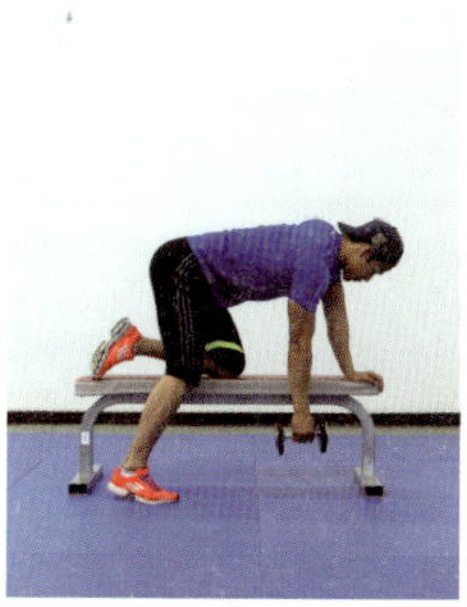
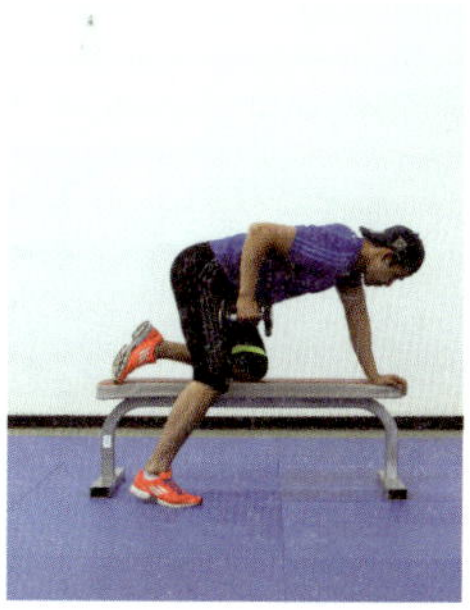

▷ 운동부위 : 광배근
▷ 준비자세 : 손과 무릎을 의자에 대고 허리가 바닥과 평행하도록 구분린다. 한쪽 손으로 팔꿈치를 펴서 덤벨을 안쪽을 향하게 잡는다.
▷ 운동방법 : 덤벨을 수직으로 들어 올린다.
▷ 주의사항 : 팔꿈치를 가능한 한 많이 올려야 운동범위가 커진다.

4. 엉덩이와 대퇴

(1) **레그 익스텐션**(Leg extension)

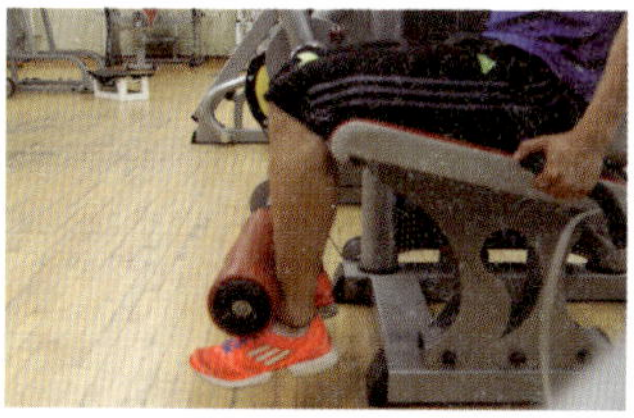
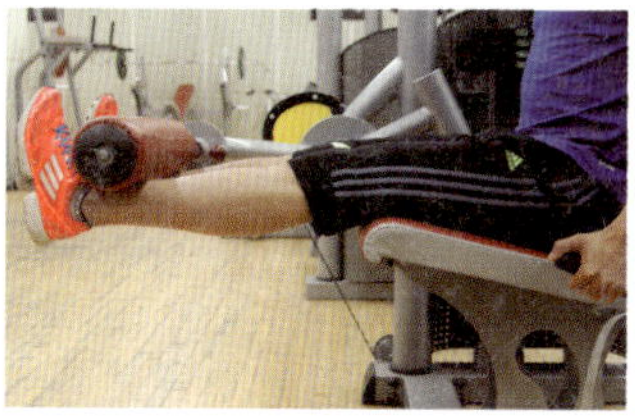

▷ 운동부위 : 대퇴사두근
▷ 준비자세 : 등을 의자에 대고 발목 위에 롤러패드를 두고 앉는다.
▷ 운동방법 : 무릎을 펴면서 다리를 위로 올린다.
▷ 주의사항 : 엉덩이가 의자에서 떨어지지 않도록 주의한다.

(2) **레그 컬**(Leg curl)

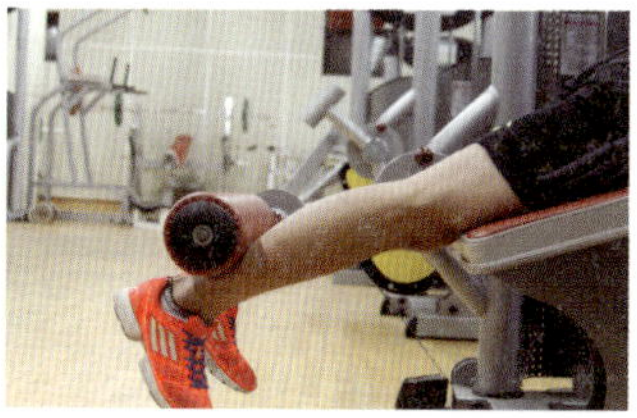
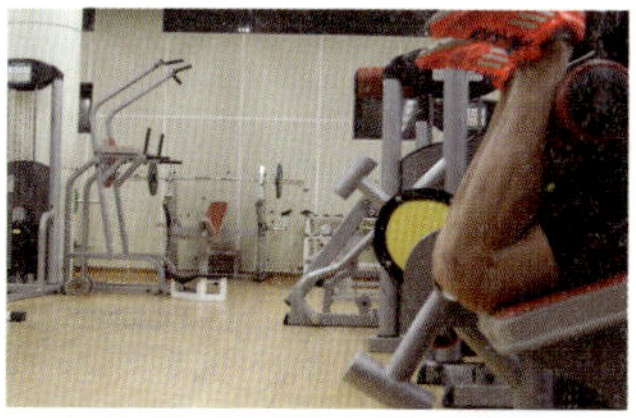

▷ 운동부위 : 햄스트링
▷ 준비자세 : 얼굴을 아래로 하고 발꿈치 위에 롤러패드를 두고 엎드린다.
▷ 운동방법 : 다리를 엉덩이 쪽으로 들어 올린다.
▷ 주의사항 : 반동을 주지 않는다.

❖ 소근육 운동

1. 복부

(1) 싯업(Sit-up)

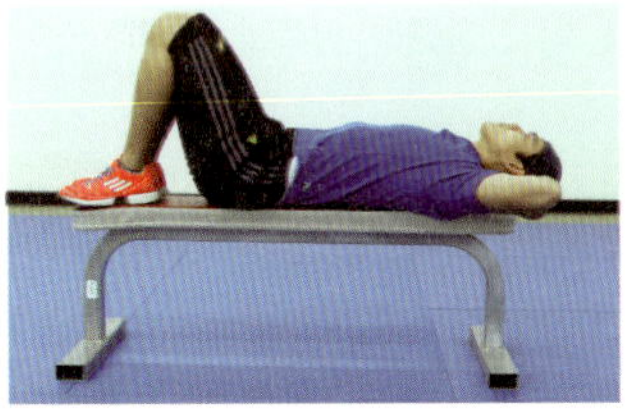 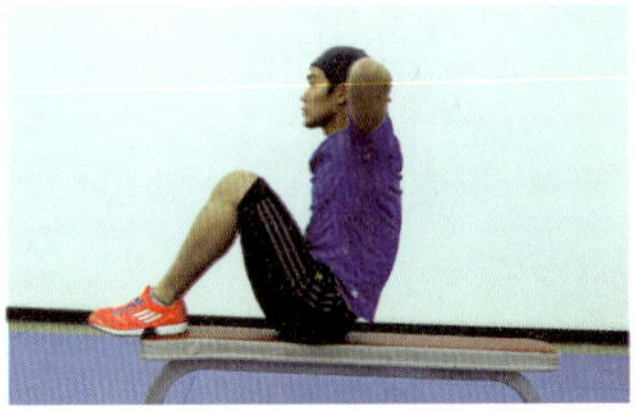

▷ 운동부위 : 복직근
▷ 준비자세 : 무릎을 구부리고 발을 바닥에 붙인 상태로 눕는다.
▷ 운동방법 : 상체를 무릎 쪽으로 올린다.
▷ 주의사항 : 목이 구부러지지 않도록 주의하면서 상체의 힘으로만 올라오도록 주의한다.

(2) 크런치(Crunch)

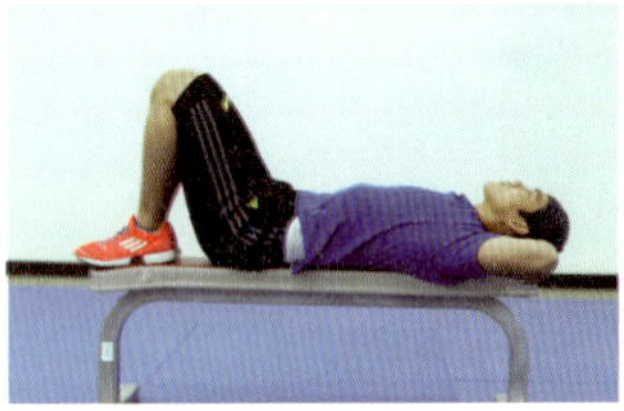 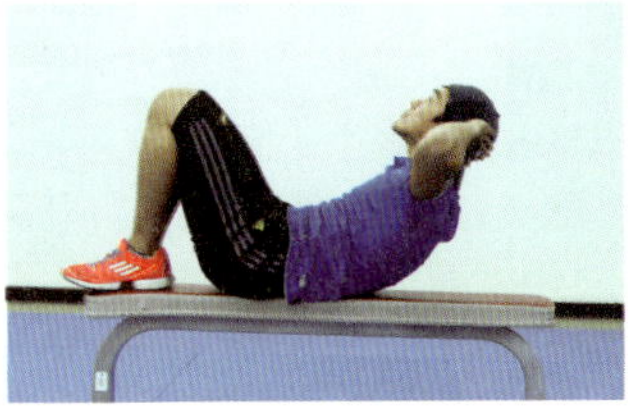

▷ 운동부위 : 복직근
▷ 준비자세 : 무릎을 구부리고 발을 바닥에 붙인 상태로 눕는다.
▷ 운동방법 : 어깨를 들어 올리고 허리는 바닥에 계속 닿게 한다.
▷ 주의사항 : 목이 구부러지지 않도록 주의하면서 상체의 힘으로만 올라오도록 주의한다.

2. 승모근

(1) 바벨 쉬러그(Barbell shrug)

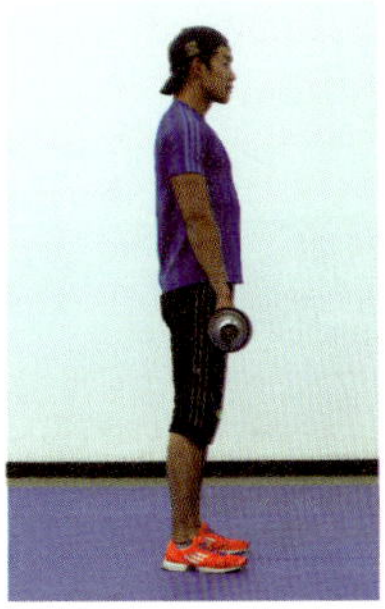 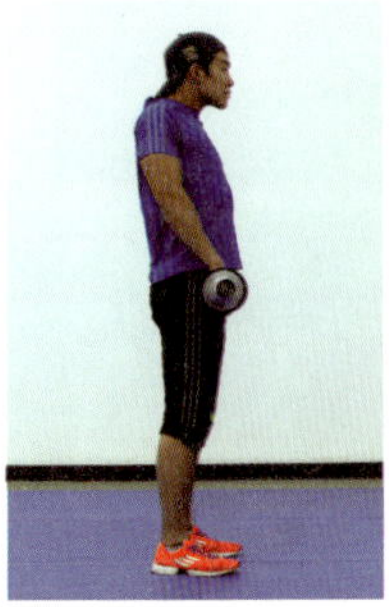

▷ 운동부위 : 승모근
▷ 준비자세 : 어깨너비로 덤벨을 잡아서 팔을 펴고 선다.
▷ 그립 : 오버핸드 그립
▷ 운동방법 : 바닥과 수평을 유지하면서 바가 위로 올라가도록 어깨를 움츠린다.
▷ 주의사항 : 어깨를 움직일 때 목이 움직이지 않도록 주의한다.

(2) 바벨 업라이트 로우(Barbell upright row)

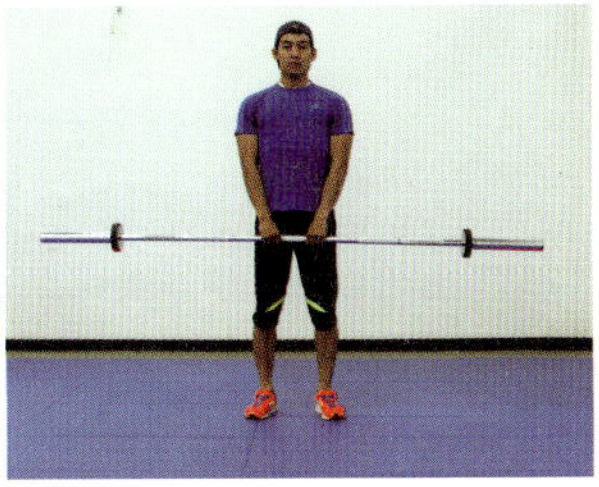

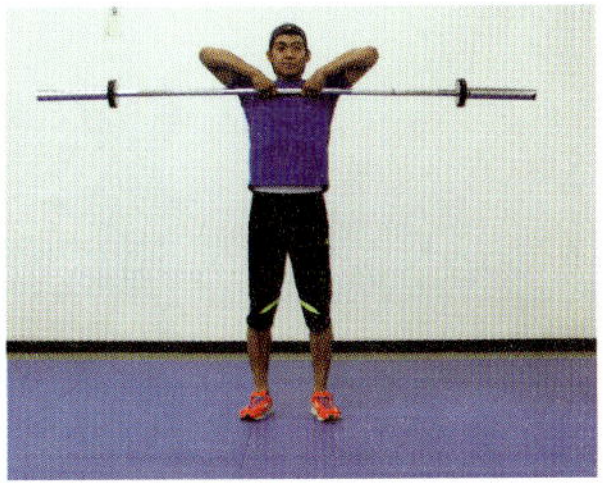

▷ 주요 운동부위 : 승모근, 중간삼각근
▷ 준비자세 : 팔을 펴서 어깨보다 좁게 바벨을 잡는다.
▷ 운동방법 : 바닥과 수평을 유지하면서 팔꿈치를 어깨높이위로 들어 올린다.
▷ 주의사항 : 어깨너비로 잡는 그립과 어깨높이까지 바벨을 들어 올리는 동작은 삼각근을 단련시키는 운동방법이다.

3. 상완삼두근

(1) 라잉 트라이셉스 익스텐션(Lying triceps extension)

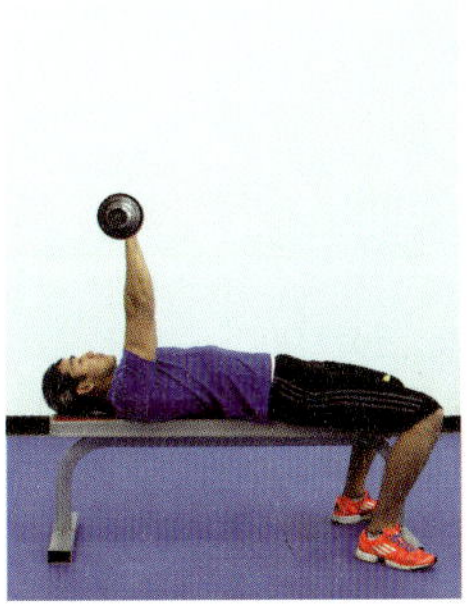

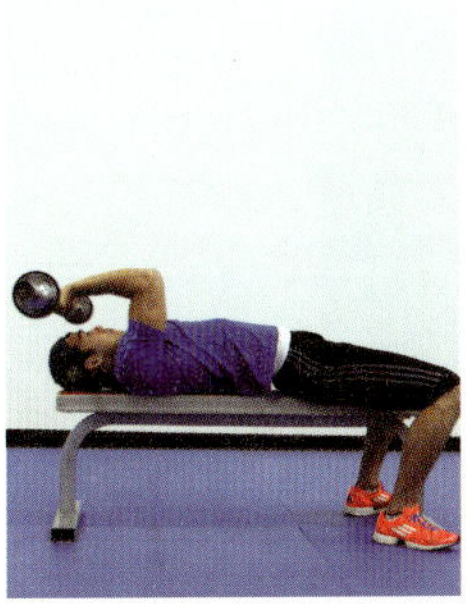

▷ 운동부위 : 상완삼두근
▷ 준비자세 : 의자에 등을 대고 눕는다. 팔꿈치를 펴서 바벨을 어깨너비보다 좁게 가슴선에서 잡는다.
▷ 운동방법 : 바벨이 이마에 닿을 때까지 팔꿈치를 굽혀서 내린다.
▷ 주의사항 : 팔꿈치가 움직이거나 벌어지지 않도록 주의한다.

(2) 덤벨 트라이셉스 익스텐션(Dumbbell triceps extension)

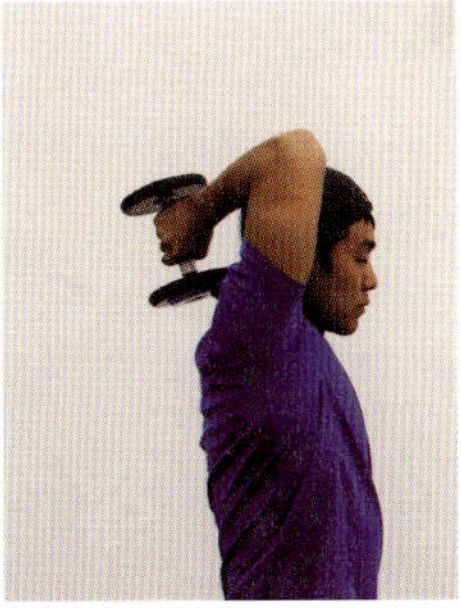

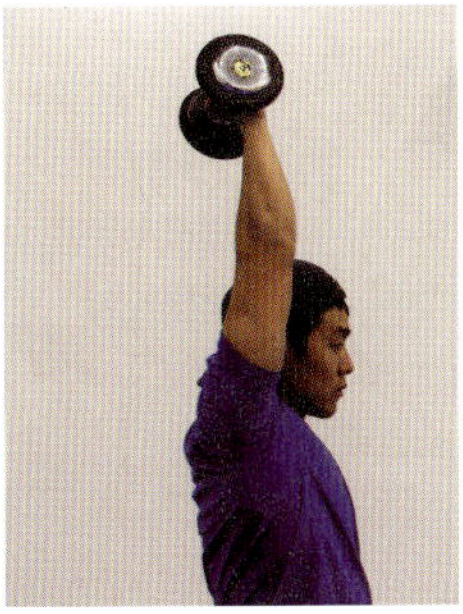

▷ 운동부위 : 상완삼두근
▷ 준비자세 : 덤벨을 잡고 머리뒤로 구부리고 반대쪽 손으로 팔꿈치를 고정시킨다.
▷ 운동방법 : 팔꿈치를 펴면서 위로 올린다.
▷ 주의사항 : 팔꿈치가 벌어지지 않도록 주의한다.

(3) 오버헤드 트라이셉스 익스텐션(Overhead triceps extension)

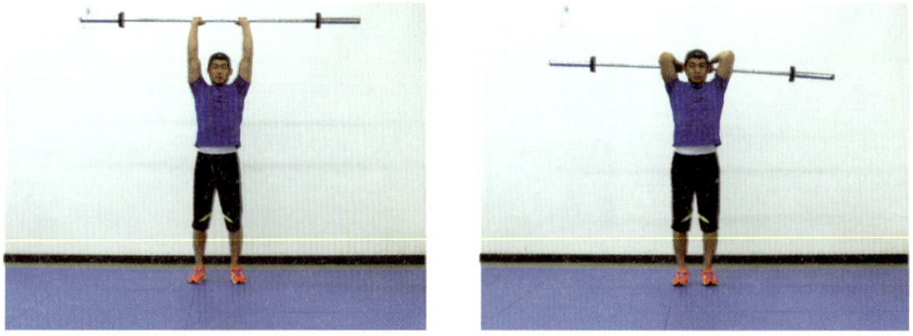

▷ 운동부위 : 상완삼두근
▷ 준비자세 : 팔꿈치를 펴서 어깨너비보다 좁게 바벨을 잡고 머리 위로 올린다.
▷ 운동방법 : 팔꿈치를 굽혀서 바벨을 머리 뒤로 내린다.
▷ 주의사항 : 팔꿈치가 움직이거나 벌어지지 않도록 주의한다.

(4) 케이블 푸시 다운(Cable push down)

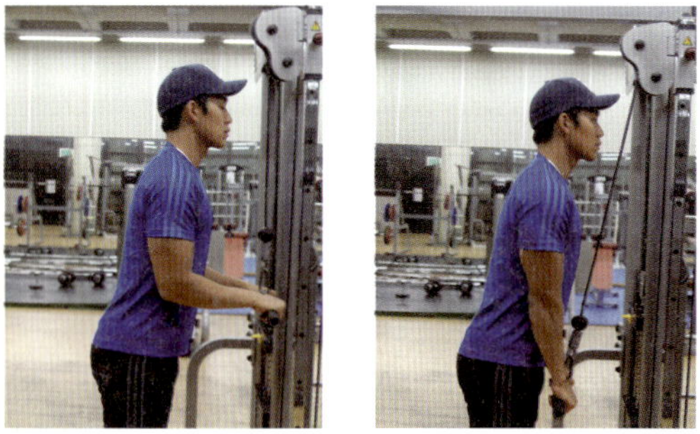

▷ 운동부위 : 상완삼두근
▷ 준비자세 : 팔꿈치를 구부려서 어깨너비로 가슴 아래에서 바를 잡는다.
▷ 그립 : 오버핸드 그립
▷ 운동방법 : 팔꿈치를 펴면서 바를 아래로 당긴다.
▷ 주의사항 : 팔꿈치를 고정시킨다.

(5) 딥스(Dips)

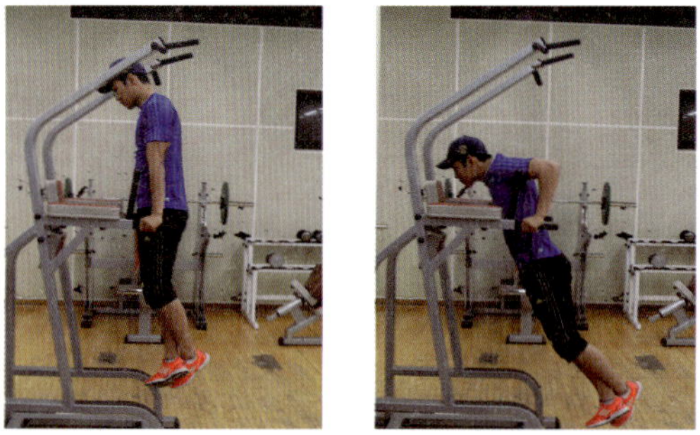

▷ 운동부위 : 상완삼두근
▷ 준비자세 : 팔꿈치를 펴서 바를 잡고 몸을 위로 올린다.
▷ 운동방법 : 상완이 바닥과 평행이 될 때까지 팔꿈치를 굽혀서 몸을 내린다.
▷ 주의사항 : 상체가 구부러지지 않도록 주의한다.

4. 상완이두근

(1) 컨센트레이션 컬(Concentration curl)

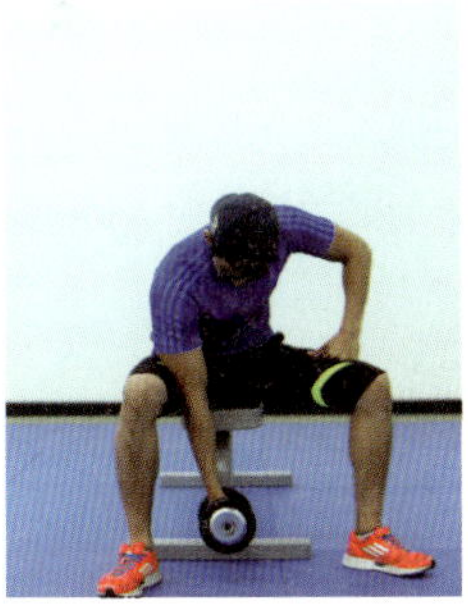

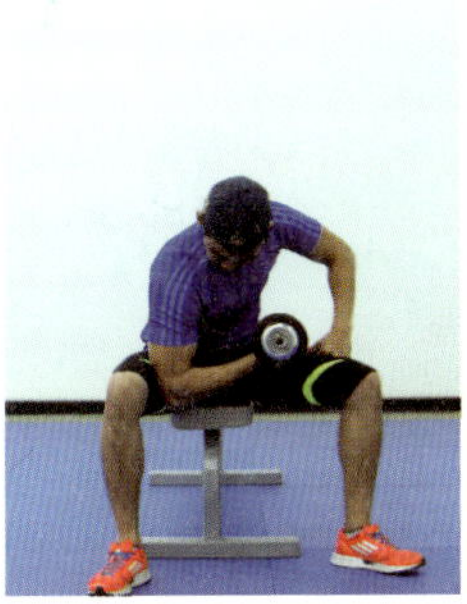

▷ 운동부위 : 상완이두근
▷ 준비자세 : 의자에 앉아서 덤벨을 잡고, 한 쪽 팔꿈치를 대퇴부 내측에 지지시킨다.
▷ 운동방법 : 팔꿈치를 구부리면서 덤벨을 위로 올린다.
▷ 주의사항 : 상체를 움직이지 않도록 한다.

(2) 스탠딩 바벨 컬(Standing barbell curl)

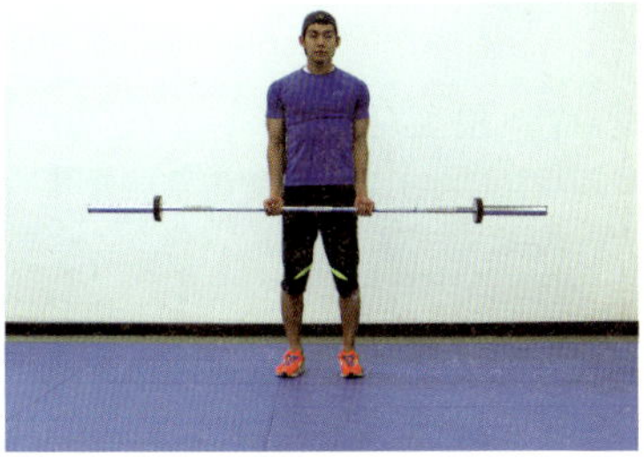

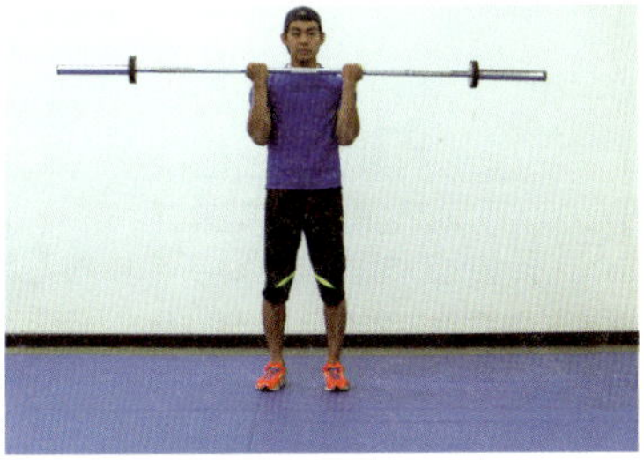

▷ 운동부위 : 상완이두근
▷ 준비자세 : 어깨너비로 바벨을 잡고 선다.
▷ 그립 : 언더핸드 그립
▷ 운동방법 : 손바닥이 위로 향하도록 하면서 어깨 쪽으로 들어 올린다.
▷ 주의사항 : 팔꿈치를 고정시키고, 반동을 주지 않도록 한다.

(3) 해머 컬(Hammer curl)

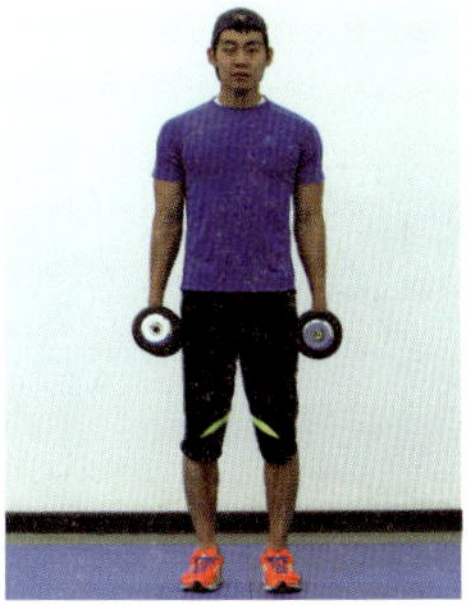

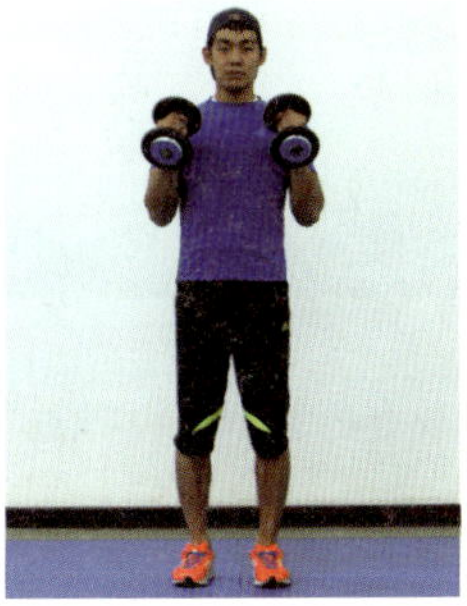

▷ 운동부위 : 상완이두근
▷ 준비자세 : 양손으로 손바닥이 안쪽을 향하게 팔꿈치를 펴서 덤벨을 잡는다.
▷ 그립 : 내추럴 그립
▷ 운동방법 : 손바닥이 안쪽을 보이도록 하면서 어깨 쪽으로 들어 올린다.
▷ 주의사항 : 몸이 흔들리지 않도록 자세를 유지한다.

5. 전완

(1) 바벨 리스트 컬(Barbell wrist curl)

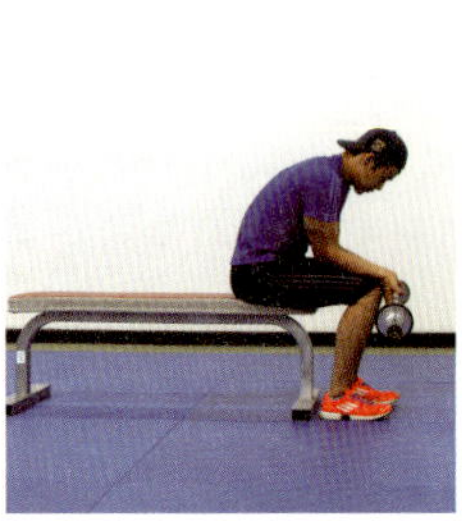

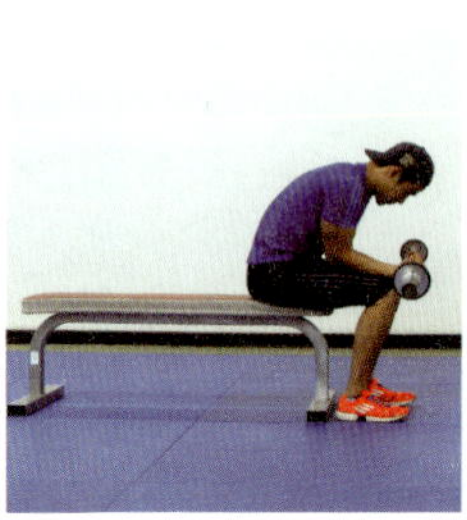

▷ 운동부위 : 전완굴근
▷ 준비자세 : 전완을 대퇴부에 놓고 손바닥이 위를 향한 상태에서 바벨을 잡는다.
▷ 그립 : 언더핸드 그립
▷ 운동방법 : 손목을 몸쪽으로 구부려 올린다.
▷ 주의사항 : 손목의 힘만을 사용한다.

(2) 리버스 덤벨 리스트 컬(Reverse dumbbell wrist curl)

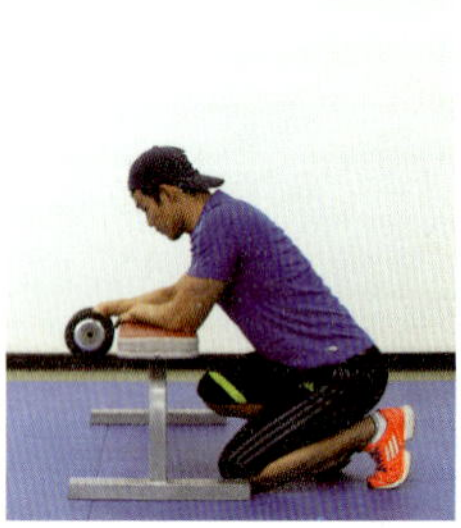

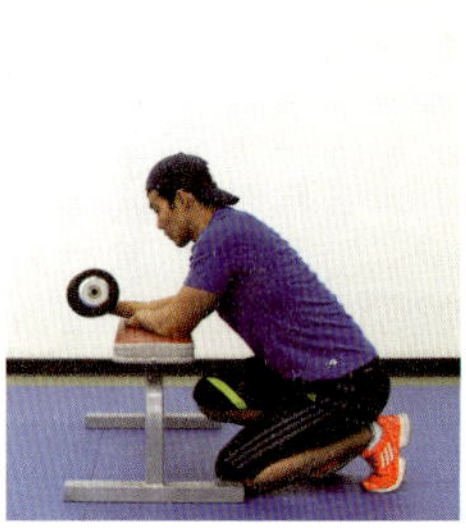

▷ 운동부위 : 전완신근
▷ 준비자세 : 전완을 대퇴부에 놓고 손등이 위를 향하도록 덤벨을 잡는다.
▷ 그립 : 오버핸드 그립
▷ 운동방법 : 손등을 몸쪽으로 구부려 올린다.
▷ 주의사항 : 손목의 힘만 사용한다.

(3) 바벨 리스트 익스텐션(Barbell wrist extension)

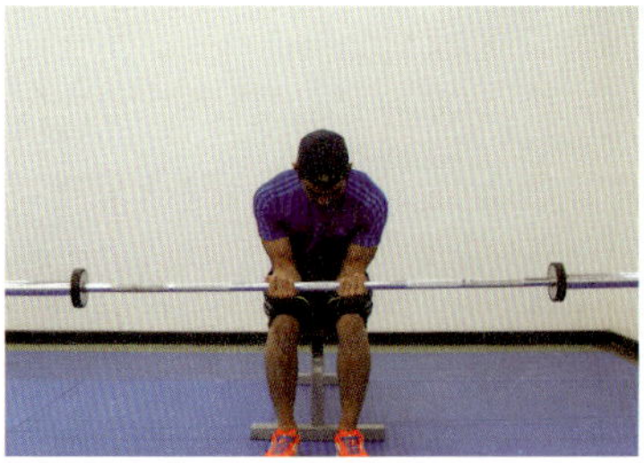

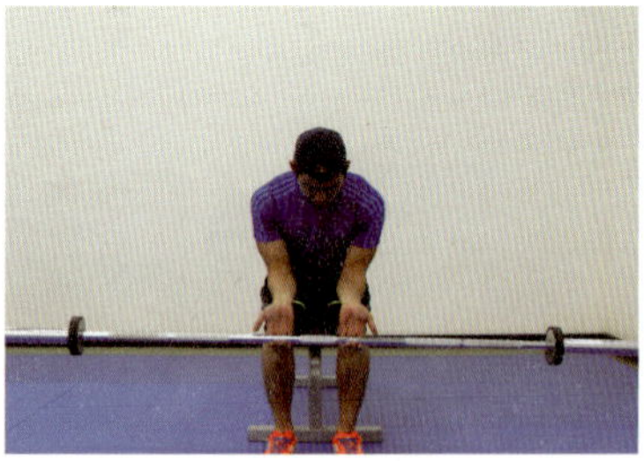

▷ 운동부위 : 전완신근
▷ 준비자세 : 전완을 대퇴부에 놓고 손바닥이 위를 향한 상태에서 바벨을 잡는다.
▷ 그립 : 슈피네이트 그립
▷ 운동방법 : 손목을 무릎 아래까지 내리고 손가락 끝으로 바를 잡아 손목을 신전한다.
▷ 주의사항 : 상체가 흔들리지 않도록 주의하며 손목의 힘만 사용한다.

Chapter 9

아동과 노인을 위한 운동처방

Chapter 9

아동과 노인을 위한 운동처방

인간의 신체적 · 생리적 변화는 연령대에 따라 다르며, 특히 아동과 노인의 운동 트레이닝은 각각의 신체적 · 심리적 · 행동적 특징에 대한 고려가 필요하다. 일반적으로 6세에서 11세까지를 아동이라고 하는데, 신체적 · 정신적 발달과 인격 형성이 중요한 시기이다. 규칙적인 운동은 아동의 신체 발달을 도와주고 바람직한 식습관 관리와 병행하면 소아 비만을 예방할 수 있다. 아동기의 비만은 성인 비만 이환율을 증가시키며 잘못된 식습관과 비활동성이 영구적으로 될 수 있기 때문에 이 시기에 비만 예방을 위한 운동요법과 식이요법의 교육과 실천이 중요하다.

한편 65세 이상을 노인으로 간주하는데, 노화의 속도는 개인의 차이가 큰 편이나

그림 9-1 ●● 아동과 노인의 운동처방

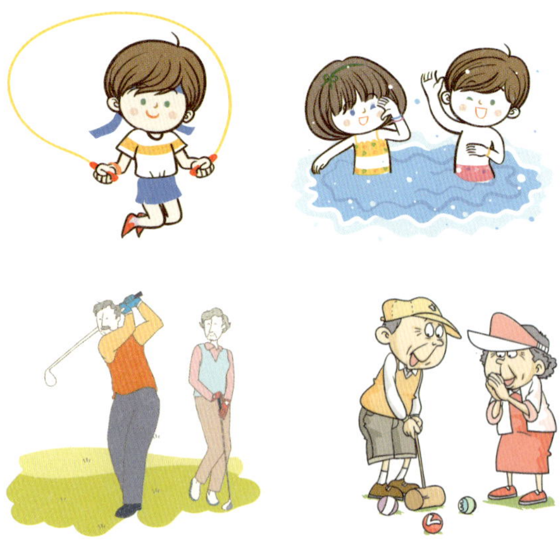

적절한 운동을 통해 노화의 속도를 줄일 수 있다. 근육량이 줄고 체지방량이 증가하는 노인 비만은 심혈관질환, 당뇨, 골다공증, 관절염, 암 등의 유병률을 증가시킬 수 있으므로 적절한 운동요법을 통한 비만 관리가 중요하다.

01 아동의 운동처방

아동은 성인의 축소판이 아닌 성장에 따라 여러 가지 신체적 · 생리적 · 심리적인 요인을 고려해야 하는 존재이다. 아동기의 생활습관은 성인이 되었을 때 질병의 유병률과 관련이 있으므로 아동의 신체적 발달 특징을 이해하고 이에 알맞은 운동처방을 내리는 것이 필요하다.

■ 생애 주기

① 태아기 : 임신 초기, 임신 중기, 임신 후기
② 영아기 : 출생부터 만 1세까지
③ 유아기 : 1~5세
④ 아동기 : 6~11세
⑤ 청소년기 : 12~18세
⑥ 성인기 : 19~64세
⑦ 노년기 : 65세 이상

1 | 성장, 발달과 성숙

성장, 발달과 성숙은 생애주기에 따른 신체의 변화를 설명하는 용어이다.

① 성장

성장은 태어나서 성인이 될 때까지 지속적으로 나타나며, 신체 크기의 전부 혹은 일부가 커지는 것을 말한다.

③ 발달

발달은 신체적 · 정신적 · 지적 변화 등 심신의 상승적인 변화과정으로 양적인 변화뿐만 아니라, 구조나 기능이 정밀하게 통합되어 가는 과정을 모두 포함한다.

③ 성숙

성숙이란 조직과 생물학적 기능이 성인기가 되는 것을 말하며, 재생산을 포함한 성적 성숙과 성인기의 신체적 조건이 완성되는 과정을 뜻한다. 남자의 신체적 성숙은 24~25세 정도이며, 여자는 남자보다 조금 빠르게 나타난다.

2 | 신체적 성장과 발달

신체의 성장은 기관에 따라 다르게 나타나며 성장은 크게 림프형, 신경계형, 일반형, 생식기형으로 구분하여 성장곡선을 나타낼 수 있다 그림 9-2 .

그림 9-2 ●● 아동기의 성장곡선

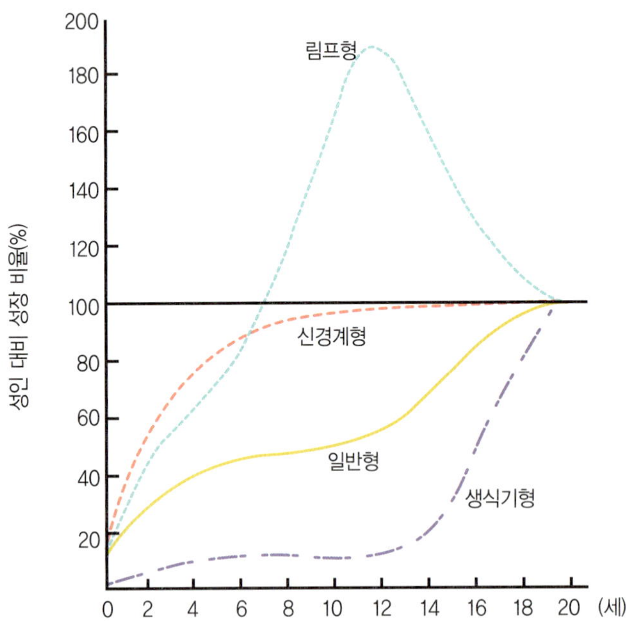

출처 : Pipes PL & Trahms CM, Nutrition in Infancy and Childhood, 1993

① 림프형

10~12세 시기에 림프형은 성장 완료기인 20세에 비해 2배 정도로 증가한 후 다시 감소한다. 흉선과 같은 림프샘의 빠른 성장은 아동이 가벼운 감기에도 편도선이 비대해지는 원인이 된다. 림프형에는 흉선, 림프절, 소장 림프구 등이 속해 있다.

림프(lymph)

인체의 조직 사이를 채우는 무색의 액체로, 림프 또는 림프액이라고 한다. 림프액이 흐르는 관을 림프관이라고 하며, 림프는 정맥과 같은 방향으로 흐르고 비슷한 구조를 가지고 있다. 인체에서 림프계 lymph system의 기능은 자극에 대한 면역반응을 나타내는 방어 역할을 한다.

② 생식기형

12세를 분기점으로 청소년기 이후에 급성장하며 고환, 난소, 부고환, 전립선, 정낭과 같은 생식기관의 성장을 일컫는다.

③ 신경계형

뇌, 척추, 경막, 시신경 등을 포함하고 있는 신경계는 4세에 최대로 발달하여 두뇌의 90%가 이 시기에 형성된다. 이후 일정한 세포의 수를 유지하게 되므로 태아기, 영아기, 유아기의 성장에 주의를 기울이는 것이 필요하다.

④ 일반형

일반적인 성장은 전체적인 발육 성장을 말하는데 주로 신장과 체중 및 체질량 지수의 변화를 나타낸다. 머리와 목을 제외한 몸 전체, 호흡기관과 소화기관, 신장, 동맥, 정맥, 비장, 근육, 골격근, 혈액 등의 성장이 포함되어 있다. 일반형은 급성장기와 완만한 성장기가 반복되는 4단계의 S자형 곡선을 그리며 나타난다.

■ 신장

신장은 출생부터 성장기까지 S자형 곡선을 그리며 생후 첫 1년 동안 가장 빠른 속도로 성장하고, 이후 12세까지 완만한 성장을 이루게 된다. 신장의 성장이 최고 정점이 되는 시기는 남아는 15세, 여아는 13세이며 이후 성장률이 감소한다.

■ 체중과 체질량지수

체중의 변화는 신장의 변화와 유사하게 나타나지만, **체질량지수**는 유아기부터 4~6세까지 감소한 후 성인기까지 지속적으로 증가한다. 아동의 체질량지수는 성장과 발달을 통해 변화하므로 아동의 체질량지수가 95번째 백분위수이거나 그 이상일 때 비만으로 간주하며, 85~95번째 백분위수일 때 과체중으로 간주한다. 성인과 달리 성장 중인 아동의 경우에는 복부둘레를 기준으로 비만을 판정하기 어렵기 때문에, 신장과 체중을 기준으로 하는 체질량지수의 백분위수를 이용하여 아동의 비만 상태를 판정하는 것이 바람직하다.

체질량지수(Body Mass Index, BMI)

체질량지수는 체중(kg)을 신장(m)의 제곱으로 나누어서 계산을 한 것으로, 성인비만을 판정하는 기준이 된다. 국제 기준은 30kg/m^{2}가 넘으면 비만으로 규정하고 상대적으로 체격이 적은 동양인은 25kg/m^{2}가 넘으면 비만으로 판정한다. 하지만 아동기에는 연령에 따라 신장, 체중, 신체 조성의 변동이 크기 때문에 성인의 기준을 적용하기 어렵다. 아동의 체질량지수로 비만을 평가할 때에는 백분위수를 이용하여 성별 · 연령별 체질량지수의 95백분위수 이상일 때 비만으로 판정한다.

3 | 생리적 발달

신체적 성장과 더불어 아동의 조직, 기관 및 체계의 발달은 운동수행능력을 향상시킨다. 아동의 생리적 발달에서 운동수행능력과 직접적 관련이 있는 심혈관계, 폐, 근골격계의 성장과 발달은 다음과 같다.

① 심혈관계

안정 시 심박수는 신체의 크기에 반비례하기 때문에 아동기의 안정 시 심박수는 성인보다 높은 분당 80~100회를 나타낸다. 아동의 1회 박출량과 심박출량은 성인보다 낮게 나타나는데, 그 원인이 심장의 크기인지 기능 차이인지는 아직 확실하게 밝혀지지 않았다. 낮은 심박출량에도 불구하고 같은 양의 산소 소비량을 유지하기 위해 아동은 성인보다 더 높은 동정맥 산소차를 나타낸다. 아동은 말초저항이 낮기 때문에 안정 시와 운동 시에 성인보다 낮은 혈압을 나타낸다.

② 폐

폐 기관의 발달은 신체 성장과 비례하므로, 성장이 끝날 때 폐 기관 발달이 완성된다. 아동의 전체 폐용적은 계속 성장하고, 폐포의 표면적이 증가하여 더 많은 산소 교환이 가능해진다. 최대 분당 환기량도 신체 성장과 폐 성장 및 기능발달에 따라 증가한다.

③ 근골격계

영아기에는 피하지방의 양이 제한된 범위 내에서 첫 1년간 증가한 후, 아동기에 근육량이 증가하게 된다. 남자는 사춘기 이후 지속적으로 근육량이 증가하지만 여자는 지방량이 증가하여, 성인기에는 성별에 따라 근육량과 지방량의 차이를 나타낸다.

골질량의 변화를 살펴보면, 영아기가 경골에 비해 연골이 더 많은 시기이며, 성장하면서 점점 뼈가 굳어지게 된다. 청소년기가 되면 뼈의 길이와 무게가 증가하며, 연골조직에 체성분의 침착이 나타나게 된다.

골질량(bone mass)

골질량은 뼈의 무기질 함량을 나타내는데, 뼈의 생성과 용해 등 골격 대사의 균형을 통해 결정된다. 성장기에는 뼈의 생성량이 용해량보다 많고, 뼈의 주성분인 칼슘 함량도 직선적으로 증가하게 된다. 청소년기를 거쳐 성인기에 최대 골질량을 갖게 되는데, 이 시기의 보유량이 노년기 골다공증의 위험도에 영향을 미칠 수 있다.

4 | 아동의 체력검사

① 체력 및 건강 검사

아동에게 가장 많이 적용되는 검사방법은 Fitnessgram의 **1마일 걷기 검사**와 President's Challenge Test이다. 아동의 체력검사의 결과는 연령에 따라 구분하여 나타내며, 체력과 건강의 5가지 요소를 포함하고 있다 표 9-1.

1마일 걷기 검사

심폐 체력 평가를 위해 만들어진 검사로 비활동적인 사람에게 많이 하는 현장 검사이다. 하지만 체중이 실리는 운동이기 때문에 관절에 문제가 있는 사람에게는 적합하지 않다. 주로 육상 트랙을 사용하고 1마일(약 1.6km)에 걸쳐 동일한 페이스를 유지하도록 한다. 13~19세 남자의 경우 1마일을 14~16분 정도에 걷는 것이 보통 수준이고, 여자의 경우 14.5~16.5분 정도에 걷는다면 보통 수준이다.

표 9-1 | President' s Challenge Test

체력/건강요소	검사항목	단위
근지구력	윗몸일으키기	1분 이내 횟수
	부분 윗몸일으키기	
민첩성	왕복달리기	초
유연성	V자 체전굴	cm
	체전굴	
심폐지구력	1마일 달리기	분:초
근력	턱걸이	횟수
	팔굽혀펴기	

출처 : 대한운동사회. 운동생리학, 2007

② 아동의 운동부하검사

아동의 운동부하검사는 트레드밀이나 자전거 에르고미터를 이용하여 수행된다. 일반적으로 트레드밀 검사에서는 Bruce 프로토콜이나 변형 Balke 프로토콜이 많이 추천된다. 그림 9-3과 같이 초기 경사도를 10%로 해서 1.7mph 속력으로 3분간 지속한 후 매 단계별 경사도를 2%씩 증가하여 점진적 과부하를 실시한다. 성인을 대상으로 하는 Bruce 프로토콜은 단계에 따라 경사뿐 아니라 속력도 증가시키지만, 아동을 대상으로 한 검사에서는 경사도만 증가시키는 것이 특징이다.

자전거로 아동의 운동부하검사를 실시할 때는 McMaster 자전거 프로토콜이 많이 사용된다. 이 프로토콜은 아동의 신체적 특징을 고려하여 신장의 성장에 따른 초기 부하 기준과 과부하 시 증가 폭을 다르게 설정하고 있다 그림 9-4.

그림 9-3 ●● 아동용 Bruce 프로토콜

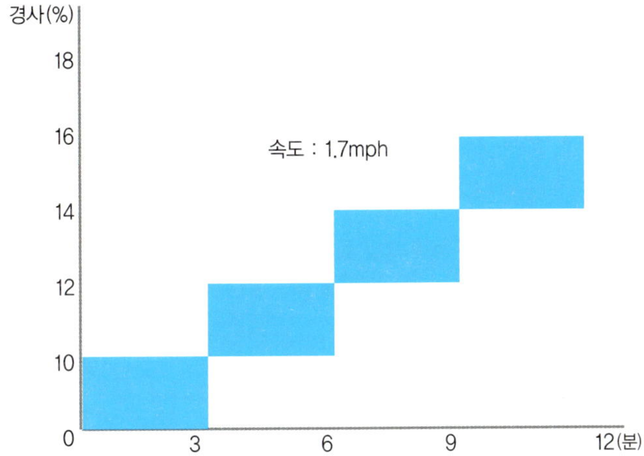

그림 9-4 ●● 아동용 McMaster 자전거 프로토콜

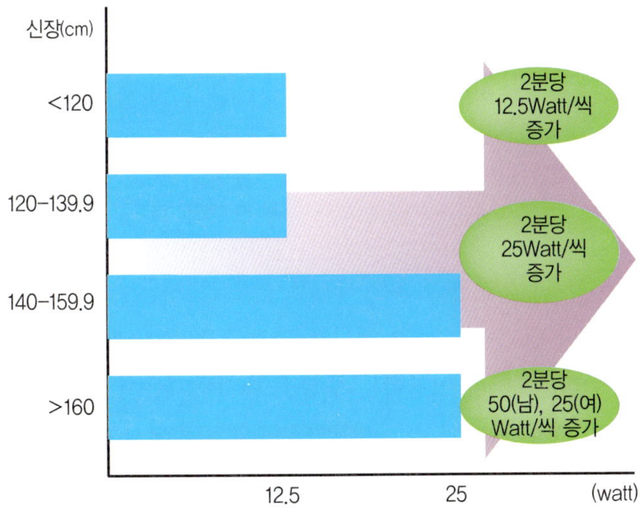

5 | 아동의 운동 시 생리적 반응

아동은 성인과 다른 심혈관, 폐, 근골격계의 기능을 가지고 있어 운동 시 다른 생리적 반응을 나타낸다.

① 대사 반응

■ 유산소 대사

아동은 성인보다 신장이 작고 체중이 적으므로 심폐능력 $\dot{V}O_2max(ml/min)$ 이 더 낮지만, 체중당 심폐능력 $\dot{V}O_2max(ml/kg/min)$ 은 성인과 비슷한 수준을 나타낸다. 걷기와 달리기와 같은 운동 시 효율은 높은 대사적 손실에 의해 낮은 편이며, 장시간 고강도 운동을 할 때에는 에너지 효율의 저하로 높은 피로도를 나타낸다.

■ 무산소 대사

16세 이하의 아동은 성인에 비해 근육의 글리코겐 저장량과 이용률이 낮은 편이므로 무산소운동의 수행능력이 낮게 나타난다. 그러나 낮은 산소부채를 갖기 때문에 단속적인 신체활동이 가능하고 회복도 빠른 편이다.

② 심혈관 반응

아동은 성인보다 심장 크기가 작으므로 운동 시 최대심박출량은 적고, 낮은 1회 박출량을 보상하기 위해 높은 심박수를 나타내므로 일정한 강도에서 최대하 부하의 운동을 실시하면 심박수와 최대심박수가 높게 나타난다. 또한 어린이는 혈액량, 헤모글로빈 농도, 총 헤모글로빈 양이 낮으므로 산소 수송 능력도 낮게 나타난다.

③ 폐 반응

어린이는 빈번하고 깊지 않은 호흡을 하므로 산소 소비량은 높지만 최대환기량은 낮은 편이다. 즉, 분당 환기량이 높기 때문에 피로를 빨리 느끼고, 상대적으로 대사 이용률이 높은 편이다. 그러나 어린이는 무산소 대사보다는 유산소 대사에 의한 에너지 의존도가 높기 때문에 최대산소섭취량의 높은 비율에서 환기역치를 나타내므로 무산소성 대사과정으로 넘어가는 시점이 성인에 비해 늦다.

④ 운동강도 인지 반응

어린이의 일정한 강도의 운동 시 운동자각도는 높은 편인데, 이는 어린이가 생리적 긴장을 더 쉽게 인지하기 때문이다.

6 | 아동의 운동처방

아동기 초기에는 즐거움을 제공할 수 있는 창의적이고 활동적인 놀이를 중심으로 신체활동을 강조하지만, 6세 이상의 아동은 20~30분 중강도의 신체활동을 주 3회 이상 실시하는 것을 권장한다.

■ 아동의 운동처방의 이점

① 체중관리
② 근력과 근지구력의 향상
③ 즐거움과 재미
④ 골 형성과 발달 촉진
⑤ 심리적 안정 제공 : 불안 및 스트레스 감소

① 대근육군 활동

아동은 일반적으로 심장병의 위험이 적으므로 심박수에 의한 운동강도 조절보다는 모든 대근육군을 사용하게 하는 활동이 권장된다. 또한 아동은 지구성 훈련에 따른 최대산소섭취량의 증가가 적은 것으로 나타난다. 따라서 활동적인 움직임을 통한 즐거움 유지와 신체 활동량의 증가가 더 중요하다.

■ 아동의 대근육군 중심의 활동

▷ 매일 혹은 주 3~5회의 대근육군 활동
▷ 10~15분 이상의 지속적인 활동
▷ 중강도에서 고강도의 운동 모두 포함
▷ 다양한 신체활동 권장 : 즐거움 유지

② 저항운동

아동에게 근력과 근지구력을 향상시키기 위한 저항운동의 효과는 성인과 유사하게 나타나지만, 근육 크기의 증가보다는 신경 적응의 효과에 의한 것이다. 아동을 위한 저항운동 지침은 성인과 달리 주의가 필요하다.

■ 아동의 저항운동 시 주의사항

▷ 아동의 성장발달 수준에 맞는 적절한 저항검사와 트레이닝 기구 사용

▷ 전문가의 감독과 관찰 요구

▷ 적절한 기술 동작의 습득 선행

▷ 모든 관절이 사용되는 복합관절운동 실시

▷ 8회 이상 반복 가능한 운동부하의 중량 사용

▷ 충분한 근육군의 회복시간 : 2~3일

▷ 유연성 프로그램 포함

③ 아동의 운동 부상

아동의 운동 시 근육의 과도한 사용과 잘못된 운동방법은 손상과 부상을 야기할 수 있다. 성장기 아동에게 근골격계의 과사용에 의한 부상으로 성장판이 손상을 입을 수 있으므로 주의해야 한다.

성장판

성장판은 뼈의 관절과 연결되어 있는 골단 연골로 성장에 직접적인 역할을 하는데, 약한 연골로 되어 있기 때문에 외부의 압력에 취약하다. 주로 손목 · 무릎 · 팔꿈치 주변에 손상을 많이 입게 되는데, 아동기의 성장판 손상은 연골 조직에 영향을 미쳐 조기 골조직화의 원인이 되므로 특정 부분의 골 성장이 멈출 수 있다. 성장판의 손상을 방지하기 위해 운동 전에 충분한 스트레칭을 하고, 부상 예방을 위해 자전거나 인라인스케이트를 탈 때에는 안전장치를 갖추는 것이 중요하다.

■ 부상의 원인

▷ 근력과 유연성의 불균형

▷ 바르지 못한 하지의 생체역학

▷ 부적당한 지면과 신발

▷ 과도한 부하

■ 손상 부위

▷ 성장판의 성장연골: 아동 성장판의 성장연골은 격렬한 활동에 의해 손상받기

쉽다. 따라서 과도한 유산소 트레이닝과 저항 트레이닝은 뼈에 지속적인 부하를 가함으로써 성장판에 미세한 손상을 유발하고 조기 골화를 촉진한다.

▷ 관절연골: 아동의 발목, 무릎, 팔꿈치 등 관절의 연골은 충격에 의해 미세한 손상이 반복되면 퇴행성 변화를 초래할 수 있다.

■ 예방 방법

▷ 적절한 기술의 습득 후 부하를 이용한 운동 실시

▷ 지속적인 성장률의 감독과 트레이닝 변화

▷ 다양한 근육군의 활동과 충분한 휴식

▷ 트레이닝 시간 · 거리 · 반복횟수의 점진적 부하 증가(10% 이하로 증가)

▷ 최대 부하 운동과 경쟁적 저항운동은 삼가

7 | 아동의 영양관리

아동의 성장과 체력 향상을 위해서는 체계적인 영양관리가 필요하다. 아동은 성인에 비해 체중당 필요 영양소 양이 많고, 체격과 활동량에 따라 에너지 필요량이 다르다. 또한 아동기는 근육성장이 활발하게 이루어지는 시기이므로 충분한 단백질 섭취가 필요하며, 뼈 성장을 위한 칼슘을 비롯해 다양한 무기질의 충분한 섭취가 이루어져야 한다 표 9-2 .

① 에너지 섭취량

아동의 성장에 필요한 에너지 섭취량은 기초대사량, 체격이나 활동량에 따라 달라질 수 있다. 한국 아동의 평균 키, 몸무게, 활동량을 비롯한 에너지 소모량을 조사하여 한국인 영양섭취기준(2010)에서는 9~11세 남아의 경우 1,900kcal, 여아는 1,700kcal를 1일 에너지 필요량으로 추정하고 있다. 6~8세 남아의 경우에는 1,600kcal, 여아는 1,500kcal로 성별 차이가 작은 편이다.

② 단백질

동화작용이 왕성하게 진행 중인 아동기에는 근육과 뼈의 성장을 돕는 단백질의 공급이 중요하다. 아동기에 증가하는 체단백질량을 고려하여 전체 에너지 섭취량의 13~15% 정도를 단백질로 섭취하는 것이 바람직하다. 한국인 영양섭취기준(2010)에서는 아동의 단백질 권장량을 체중 1kg당 1g의 단백질로 정하고 있다. 아동의 평균체중을 고려한 후 성별 구분 없이 9~11세 남녀 아동 35g, 6~8세 남녀 아동에게 25g의 단백질을 1일 권장섭취량으로 정했다. 아동의 단백질 권장섭취량은 성인에 비해 적지만, 체중당 단백질 권장섭취량은 오히려 높은 편이다. 단백질의 양뿐 아니라 단백질의 질을 고려한 섭취가 중요하기 때문에, 체내에서 합성되지 않는 필수아미노산의 섭취가 중요하다. 성인에게 필요한 필수아미노산은 발린 valine, 루신 leucine, 이소루신 isoleucine, 메티오닌 methionine, 트레오닌 threonine, 라이신 lysine, 페닐알라닌 phenylalanine, 트립토판 tryptophan, 히스티딘 histidine 등 9종이지만, 아동의 경우에는 성장호르몬의 충분한 생성을 위해 아르기닌 arginine이 필수아미노산에 추가적으로 포함된다.

③ 무기질

아동기에 무기질 섭취가 부족하면 골격 생성과 발달이 저해되고 노년기 골다공증 위험이 증가한다. 급속한 성장과 뼈의 석회화가 진행되는 아동기에 충분한 칼슘 섭취가 필요한데, 9~11세 아동은 하루 800mg의 칼슘 섭취가 권장된다. 이는 20대 남자의 하루 칼슘 권장섭취량인 750mg보다 더 높은 수준으로, 급격한 성장이 이루어지는 아동기의 특수성을 고려한 것이다. 아동기 철 섭취량 역시 성장에 의해 혈액

표 9-2 | 아동 1일 영양섭취기준

분류		에너지 필요추정량	단백질 권장섭취량	칼슘 권장 섭취량	철 권장 섭취량
6~8세	남	1,600kcal	25g	700mg	8mg
	여	1,500kcal	25g	700mg	8mg
9~11세	남	1,900kcal	35g	800mg	11mg
	여	1,700kcal	35g	800mg	10mg
19~29세	남	2,600kcal	55g	750mg	10mg
	여	2,100kcal	50g	650mg	14mg

출처 : 한국영양학회, 한국인영양섭취기준, 2010

량이 증가되는 것을 고려해야 한다. 또한 아동기의 성장속도, 철 저장량 등을 고려하여 9~11세 남자 아동에게 1일 11mg의 철 섭취를 권장하는데, 20대 남성의 철 권장섭취량인 10mg보다 더 높은 수준이다 표 9-2.

④ 아동의 영양관리

아동기에 바람직한 식습관 형성은 건강한 일생을 보내는 데 큰 도움이 된다. 특히 함께 식사를 하는 부모의 식습관은 아동에게 큰 영향을 미치기 때문에 아동이 올바른 식습관을 지닐 수 있도록 관심을 기울여야 한다. 또한 학교 급식이나 또래친구, 방송매체도 아동의 식생활에 영향을 줄 수 있기 때문에 이에 대한 관심과 주의가 필요하다.

아동기 식생활 문제로는 과식, 편식, 군것질, 아침 결식, 불규칙한 식사 등이 있는데, 이러한 식생활 문제는 아동의 정상적인 성장과 발달을 저해할 수 있다. 또한 TV 시청과 컴퓨터 사용, 과중한 학업 스트레스 등으로 신체 활동량이 감소하고 에너지 불균형이 악화됨에 따라 나타나는 소아비만 문제가 날로 심각해지고 있다. 소아비만은 운동수행능력을 저하시켜 운동에 대한 흥미를 떨어뜨리고 심리적 열등감을 갖게 한다. 특히 소아비만은 성인비만으로 이행될 확률이 60% 이상으로 높고 신체적 · 심리적 발달에 부정적 영향을 주기 때문에 가정과 학교에서의 적극적인 관리가 필요하다.

02 노인의 운동처방

노화는 나이와 시간에 따른 생물학적 진행 과정으로 일반적으로 65세 이상을 노인으로 규정한다. 그러나 노화의 진행 과정은 개인의 특성에 따라 차이가 나타난다. 노화는 신체기관이나 신체 내부의 기능 변화를 포함하고 있으며, 환경과 질병의 영향을 받는다. 노화에 따른 생리기능의 퇴화는 만성 퇴행성 질환에 직접적인 영향을 주며, 이러한 질환은 노화를 가속화한다.

■ 노년기의 특성

① 신체적 변화 : 체지방 증가, 제지방량 감소, 골 손실
② 생리적 변화 : 심혈관계 악화(운동 시 심박출량 감소, 말초저항 및 혈압 증가 등)
호르몬 분비 기능 이상(폐경, 당뇨병, 갑상선기능저하 등)
면역 기능 저하(감염성 질환, 암 등의 유병률 증가)
③ 사회경제적 변화 : 사회적 역할 및 활동 감소
배우자, 친구 등의 사망 증가에 의한 고독감 및 우울증 증가

1 | 신체적 변화

① 신장

신장은 남성의 경우는 20세까지, 여성은 18세까지 커지다가 이후 점차 작아진다. 40대와 50대에 남성과 여성 모두 10년마다 신장이 1cm 정도 작아지고, 60세 이후부터 감소 비율이 높아져서 70세 이후에는 남성의 경우 4%, 여성의 경우 3%의 신장 감소가 나타나는데 주로 골량의 감소에 의해 발생한다.

② 체중

체중은 일반적으로 50대까지 지속적으로 증가하며, 여성의 경우는 비교적 70세까지 체중이 유지되고, 남성의 경우 55세 이후부터는 체중의 증가가 완화되고 점차 체중이 감소한다.

③ 제지방량

제지방량은 체중에서 체지방이 없는 신체 구성요소이며, 30대 이후부터 꾸준히 감소한다. 남성은 10년에 5%, 여성은 2.5%씩 감소하는데, 주로 근조직의 감소와 근육의 퇴화에 의해 발생한다. 또한 골격의 경우 30대 이후부터 뼈의 형성률이 낮아져서 58세 정도에는 약 0.7~1%의 골질량이 감소한다.

2 | 생리적 변화

① 심혈관계의 변화

노화에 의해 혈관저항이 커짐으로써 심장의 부하가 증가되어 좌심실의 벽이 약 30% 정도 두꺼워진다. 안정 시 심박수는 나이와 상관이 없지만, 최대심박수는 교감신경계의 자극이 줄어들어 10년당 5~10회 정도 감소하게 된다. 안정 시 1회 박출량과 심박출량도 조금 감소하거나 거의 변화가 없다. 그러나 운동 시 심박출량은 약 25% 정도 감소한다.

또한 노인은 동맥 혈관의 탄력성이 떨어져 혈관의 벽이 두꺼워지고, 혈관 확장에 대한 자극수용기의 민감도가 떨어지게 되며 말초혈관이 수축되어 말초저항이 증가한다. 따라서 동맥 혈관의 탄력성 감소와 두꺼워진 혈관 벽 및 말초저항의 증가로 수축기 및 이완기 혈압이 모두 증가하게 된다.

② 호흡계의 변화

노화에 의해 흉곽이 경직되고 폐의 탄성이 떨어지고, 호흡 작용에 관여하는 외늑간근 · 내늑간근과 같은 호흡근육이 약해지면서 폐의 기능은 약화된다. 특히 호흡근육의 약화는 환기효율을 저하하여 이산화탄소의 비율을 증가시키고, 산소 운반 기능의 저하로 이어진다. 하지만 환기량은 지구성 운동능력을 제한하는 요인은 되지 않는 것으로 알려졌다.

③ 근육량과 근신경계의 변화

노화에 따른 근육량의 손실은 근섬유 크기와 근섬유 수의 감소에 의해 발생된다. 특히 노화에 의해 속근섬유의 비율은 감소하고 지근섬유의 비율이 증가하며 근혈류량이 감소하게 되는데, 이는 근력 감소의 원인이 된다. 또한 근육 동원 능력과 신경전달속도의 감소도 근력과 파워의 감소 요인이 된다 그림 9-5.

④ 근육감소형 비만의 증가

세계적으로 노인비만 유병률이 증가하는 추세인데, 노화에 의해 체지방 특히 복부의 내장지방이 증가한다. 또한 노화에 의한 영양 불균형, 신체활동 저하, 호르몬 기능 저하 등으로 근육량이 감소하여 체성분에 부정적인 변화가 나타난다. 이렇게

그림 9-5 ●● 노화에 따른 근력과 파워 감소 요인

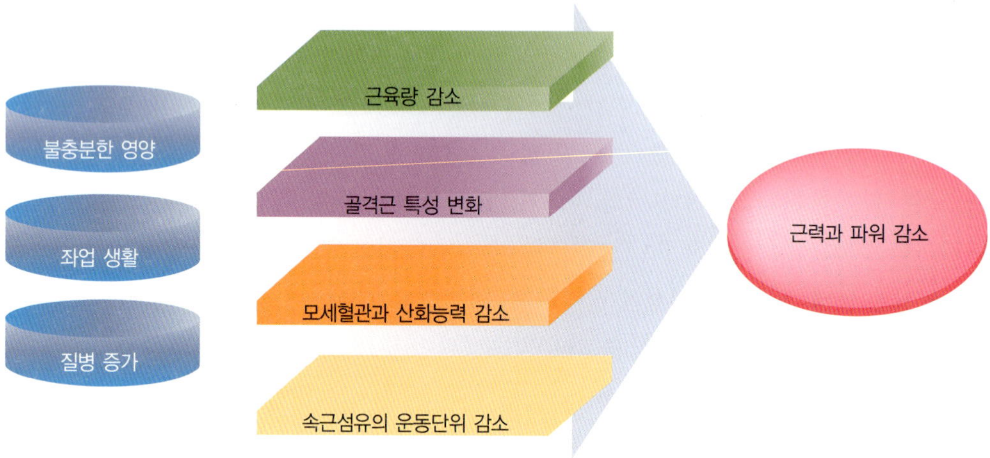

몸무게의 증가 없이 복부지방 중심으로 체지방이 증가하면서 근육량이 감소하는 근육감소형 비만sarcopenic obesity, 즉 마른 비만sarcopenic obesity이 노인층에서 많이 발생한다.

최근 연구에서는 근육감소형 비만 노인이 근육감소증을 보이고 있는 정상 체중의 노인이나 근육감소증이 나타나지 않은 비만 노인보다 대사증후군이나 신체장애가 나타날 위험도가 더 높은 것으로 조사되었다. 따라서 노년기에는 유산소운동을 통한 적절한 체중관리와 근력운동을 통해 근육감소율을 줄이고 기초대사량을 증가시켜 근육감소형 비만의 유병률을 낮추는 것이 중요하다.

⑤ 소화기계의 변화

노화에 의한 치아 손실과 타액분비 감소로 음식을 씹고 삼키는 기능이 약화된다. 위장관의 활동 역시 부정적 변화가 생기는데, 소화효소의 기능이 떨어지고 위장관에 있는 평활근의 운동성이 감소한다. 또한 대장의 탄력성 및 운동성의 감소로 변비가 악화되기 때문에 규칙적인 운동과 충분한 물 섭취가 중요하다.

⑥ 영양소 섭취량의 변화

노년기에는 성인기에 비해 에너지 섭취량이 줄어든다. 한국인 영양섭취기준(2010)에 따르면 65세 이상 남성에게는 하루 2,000kcal, 여성에게는 1,600kcal가 필요하다. 노년기에는 단백질 섭취가 중요한데, 체중당 근육 비율이 감소하기 때문에 단백질 섭취량을 증가시키는 것보다 총 에너지 섭취량 중 단백질 비율을 높이는 것이 바람직하다. 한국인 영양섭취기준(2010)에서는 65세 이상 남성과 여성에게 각각 50g, 45g의 단백질 섭취를 권장하고 있다.

이 밖에도 비타민 B_{12}, 비타민 D, 칼슘, 수분 등의 충분한 섭취가 노년기 영양관리에 중요하다. 한편 이 시기에 노인은 배우자와의 사별이나 환경적 변화에 따른 외로움과 우울함을 해소하기 위한 명목으로 알코올 섭취가 늘어나는 경향이 있다. 알코올의 과잉 섭취는 영양결핍을 초래할 수 있으며, 심장질환 · 당뇨병 · 고혈압과 같은 만성 퇴행성 질환에 부정적 영향을 줄 수 있다.

⑦ 일상생활 수행기능의 변화

노화에 따른 기능 감소 원인의 절반은 신체활동의 감소에 의한 것이다. 이러한 기능 감소는 일상생활의 이동력과 수행능력의 장애를 초래한다. 일상생활과 관련된 능력은 일상활동능력과 기능적 일상활동능력으로 측정된다 표 9-3 . 일상활동능력

표 9-3 | 일상생활 수행기능

구분	기능	비교
일상활동능력	식사하기	신변 정리와 관련된 활동
	옷 입기	
	용모 단정히 하기	
	화장실 이용	
기능적 일상활동능력	이동하기	생활과 관련된 좀 더 복잡한 활동
	요리하기	
	청소하기	
	전화 사용하기	
	현금 관리하기	

은 옷 입기, 화장실 가기와 같이 신변 정리와 관련된 비교적 단순한 활동을 수행하는 능력을 말한다. 이보다 높은 단계의 능력인 기능적 일상활동능력은 음식의 요리나 전화의 사용처럼 복잡한 활동을 수행하는 능력이다. 이러한 수행능력은 신체활동을 통한 기능을 유지한다는 측면에서 중요하게 다루어진다.

3 | 노인의 운동처방

노화에 따른 생리적 변화와 운동에 의한 변화는 크게 순환계, 호흡계, 근골격계로 나누어 볼 수 있다. 노화에 따른 순환계의 변화를 보면, 총 말초저항이 증가하면서 심근의 수축력이 낮아지고 최대산소섭취량 역시 감소하게 된다. 노화로 감소된 최대산소섭취량은 꾸준한 운동 훈련을 통해 개선이 될 수 있는데, 성별에 따른 개선 차이가 있다. 여성 노인의 경우 동정맥 산소차의 증가로 최대산소섭취량이 증가하는 반면, 남성 노인은 동정맥 산소차의 증가 요인보다 심박출량의 증가 요인이 최대산소섭취량 증가에 크게 기여한다.

노화로 흉곽이 경직되고 폐의 탄력성이 떨어지게 되면서 1회 호흡량은 감소하고 폐에 남아 있는 공기량, 즉 예비용적과 기능적 잔기용량은 감소한다. 일반적으로 호흡기능 자체가 운동수행을 크게 제한하는 요소가 아니기 때문에 운동 프로그램 구성 시 크게 고려할 사항은 아니다. 또한 규칙적인 운동을 통해 폐순환이 점진적으로 향상될 수 있다. 노화는 근골계에 직접적인 영향을 미치는데 근육량의 절대적 감소에 의해 근력과 모세혈관 밀도가 감소한다. 또한 뼈 질량 자체의 감소로 골다공증의 위험이 높아지게 된다. 근력운동은 노년기에도 빠른 효과를 기대할 수 있는데, 2개월 이내에 근육량과 근력의 유의적인 증가가 나타난다 표 9-4 .

① 심폐지구력 운동

심폐지구력 운동은 노년기에 증가된 혈중 지질 농도를 감소시키고 심폐기능 향상에 도움이 된다. 부상을 고려해서 주 3~4회 정도가 적당하며 지속적이고 리듬감 있는 운동으로 가급적 재미를 느낄 수 있는 것이 좋다. 운동 지속시간은 운동수행능력에 따라 달라지며 초기에는 5~10분씩 나눠서 실시하다가 어느 정도 익숙해지면 30분 이상 지속할 수 있도록 한다.

표 9-4 | 노화에 따른 생리적 변화와 운동에 의한 변화

기능	노화에 따른 변화	운동에 의한 변화
순환계		
심근과 심장용적	감소	• 최대산소섭취량 증가(성별 차이) ① 남성 : 심박출량 증가(2/3) + 동정맥 산소차 증가(1/3) ② 여성 : 동정맥 산소차 증가
혈관 탄성	감소	
동방결절의 교감신경 자극	감소	
1회 박출량과 최대 심박출량	감소	
총 말초저항	증가	
심근 수축력	감소	
최대심박수	감소	
최대산소섭취량	감소	
호흡계		
폐의 탄력성	감소	규칙적인 운동으로 폐순환 점진적 증가
1회 호흡량	감소	
흉곽 경직성	증가	
예비용적과 기능적 잔기용량	증가	
근골격계		
근육량	감소	근력훈련에 의한 빠른 효과 기대 → 근육량과 근력 증가
운동단위의 크기	감소	
근력	감소	
뼈의 질량 (무기질)	감소	
근육 단위당 모세혈관 수	감소	

■ 운동양식

▷ 정형외과적 스트레스를 부과하지 않는 운동방법

▷ 간편하게 수행될 수 있는 운동

▷ 걷기와 수중운동, 고정식 자전거

■ 운동강도

▷ 예비산소섭취량의 40% 운동강도 : 일반적 운동처방 지침 적용

▷ 초기 5~10분부터 시작해서 지속적 트레이닝 후 30분 이상 지속되는 운동
▷ 심박수에 영향을 미치는 약물 복용 고려
▷ 운동강도보다는 운동 지속시간 · 빈도 증가 고려

② 근력운동

근력과 근지구력의 강화는 노인에게 발생하기 쉬운 낙상과 골절을 예방하고 이동능력을 향상시킨다. 노인의 근력운동 지도 시 다음과 같은 세심한 관찰과 감독이 필요하다.

▷ 주요 근육군을 동원하는 8~10종류의 운동 1세트 이상 실시
▷ 운동자각도 12~13 정도의 운동
▷ 10~15RM의 운동강도
▷ 부하의 증가보다 반복횟수의 증가를 통한 과부하 적용
▷ 발살바 호흡법valsalva maneuver을 피하고 정상적인 호흡을 하도록 지도
▷ 복합관절의 운동 실시
▷ 운동기술이 적게 요구되는 기구 사용
▷ 자세와 기술 동작을 충분히 습득하도록 지도

③ 유연성 운동

적절한 인체의 가동범위 증가는 근골격계 기능과 균형력, 민첩성 수준을 유지하는 데 도움이 된다.

▷ 인체의 모든 주요 관절 운동 : 엉덩이, 등, 어깨, 무릎, 상체와 목 부위
▷ 각 근육군에 대한 2~4회의 스트레칭 실시
▷ 15~30초 정지의 정적 스트레칭 실시

알아봅시다

*아동기 다이어트

미국에서 성인비만뿐 아니라 아동비만 문제가 심각해지자 영부인 미셸 오바마는 '렛츠 무브(Let's Move)' 라는 아동비만 퇴치 운동에 전면적으로 나섰다. 이 캠페인은 비만의 심각성을 알리기 위해 학부모의 적극적인 참여를 강조하고 학교 급식에서도 정크푸드 대신 건강에 유익한 식품을 제공하고 식품의 정확한 내용을 표시하도록 알리는 조치를 취하고 있다. 한국 역시 아동비만 문제가 심각해지고 있는데, 최근 조사에 따르면 초등학교 아동비만율이 20%을 초과하는 것으로 나타났다.

아동기의 비만은 성인비만으로 이행될 확률이 높고 잘못된 식습관의 고착화로 이후 성인기, 노인기의 건강관리에 위협을 줄 수 있다. 하지만 아동기는 성인기와 달리 성장과 발달이 왕성한 시기이므로 성인과 똑같은 체중감량 프로그램을 적용하기 어렵다. 특히 인내심이 약하고 흥미가 없으면 쉽게 싫증을 잘 내는 아동의 특징을 고려하여 운동 프로그램을 구성하는 것이 바람직하다. 아동은 열 생산은 많지만 발한 기능이 약하기 때문에 성인보다 체온이 쉽게 올라갈 수 있어서 여름에 야외에서 하는 축구, 농구, 배구 경기 등을 휴식 없이 하는 것은 아동에게 위험하다. 따라서 이러한 고온 환경에서는 30분 이상 지속적으로 운동을 하지 않도록 주의해야 한다.

한편 성장판 자극을 위해 줄넘기나 농구 등을 비만 아동에게 시키는 경우 특별한 주의가 필요하다. 이런 종목은 표준체중에서 20%를 초과하지 않는 경도비만의 아동에게는 적합하지만 표준체중의 20~30%를 넘는 중등도비만과 고도비만의 아동에게는 성장판 손상을 일으켜 오히려 성장장애의 원인이 될 수 있다. 중등도비만의 경우 수영, 고정식 자전거, 수중 운동, 게임식 운동 등을 통해서 운동이 고통스럽지 않고 즐거울 수 있다는 것을 교육하는 것이 우선이다.

아동비만을 위한 식이요법에서는 성장 과정에 따라 에너지 및 영양소 필요량이 달라지기 때문에 각 나이에 맞는 영양교육이 중요하다. 특히 성장기에는 칼슘, 비타민, 단백질의 섭취가 중요하며 아침 식사를 결식하거나 야식을 하거나 텔레비전 시청을 하면서 간식을 먹는 것은 피해야 한다. 또한 하루 20가지 이상의 다양한 식품을 섭취하도록 하고 가공식품이나 인스턴트식품의 선호를 줄이도록 교육해야 한다. 특히 보호자는 가족 모두가 한자리에 앉아 대화를 하면서 식사시간을 15분 이상 확보하도록 노력하고, 음식은 식탁 등 정해진 장소 외에서는 먹지 않도록 교육하는 것이 중요하다.

아동기 체중감량 프로그램 수행 시 감량 효과가 성인에 비해 빨리 나타나지 않아 비만 아동과 보호자 모두 실망하는 경우가 많다. 아동기에는 키와 몸무게의 증가가 동시에 이루어지는 시기이므로, 성인비만 프로그램에서 볼 수 있는 단기간 효과는 나타날 수 없다는 것을 보호자와 비만 아동 모두에게 충분히 인지시켜야 한다. 따라서 아동기 다이어트에서는 다이어트 약이나 건강보조식품에 의존하는 것보다는 잘못된 식습관 교정을 중심으로 비만관리를 수행한다. 또한 성장을 촉진하고 체지방을 줄여주는 데에는 운동이 최고라는 것을 느낄 수 있도록 흥미있는 운동 프로그램을 구성하는 것이 무엇보다 중요하다.

연 구 문 제

01 다음 중 신체의 크기가 전부 혹은 일부가 커지는 것을 무엇이라 하는가?

① 발달 ② 진화
③ 성장 ④ 성숙

02 신체의 성장은 기관에 따라 다르게 나타나는데, 가장 먼저 발달하는 기관은?

① 림프기관 ② 생식기관
③ 신경기관 ④ 일반기관

03 다음 중 아동과 성인의 생리적 차이에 대한 설명으로 맞지 않는 것은?

① 아동은 장시간 고강도 운동 시 에너지 효율이 떨어져 피로에 대한 저항이 약하다.
② 아동은 성인에 비해 무산소 에너지 대사 의존도가 높다.
③ 아동은 성인에 비해 일정한 생리적 긴장을 더 쉽게 인지하기 때문에 운동자각도가 높다.
④ 아동은 성인에 비해 산소운반능력이 떨어진다.

04 노인의 생리적 변화에 관한 설명으로 맞지 않는 것은?

① 좌심실의 벽이 두꺼워진다.
② 최대심박수가 감소한다.
③ 말초혈관이 수축되어 저항이 증가한다.
④ 안정 시 심박출량이 증가한다.

05 노화에 따른 근력 감소의 직접적 원인이 아닌 것은?

① 체중의 감소 ② 근섬유 크기의 감소
③ 근 혈류 감소 ④ 신경전달속도의 감소

Chapter 10

여성을 위한 운동처방

Chapter 10

여성을 위한 운동처방

여성은 남성과 다른 신체적 · 생리적 특성 및 여성 고유의 특성을 가지고 있으며, 운동수행능력과 훈련의 효과 및 반응에서도 차이를 보인다. 또한 여성은 월경의 주기와 임신기간 및 폐경기를 겪게 되므로 운동처방 시 이에 대한 고려가 필요하다. 여성은 유방과 둔부, 대퇴부 등 여성의 생리기능을 유지하기 위해 남성에 비해 필수지방이 많은 편이다. 또한 초경, 임신, 폐경기 등의 생애주기를 거치면서 잉여 지방이 증가할 수 있는 위험에 쉽게 노출되기 때문에 체중관리에 대한 관심이 남성보다 높다. 남성보다 적은 제지방량은 다이어트 프로그램 수행 시 기초대사량 저하나 골다공증의 위험을 증가시킬 수 있다. 한편 비만 여성은 비만에 대한 사회의 부정적 인식으로 스트레스를 더 많이 받으며 폭식증, 거식증 등의 식이 장애 위험성이 증가한다. 따라서 과체중 및 비만 여성의 운동처방 역시 남성과의 차이점을 고려하는 것

그림 10-1 ●● 여성의 운동처방

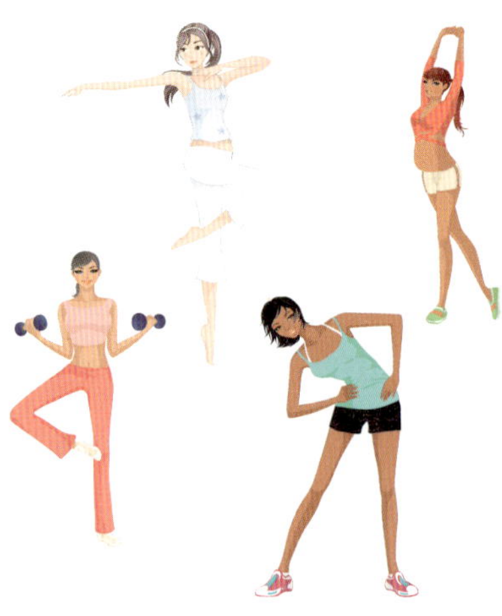

이 바람직하다.

01 남성과 여성의 신체 및 생리적 차이

1 | 신체적 차이

① 신체 구성의 차이

남녀 간의 신체적 차이는 아동기에는 적은 편이나 청소년기 이후부터 남성은 근육량이 지속적으로 증가하고, 여성은 체지방량이 증가하게 됨으로써 신체 구성의 차이를 나타낸다. 이는 여성이 **에스트로겐**의 작용에 의해 지방 침착과 유방 발달을 촉진하고, 남성은 테스토스테론의 작용에 의해 골형성과 단백질의 합성이 증가되기 때문이다. 또한 남성은 엉덩이에 비해 어깨가 넓게 발달하고, 여성은 허리나 어깨에 비해 엉덩이가 더 크게 발달한다.

한국인 20대 남성의 표준 체지방률은 15%인 데 비해, 20대 여성은 23%로 남성보다 높은 비율을 나타낸다. 여성은 인체의 대사기능을 수행하기 위해 꼭 필요한 필수 지방량이 남성에 비해 4배 많다. 과잉의 에너지를 저장하는 잉여 지방과는 달리 필수 지방은 인체의 기관이 정상적인 대사를 하기 위해 꼭 필요하다. 이는 유방, 둔부, 대퇴부 등 여성 고유의 생리적 특성을 고려하여 필수 지방량이 많아지기 때문이다. 따라서 여성은 최소 12%의 체지방률을, 남성은 3% 이상의 체지방률을 나타낸다.

> **에스트로겐(estrogen)**
>
> 사춘기가 되면 내분비 시스템에 변화가 일어나는데 시상하부, 뇌하수체, 생식선 등의 상호작용으로 사춘기의 성 성숙을 돕게 된다. 대표적인 여성호르몬인 에스트로겐은 난소에서 분비되어 여성의 2차 성징의 발현에 절대적 역할을 하는데, 유방 발달과 자궁내막을 두껍게 만드는 등 월경주기에 관여한다.

② 제지방 조직의 차이

전체적으로 여성은 남성보다 제지방 체중 즉 근육과 뼈의 함량이 18~20% 정도

적게 나타나며, 남성의 2/3 정도의 근육무게를 가지고 있다. 남성에 비해 적은 근육량은 기초대사량에 부정적 영향을 주며, 뼈의 함량이 적은 것 역시 여성의 골다공증 위험도를 증가시키는 요인이 된다.

2 | 생리적 차이

① 심혈관 기능의 차이

여성의 심장용적은 남성의 심장용적에 비해 70~75%로 더 작으며, 좌심실의 무게 역시 남성에 비해 적다. 이 때문에 안정 시 1회 박출량이 남성은 118ml인 데 비하여 여성은 92ml로 차이가 나타난다. 또한 최대 운동 시의 1회 박출량이 남성은 134ml인 데 비하여 여성은 100ml로 낮은 최대심박출량을 보인다. 또한 여성의 혈액량은 4.07L로 남성의 혈액량인 5.25L보다 적고, 안정 시뿐만 아니라 최대 운동 시에도 남성보다 더 낮은 동정맥의 산소차를 나타낸다. 헤모글로빈 농도 역시 남성에 비해 여성이 더 낮은 수치를 보이므로, 여성이 빈혈 위험에 노출될 확률이 더 높다

② 무산소 능력의 차이

여성은 남성보다 적은 근육량을 가지고 있기 때문에 사용 가능한 인산의 양이 적다. 그러나 ATP-PCr 시스템에 의한 운동수행능력(100m, 200m 달리기)은 유사한 것으로 나타난다. 반면 해당작용에 의한 에너지 동원 능력은 낮은 것으로 보고되었다.

3 | 운동수행능력의 차이

① 근력의 차이

근력은 근육량에 비례하며, 여성의 지근섬유와 속근섬유의 크기는 각각 3,875μm^2과 4,193μm^2으로 남성의 지근섬유(5,699μm^2)와 속근섬유(4,965μm^2)보다 더 작으므로, 절대근력은 여성이 남성에 비해 2/3 수준으로 약하다. 특히 상체근력의 경우 여성이 남성보다 약한 것으로 나타나지만, 하지근력을 비교해보면 성별 차이가 크지 않으며, 신장성 수축 시에는 남녀 간의 차이가 없는 것으로 보고되었다. 또한 체중당 혹은 제지방 체중당 상대근력으로 나타낼 경우 성별 차이는 더욱 줄어든다.

② 순발력의 차이

제자리높이뛰기나 제자리멀리뛰기에서 보이는 순발력은 여성이 남성의 63% 정도로 나타나며, 최고 점수도 남성이 더 높은 편이다.

③ 유산소 능력의 차이

여성은 남성에 비해 헤모글로빈 농도(남: 15.3g/dL, 여: 13.6g/dL)가 낮은데 이는 산소운반능력의 한계를 야기하며, 최대산소섭취량도 남성에 비해 15~40% 정도 더 적은 편이다.

그림 10-2 ●● 20대 남성과 여성의 건강 관련 체력수준 비교

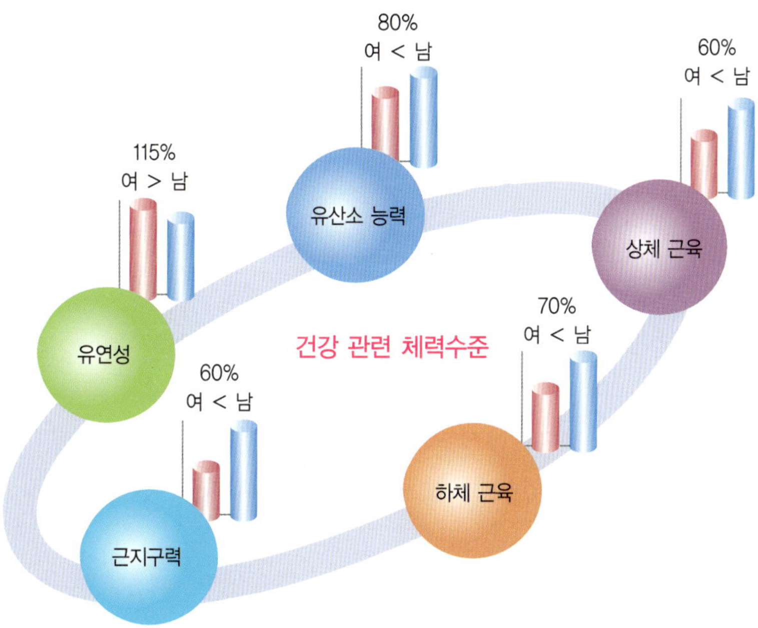

4 | 운동반응

규칙적인 운동에 참여한 여성은 지방의 감소와 뼈의 밀도 증가 및 심장박동수의 감소 등 남성과 유사한 체력의 개선 비율을 나타내는 것으로 보고되었다. 또한 초기의 낮은 체력수준 때문에 운동을 통한 더 많은 개선 효과를 기대할 수 있다.

02 운동과 월경장애

운동훈련에 의한 월경장애로는 초경의 지연과 월경의 중지(무월경)가 있다. 특히 무월경은 식이장애와 골다공증과 함께 여성 운동선수의 3종 현상이라고 부르는데, 이러한 문제들은 상호 연관성이 있다.

■ 여성 운동선수의 3종 현상

① 무월경 : 에스트로겐 감소와 식이장애
② 골다공증 : 에스트로겐 감소와 칼슘 섭취 감소
③ 식이장애 : 부적절한 영양관리에 의한 거식증, 폭식증, 마구먹기 장애 발생
→ 무월경, 골다공증 촉진

1 | 초경의 지연

일반적으로 평균적인 초경의 나이는 12.6세로, 16세 이후까지 **월경**이 지연되는 현상을 초경의 지연이라고 한다. 이러한 초경의 지연은 성숙을 늦추어 체조와 같은 종목에서 유리하게 작용할 수 있다. 한편 저체중 상태에서 과도한 에너지가 요구되는 발레나 체조 선수들에게 초경이 지연되는 현상이 나타나기도 하지만, 과도한 트레이닝이 초경을 지연시킨다는 주장이 완전히 입증된 것은 아니다.

월경(menstruation)

월경은 태아 착상을 위해 증식되었던 자궁내막이 탈락되는 주기적 출혈로 1개월 간격으로 일어나며, 초경은 11~14세, 폐경은 45~55세에 일어난다. 여성은 일생을 통해 300~400회의 월경을 하게 되는데, 월경기간은 평균 3~5일이며 30~80ml의 혈량을 배출한다.

2 | 월경의 중지

1년에 4회 이하의 월경을 하는 것을 월경의 중지 혹은 무월경으로 판정하는데, 달리기 선수의 34%, 고강도 운동종목의 23%에서 무월경 현상이 나타나는 것으로 보고되었다. 이는 과도한 훈련에 의해 생기는 지나치게 낮은 체지방률이 에스트로겐의 감소로 이어지기 때문이거나 제한성 식이장애가 주원인이 된다. 또한 과도한 정신적인 스트레스도 배란을 방해하는 요인이 될 수 있다.

3 | 월경장애가 인체에 미치는 영향

에스트로겐의 생산 감소에 의해 나타나는 월경과소증, 월경불순, 2차적인 무월경증, 월경 중지는 뼈의 무기질 손실을 증가시키며, 골다공증을 야기할 수 있다. 이것은 에스트로겐의 골형성 기능, 즉 소장에서의 칼슘흡수 증가, 소변으로의 칼슘배설 감소 및 뼈의 칼슘보유를 촉진하는 뼈에 대한 보호 등의 기능이 떨어지기 때문이다.

골다공증을 예방하기 위해 가장 필요한 영양소가 칼슘이다. 19~49세 여자의 1일 칼슘 권장량은 650mg이나 한국인의 실제 칼슘 섭취량은 2/3 수준에 불과하다. 칼슘은 체내에서 합성할 수 없고 소변, 피부 등을 통해 배설되는 손실량이 하루 250~300mg이므로 이를 고려한 충분한 양의 칼슘 섭취가 중요하다. 칼슘이 풍부한 식품으로는 우유, 요구르트, 치즈, 두부, 잔멸치, 뱅어포, 녹황색채소, 미역 등이 있

그림 10-3 ●● 운동에 의한 월경장애와 여자 운동선수의 3종현상

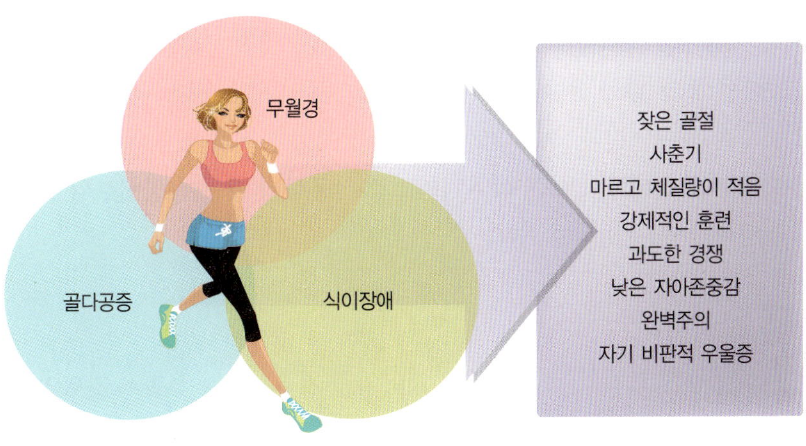
무월경
골다공증
식이장애
잦은 골절
사춘기
마르고 체질량이 적음
강제적인 훈련
과도한 경쟁
낮은 자아존중감
완벽주의
자기 비판적 우울증

다. 칼슘 외에 비타민 D 역시 골다공증 예방 기능이 있다. 비타민 D는 햇빛을 쐬면 피부를 통해 합성되지만, 비타민 D 합성에 필요한 자외선 BUVB: ultraviolet B는 창문을 통과하지 못하므로 야외 운동을 병행하는 것도 효과적이다.

03 임신과 출산 여성의 운동처방

1 | 임신과 운동

임신기간에도 활동적인 여성은 계속해서 운동을 지속하길 원하지만 과도한 운동은 여러 가지 문제를 야기할 수 있다. 임신부의 운동이 태아에 끼치는 부정적 영향에는 태아의 급성 저산소증, 태아 저혈당증, 체온증가 등이 있다.

① 태아의 급성 저산소증

운동 중 근육으로 혈류량이 증가하면 자궁이나 태반으로의 혈류량이 줄어들어 태아에게 급성 저산소증을 일으킬 수 있다. 그러나 건강한 임신부의 경우에는 운동과 생리적 적응현상에 의해 태아와 근육의 혈류조절 작용에 문제가 크게 발생하지 않는 것으로 보고되었다. 하지만 누운 자세는 태아의 체중이 하대정맥을 눌러 정맥혈 회귀를 방해하므로 피하는 것이 좋다.

② 태아 저혈당증

운동하는 동안 활동 근육의 탄수화물 사용 증가와 간의 당신생 감소는 임신부의 혈당 농도를 떨어뜨린다. 특히 임신부는 일반 여성에 비해 혈당의 감소폭이 더 크며 임신부의 혈당이 태아의 주된 에너지원으로 작용하기 때문에 임신부의 저혈당은 태아의 영양 저하를 유발할 수 있다.

③ 체온 증가

운동하는 동안 모체의 체온 증가는 태아의 초기 3개월에 선천적 기형이나 성장부진을 유발할 수 있다. 따라서 임신부는 탈수증을 유발할 수 있는 고온에서의 운동이나 고강도의 운동은 피하는 것이 좋다.

2 | 임신부의 운동 참여 금지

임신부는 운동을 하기 전에 의사에게 의학적 검진 및 확인을 받은 후 운동 프로그램을 실시해야 한다. 심장병 또는 말초혈관질환이 있거나 임신중독증 또는 **자간전증**을 보이는 임신부는 운동을 해서는 안 된다. 또한 태반이 자궁구를 막고 있는 전치태반이나 출혈 증상이 있는 임신부도 절대적 안정이 필요하기 때문에 운동을 금해야 한다.

임상적인 문제가 있는 임신부라도 운동 참여가 가능할 수 있는데, 고혈압이나 당뇨 또는 과도한 비만 상태의 임신부는 의사의 판단 여부에 따라 운동에 참여할 수 있다. 또한 다태임신의 경우에도 임신 중기부터는 운동 참여가 가능하다.

■ 임신부의 운동 참여 금지

① 절대 금지 : 심장병, 양수막파열, 임신중독증 및 자간전증, 출혈, 전치태반, 조산, 자궁경부기능부진 등

② 상대 금지 : 고혈압, 당뇨, 고도비만, 과도한 체중감소, 갑상선질환, 빈혈, 다태임신, 폐질환

자간전증(Preclampsia)

임신 후기에 나타나는 중독증으로 임신성 고혈압 외에도 단백뇨, 발작, 인슐린 저항성 등의 증후가 있는 혈관 경련성 질환이다. 이 질병에 의해 태반과 모체의 신장, 간, 뇌에 영향을 받아 임신부와 신생아 모두에게 위험한 결과를 초래할 수 있다. 비만 특히 복부 체지방이 많거나 인슐린 저항성을 가진 경우 임신 중 자간전증의 위험이 높아진다.

3 | 산모의 운동처방

임신 중 운동을 할 때는 과로하지 않도록 조심해야 하며, 새로운 운동을 삼가며 훈련강도를 급격히 증가시키지 않도록 한다. 특히 임신 초기 3개월 동안은 유산의 위험이 높기 때문에 세심한 주의가 필요하고, 3개월 이후부터는 심박출량을 감소시킬 수 있는 반듯이 누운 자세에서의 운동은 삼가는 것이 좋다. 운동을 할 때 과도한

자세변화는 임신부가 균형을 잃어 복부에 충격을 줄 수 있기 때문에 주의해야 한다. 또한 운동으로 발생하는 열량소모를 보충할 수 있도록 적절한 영양관리가 중요하다. 한편 임신 후기 3개월 동안에는 태아와 산모의 영양필요량이 증가하기 때문에 세심한 주의가 필요하다.

■ 임신부의 운동처방

① 운동빈도 : 주 3~4일, 20~30분 정도
② 운동강도 : 임신 중 체중의 증가 → 관절, 인대, 근육 긴장 증가
저강도 · 저충격 유산소운동
대화 테스트 → 숨이 차지 않고 대화할 수 있는 강도 선택
③ 운동형태 : 가벼운 걷기나 과부하가 적은 수영, 고정식 자전거 운동 등 권장

4 | 임신 중 운동효과

임신 중 운동을 통해 최대산소섭취량을 증가시키고 최대하 운동 시에는 산소 요구량과 심박수를 감소시켜 심혈관계 기능을 개선할 수 있다. 또한 규칙적인 운동은 지방 대사를 긍정적으로 개선하여 **임신 중 체중증가율**을 적절하게 만든다. 임신 중 체형 변화로 생기는 허리 통증과 신체적 불편감 역시 운동을 통해 개선 효과를 얻을 수 있다. 신체적 개선 효과 외에도 운동을 하는 임신부는 자아존중감이 높아지는 것으로 보고되었다.

임신 중 체중증가율

일반적으로 임신 중 평균 13kg 정도의 체중증가가 바람직하다고 보며, 11.5~16kg 정도의 체중증가는 정상으로 판단한다. 분만 중에 5kg이 감량되고, 분만 1주일 후 체액이 줄면서 2~3kg 체중이 감소된다. 또한 수유기간에 체지방이 모유생성을 돕기 때문에 대부분 체중이 감량된다. 임신기간에 7kg 미만으로 체중이 증가하면 태아성장이 부진할 수 있으며, 체중증가량이 과다해도 분만 시 어려움이나 신생아 비만 등의 문제가 발생한다. 임신 전부터 비만인 경우에는 임신 중 체중증가 폭을 작게 하는 것이 바람직하다.

5 | 출산과 운동

임신 중 지속적인 운동을 실시한 임신부는 비활동적인 임신부에 비해 체중의 증가가 적으며, 자연분만의 비율이 높고, 조기출산이 적고 입원기간이 짧은 것으로 보고되었다. 또한 출산 후 안정 시 심박수가 감소하고 1회 박출량이 증가하며, 신체의 회복이 빠른 것으로 나타난다.

04 폐경 여성의 운동처방

폐경은 난소의 기능이 쇠퇴하여 정상적인 월경이 중지된 상태, 즉 월경이 적어도 1년 이상 중단된 상태를 의미한다. 우리나라 여성의 폐경 연령은 45~55세 정도이므로 여성의 평균수명을 80세로 볼 때 현대의 여성들은 폐경상태로 25~35여 년을 살아가게 된다.

1 | 신체적 변화

폐경 후 여성은 체중과 체지방 분포의 변화가 나타나게 된다. 즉, 폐경 후 여성은 지방세포의 분포가 엉덩이나 허벅지에서 복부로 이동하여 내장에 지방이 축적되는 변화가 나타나 **여성형 비만**에서 **남성형 비만**으로 바뀌게 된다.

여성형 비만(gynoid obesity)과 남성형 비만(android obesity)

지방의 분포는 성에 따라 다른데 여성은 엉덩이와 허벅지에 지방이 축적되고, 남성은 복부에 지방이 축적되는 양상을 보인다. 남성형 비만을 복부비만, 중심성 비만, 상체형 비만이라고 부르며, 여성형 비만을 둔부비만, 말초형 비만, 하체형 비만이라고 부른다. 여성의 경우 폐경 후 남성형 비만으로 변화하게 되는데 특히 내장지방의 축적이 증가한다.

2 | 근골격계의 변화

여성은 노화에 의해 근력의 감소가 나타나는데, 근력의 감소는 50~60대에는 10년마다 15% 정도이지만, 그 이후에는 10년마다 30%에 이르게 되어 70세에 가장 많이 감소하는 것으로 나타난다. 여성은 20대에 최대 골질량이 형성된 후 폐경 전까지 골질량을 유지하다가, 폐경 후 1년에 2~3%의 급격한 골손실이 약 10년간 진행된다.

골손실

노화에 의한 골손실은 남녀 모두에게 나타나지만 여성의 경우 폐경 이후 빠른 속도로 골손실이 일어난다. 골손실로 골다공증이 발생하며 등뼈, 엉덩이뼈의 골절 위험이 높아진다. 골다공증은 회복이 어렵기 때문에 20대에 최대 골질량을 확보하기 위해 칼슘을 적극적으로 섭취하고, 폐경 후에도 체중부하 운동을 규칙적으로 해서 골손실을 최소화하도록 한다.

3 | 건강과 만성질환의 위험 증가

폐경 후 여성의 호르몬 변화와 함께 체중증가 및 체지방 분포의 부정적 변화가 생긴다. 인슐린 저항성과 함께 당뇨병, 고혈압, 이상지질혈증과 같은 대사적 질환을 유발하며, 심혈관계 질환의 유병률과 사망률을 증가시키는 것으로 보고되었다.

이상지질혈증(dyslipidemia)

혈액 속의 콜레스테롤과 같은 기름 성분이 많아지는 것을 이상지질혈증 또는 고지혈증hyperlipidemia이라고 한다. 폐경으로 여성의 혈중 지질 농도에 부정적 변화가 발생하는데 총 콜레스테롤, 중성지방, 저밀도 지단백질의 수치가 상승한다. 또한 콜레스테롤을 체외로 배출시키는 좋은 콜레스테롤인 고밀도 지단백질의 수치는 오히려 감소하기 때문에 폐경 후 여성은 심혈관계 질환의 위험이 높아지게 된다.

4 | 폐경 후 여성의 운동처방

폐경 후 여성의 체중증가는 여러 질병의 원인이 되므로 체중을 감소시킬 수 있는 규칙적인 유산소운동이 권장된다. 또한 에스트로겐의 감소로 골다공증의 위험이 증가하므로 골질량의 저하를 감소시킬 수 있는 저항운동을 병행해서 실시하는 것이 좋다.

■ 폐경 후 여성의 운동처방

① 운동빈도 : 주 3~5회의 지구성 운동과 주 2~3회의 저항운동
② 운동강도 : 뼈에 중량을 부하할 수 있는 약간 높은 강도의 운동
③ 운동시간 : 1일 30~60분의 운동
④ 운동형태 : 계단 오르기, 빠르게 걷기, 달리기, 점프가 포함된 중량운동과 저항운동

알아봅시다

*여성 운동선수의 빈혈

빈혈은 인체의 산소운반능력이 감소되는 현상으로 사춘기 여성, 20대 여성, 임신부 등 여성에게 흔하게 발생하는 질병이기 때문에 임상적으로 위험에 대한 인식이 적은 편이다. 하지만 만성적인 빈혈은 학습력 및 운동수행능력의 저하를 야기하므로 철, 비타민 B_{12}, 엽산 등 적혈구 생성에 관련된 영양소들의 균형 있는 섭취가 중요하다.

빈혈 진단은 헤마토크릿, 적혈구, 헤모글로빈 수치로 판단한다. 헤마토크릿(hematocrit)은 총 혈액량 중에 적혈구가 차지하는 용적률이며, 남성은 43~52%, 여성은 35~48%를 정상범위라고 판단한다. 적혈구는 $1mm^3$당 남성이 약 500만 개, 여성이 약 450만 개가 정상적인 수준이다. 붉은색을 띠고 있는 적혈구는 2억 8천만 분자의 헤모글로빈이 들어 있다. 여성은 12~16g/dL, 남성은 조금 더 높은 14~18g/dL가 정상적인 헤모글로빈 수준이며, 빈혈을 판정할 때는 여성은 12g/dL, 남성은 13.5g/dL 이하가 기준이 된다.

운동선수는 일반인에 비해 헤모글로빈 농도가 더 낮은데 유산소운동에 의해 늘어난 혈액량으로 적혈구가 희석되는 것이 주원인이므로, 헤모글로빈 농도만으로 빈혈 여부를 판단하기는 어렵다. 또한 운동선수에게 스포츠성 빈혈이 나타나기 쉬운데, 이는 영양문제로 생기는 철결핍성 빈혈과는 그 원인이 다르다. 장거리 운동 시 발바닥 혈관에 있는 적혈구가 압력으로 파괴되는 용혈(hemolysis)이 스포츠성 빈혈의 원인이 된다. 특히 월경혈로 하루 0.5~1mg의 철 손실이 생기는 여성 운동선수는 스포츠성 빈혈을 고려하여 충분한 철 섭취가 필요하다.

철의 흡수율은 15%로 낮은 편인데 육류, 가금류, 생선 등을 통해 흡수되는 헴철이 식물이나 유제품에서 흡수되는 비헴철에 비해 생체이용률이 더 높다. 따라서 여성 운동선수의 경우 지나친 채식 위주의 식단을 구성하면 철 섭취가 부족할 수 있으므로 주의해야 한다. 철 섭취 부족으로 철결핍성 빈혈이 생기게 되면 손톱이 숟가락처럼 움푹 파이고 식욕부진, 허약 등의 증상이 나타날 수 있다.

한국인 영양섭취기준(2010)에서는 20대 여성의 철 권장섭취량을 하루 14mg으로 정하고 있는데, 이는 20대 남성 기준인 10mg보다 훨씬 높다. 또한 15~18세 여성의 철 권장섭취량은 하루 17mg으로 더 높기 때문에, 사춘기 여자선수에게는 특히 철 섭취가 중요하며 계속적으로 빈혈 증상을 보이면 철 보충제를 복용하는 것이 좋다.

표 10-1 | 한국인의 철 섭취 기준

성별	연령	철(mg/일)			
		평균 필요량	권장 섭취량	충분 섭취량	상한 섭취량
영아 (개월)	0~5			0.3	40
	6~11	5.0	6		40
유아 (세)	1~2	4.8	6		40
	3~5	5.4	7		40
남자 (세)	6~8	6.3	8		40
	9~11	8.5	11		40
	12~14	11.0	14		40
	15~18	11.8	15		45
	19~29	7.7	10		45
	30~49	7.4	10		45
	50~64	7.1	9		45
	65~74	6.9	9		45
	75이상	6.9	9		45
여자 (세)	6~8	6.3	8		40
	9~11	8.0	10		40
	12~14	10.0	13		40
	15~18	12.9	17		45
	19~29	10.8	14		45
	30~49	10.5	14		45
	50~64	6.1	8		45
	65~74	5.8	8		45
	75이상	5.8	8		45
임신부		+7.8	+10		45
수유부		+0	+0		45

출처 : 한국영양학회, 한국인영양섭취기준, 2010

연구문제

01 다음 중 여성 운동선수의 3종현상의 원인이 아닌 것은?

① 잦은 골절 ② 마르고 체질량이 적음
③ 높은 자아존중감 ④ 우울증

02 다음 중 산모의 운동이 태아에 미치는 영향이 아닌 것은?

① 태아의 급성 고산소증 ② 태아의 저혈당증
③ 모체의 체온 증가 ④ 모체의 탈수증

03 산모의 절대 운동 금기사항에 속하지 않는 것은?

① 심장병 ② 갑상선 질환
③ 말초혈관 질환 ④ 자궁경부 기능부진

04 다음 중 여성이 남성에 비해 운동수행능력이 높은 것은?

① 상체 근력 ② 순발력
③ 유연성 ④ 근지구력

05 폐경 후 여성의 골다공증을 예방하기 위한 운동 종목으로 적합한 것은?

① 자전거 타기 ② 수중운동
③ 저항운동 ④ 천천히 걷기

06 남성과 여성의 신체 및 생리적 차이에 대한 설명으로 틀린 것은?

① 여성은 에스트로겐 영향으로 유방과 둔부가 발달한다.
② 여성의 근육무게는 남성에 비해 2/3 정도로 적은 편이다.
③ 여성은 남성에 비해 ATP-PCr 시스템에 의한 운동수행능력이 많이 떨어진다.
④ 여성은 남성에 비해 해당작용에 의한 에너지 동원 능력이 낮다.

Chapter 11

대상별 운동처방

Chapter 11

대상별 운동처방

규칙적인 운동은 비만, 고지혈증, 제2형 당뇨병, 고혈압 등의 대사증후군과 심장 질환과 같은 만성질환의 예방과 개선에 도움을 주는 것으로 알려졌다. 그러나 의료적 병력을 가진 경우나 약간의 건강문제가 있을 때에는 운동 프로그램을 실시하기 전에 의사와의 상담을 통해 운동 프로그램의 참여 여부를 결정해야 하며, 그에 따른 운동 지침과 운동 프로그램의 변경이 필요하다. 또한 만성질환 예방을 위해서는 적절한 식이요법의 병행이 필수적이므로 운동 프로그램 구성 시 이를 고려해야 한다.

그림 11-1 ●● 대상별 운동 처방

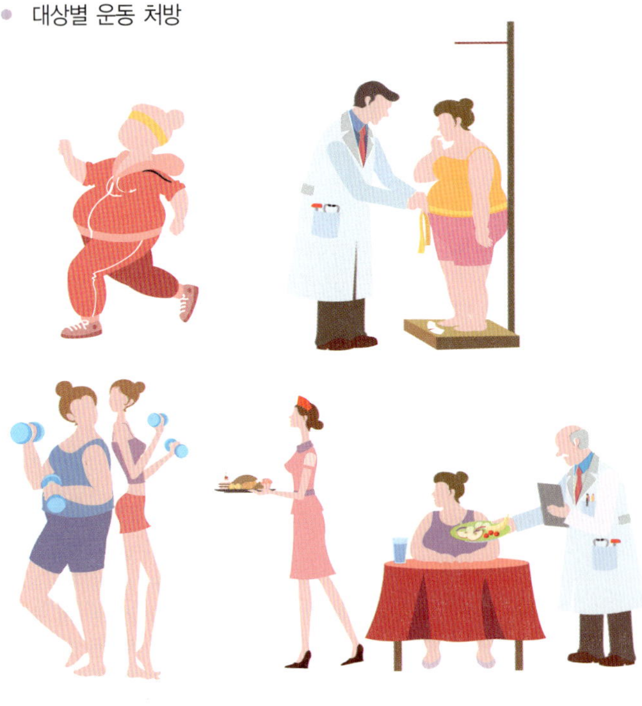

01 비만

비만은 체지방이 증가된 상태로, 성별 · 나이 · 인종에 따라 체지방 구성에 차이가 있다. 아시아-태평양 비만기준에 따르면 체질량지수 25kg/m² 이상을 비만으로 분류하고 있다. 특히 허리둘레의 증가는 복부 내장지방의 증가를 반영하므로, 심혈관 질환과 같은 동반 질환의 위험도가 증가하게 된다 표 11-1.

표 11-1 | 아시아-태평양 비만 진단기준

분류	체질량지수(BMI:kg/m²)	동반 질환의 위험도(허리둘레 기준)	
		남성: ≥90cm	여성:≥85cm
저체중	<18.5	낮다	보통
정상 범위	18.5~22.9	보통	증가
과체중	≥23		
위험체중	23~24.9	증가	중등도
1단계 비만	25~29.9	중등도	고도
2단계 비만	≥30	고도	매우 고도

자료 : 대한비만학회, 비만치료지침, 2012

1 | 에너지 균형 개념

비만obesity은 에너지 균형이론에 근거하면 에너지 섭취량(음식)이 에너지 소비량(신체활동량, 운동)보다 더 많기 때문이다. 따라서 음식의 섭취량을 줄이거나 에너지 소비량을 늘리면 체중이 감소하게 된다.

■ **에너지 균형 개념에 의한 체중 변화**

① 체중 유지 : 에너지 섭취량 = 에너지 소비량
② 체중 증가 : 에너지 섭취량 > 에너지 소비량
③ 체중 감소 : 에너지 섭취량 < 에너지 소비량

2 | 1일 에너지 소비량

1일 에너지 소비량은 기초대사량(50~70%), 신체활동을 통한 에너지 소비량(20~30%), 식사성 열발생 에너지(10%)를 모두 포함한다. 에너지 대사량의 많은 부분을 차지하는 기초대사량은 생리적 활동을 유지하는 데 필요한 최저 에너지 양으로 남성은 약 1,600~1,800kcal, 여성은 1,200~1,450kcal 정도이다. 기초대사량은 연령, 성별, 신체의 크기, 영양상태, 근육조직, 활동 정도, 유전 등의 요인에 의해 영향을 받는다.

신체활동을 통한 에너지 소비량은 개인 간의 차이가 많이 나는데, 좌식 생활을 하는 직장인과 직업 운동선수의 활동량 차이는 1,000kcal을 넘는 경우도 많다. 체중감량 프로그램에서는 저항운동을 통해 기초대사량을 증가시키는 것과 함께 유산소 운동으로 지방연소를 통한 에너지 소비량을 증가시키는 것이 중요하기 때문에 복합 트레이닝을 권장한다. 또한 운동 외에도 신체활동을 통한 에너지 소비량을 늘리기 위해 계단 및 대중교통 이용, 잠자는 시간 외에 눕지 않기, 컴퓨터 사용 및 TV 시청 줄이기 등 행동수정요법이 중요하다. 체중감량 프로그램에서 섭취 에너지를 줄이면 **식사성 열발생 에너지**가 감소될 수 있다. 지방 섭취량을 줄이고 단백질 섭취량을 늘리면 섭취한 전체 에너지 양은 줄지만 식사성 열발생 에너지는 오히려 늘어날 수 있어 효과적이다.

식사성 열발생 에너지(diet-induced thermogenesis)

인체는 음식을 섭취한 후 소화 · 흡수 · 대사 · 이동 · 저장 과정에서 에너지가 발생하는데 이를 식사성 열발생 에너지라고 한다. 식사성 열발생 에너지는 총 에너지 소비량의 10% 정도를 차지하고 있는데, 복잡한 대사과정을 거치는 단백질 섭취가 20~30%로 가장 높고, 분해 · 흡수 · 대사가 쉽게 진행되는 지방은 3~4% 정도의 에너지만 발생한다. 탄수화물은 중간 정도로 5~10% 정도의 에너지가 발생한다.

■ 기초대사량 증가 및 감소 요인

① 감소 요인 : 에너지 섭취량 감소, 절식, 노화, 여성, 근육량 감소, 작은 키, 작은 몸무게, 유전적 차이, 여름

② 증가 요인 : 근육량 증가, 갑상선호르몬 수치 증가, 남성, 니코틴, 임신, 성장기, 카페인, 운동, 스트레스, 유전적 차이, 겨울

그림 11-2 ●● 1일 에너지 소비량

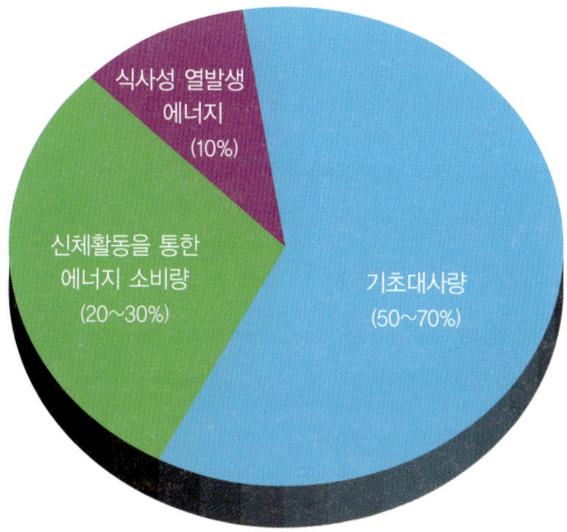

3 | 체중감소를 위한 운동처방

① 체중감량 속도

신체의 정상적인 활동을 유지하면서 비만을 해소하려면 일주일에 0.5~0.9kg의 체중감량이 권장된다. 체지방 1kg을 감량하는 데 소비해야 되는 칼로리는 7,700kcal이므로, 이를 달성하려면 일주일에 3,850~6,930kcal, 즉 하루에 550~990kcal를 소비하는 신체활동이 요구된다. 비만 해소를 위해 신체활동과 함께 저칼로리 식사요법을 병행하면 음의 에너지 균형을 쉽게 이룰 수 있다.

■ 체중의 감소 및 유지를 위한 운동의 역할

① 신체활동량 증가에 따른 에너지 소비량 증가
② 에너지원으로 지방 동원 증가
③ 근육량 증가에 따른 안정 시 대사율 증가

② 운동강도

운동훈련과 규칙적인 신체활동은 지방연소의 효율성을 높여준다. 지방산화량은 운동시간이 길어질수록 증가하는 것으로 보고되었다. 또한 운동강도가 높아질수록 에너지원으로 탄수화물의 산화가 증가하게 되므로 지방연소에 가장 적절한 운동강도는 장시간의 중강도 유산소운동이 권장된다. 이는 낮은 강도의 장시간 운동이 지방조직에서 유리지방산으로 분해하여 에너지원으로 사용하는 골격근의 능력을 향상시키는 것으로 알려졌기 때문이다.

그러나 운동 시 지방산화량은 신체조건과 훈련상태에 따라서 다르게 나타나며, 지구력 운동선수는 최대 지방산화량이 최대산소섭취량의 54~65%에서 나타나지만, 좌업 생활자나 비만인, 당뇨병 환자는 최대산소섭취량의 25~43%로 낮은 강도에서 최대 지방 산화량이 나타나는 것으로 알려졌으므로 개인의 훈련경험과 신체상태에 적합한 운동강도를 결정하는 것이 좋다 그림 11-3. 또한 운동훈련을 많이한 신체일수록 지방산화량이 많아지기 때문에 꾸준한 트레이닝을 통해 지방연소의 효율성을 향상시키는 것이 중요하다.

그림 11-3 ●● 운동강도에 따른 지방산화율

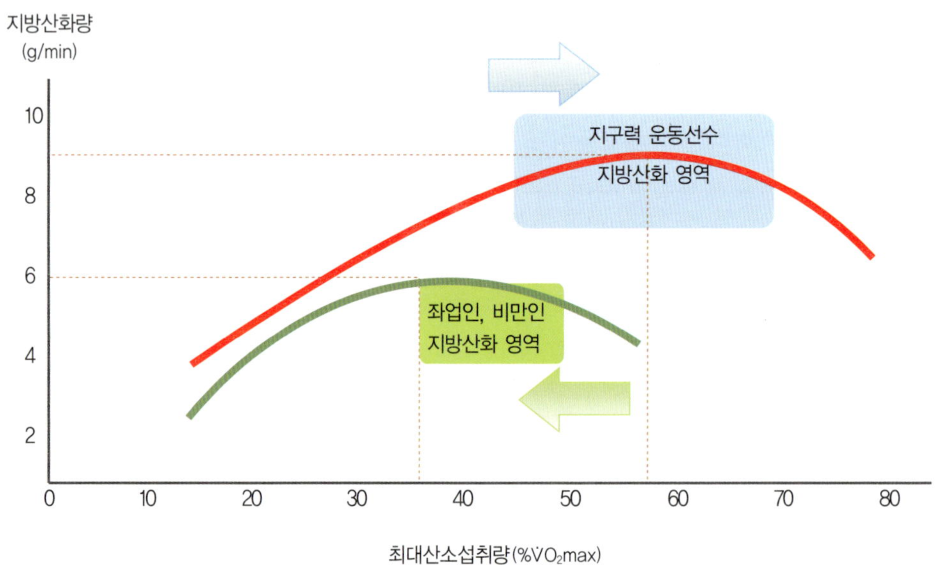

③ 운동형태

운동 시 지방산화량은 운동형태별로 달라지는데 자전거와 같은 일부 근육만을 사용하는 운동보다 전신운동인 걷기와 달리기가 지방산화량이 18% 정도 더 높은 것으로 나타난다. 이는 자전거 타기의 경우 운동 시 소근육을 주로 동원하기 때문에 지방분해가 적고, 운동강도에 따른 대사적 요구가 증가하여 탄수화물의 사용을 증가시키기 때문이다. 따라서 운동 시 지방연소를 증가하기 위해서는 대근육군을 사용하는 운동을 실시하는 것이 효과적이다 그림 11-4 .

그림 11-4 ●● 운동형태에 따른 지방산화율

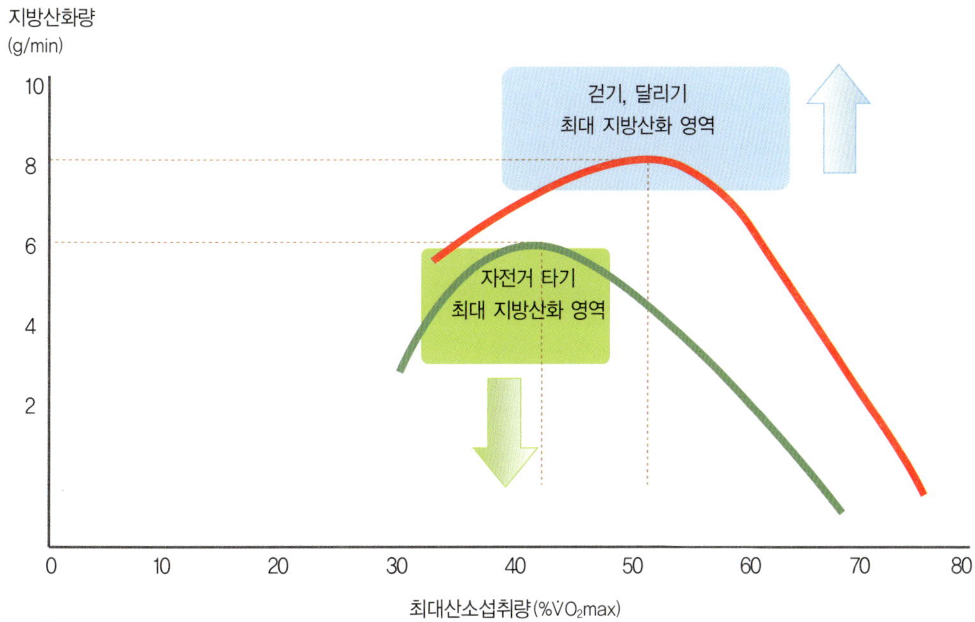

④ 운동 프로그램

비만인을 위한 운동 프로그램은 우선적으로 에너지 소비량을 증가시키고 지방 대사를 활성화하기 위해 운동강도를 높이는 것보다는, 운동시간과 기간을 늘리는 것을 원칙으로 한다. 또한 체중에 의한 관절의 과부하가 있으므로 관절의 상해와 심혈관질환의 위험요인을 검사한 후 이를 방지할 수 있는 운동 프로그램을 시작하는 것이 바람직하다. 저항운동은 근육량을 증가시켜 기초대사율을 높이므로 추가적으로 에너지를 소비하는 데 도움이 된다 표 11-2.

스트레칭은 관절의 가동범위를 증가시키기 때문에 활동량이 적은 비만 환자에게 꼭 필요하다. 에너지 소비율이 본운동에 비해 적기 때문에 중요성에 대한 인식이 부족한 편이지만, 상해 방지를 위해 운동 전후 5~10분간 정적 스트레칭을 반드시 수행해야 한다.

비만인은 운동을 통해 에너지 소비량을 증가시키는 것이 중요하기 때문에 유산소운동의 빈도를 주 5회 정도로 하는 것이 좋고, 운동경험이 부족하고 체중이 과도하게 증가한 경우에는 에어로빅, 줄넘기와 같이 관절에 충격이 많은 운동은 피하는 것이 좋다. 유산소운동은 하루 40~60분 정도 실시하는데, 관절 상태가 좋지 않다면 20분씩 나눠서 실시하는 것이 바람직하다. 운동강도는 중강도 정도로 실시하고, 운동경험이 부족하다면 저강도부터 시작하는 것도 좋다.

저항운동은 유산소운동보다 적은 빈도로 주 2~3회 실시하며 대근육군 운동을 먼저 수행한다. 운동강도는 가벼운 단계부터 시작을 하는데 최대근력의 30~50% 정도로 시작하고, 12~15회 정도 반복 가능할 때 5~10파운드씩 무게를 늘려가는 점진적 과부하운동을 실시한다. 운동 중 호흡은 부하를 들어 올릴 때 숨을 내쉬도록 하며, 운동 중 어지러움증, 호흡곤란, 협심증 등과 같은 증상이 있으면 운동을 중지

표 11-2 | 비만인을 위한 운동 프로그램

운동형태	운동방법	주의사항
스트레칭	운동전 · 후 5~10분간 정적 스트레칭	상해 위험 방지를 위해 충분한 스트레칭 시간 확보
유산소운동	• 빈도 : 5일/주 • 기간 : 40~60분(20~30분 × 2번) • 강도 : 40/50~70% $\dot{V}O_2max$	몸무게와 관절 상태를 고려한 저충격 유산소운동 선택
저항운동	• 운동강도 –초기 : 1RM의 30~50% –부하증가 : 12~15회 반복 가능할 때 5~10파운드씩 무게 증가 –세트 : 1~3세트 –운동자각도 : 가벼운 또는 약간 힘든 정도 • 운동순서 –대근육군 → 소근육 사용 –상체, 하체 모두 사용 • 빈도 : 주 2~3회	운동 중 신체상태 체크 부하를 들어 올릴 때 호기 에너지 소비량 증가(휴식시간↓)

해야 한다. 비만인을 위한 저항운동은 최소한의 휴식만 허용하도록 하는데, 운동세트와 세트 사이 휴식시간을 30~60초로 짧게 해서 에너지 소비량을 증가시키도록 하고 지나친 과부하는 피하도록 한다.

02 당뇨병

인슐린 분비의 결함이나 인슐린 작용 이상에 의해 고혈당증으로 나타나는 대사질환을 당뇨병diabetes mellitus이라고 하는데, 만성적인 당뇨병은 눈, 신장, 신경, 심장과 혈관 등 여러 기관의 손상과 기능 이상을 유발한다. 당뇨병은 크게 제1형과 제2형으로 분류된다. 췌장의 인슐린을 분비하는 췌장 β(베타)세포의 파괴에 의해 15세 이전에 나타나는 인슐린 의존성 당뇨병을 제1형 당뇨병이라고 한다. 그리고 인슐린 분비 저하와 **인슐린 저항성**에 의해 나타나는 인슐린 비의존성 당뇨병을 제2형 당뇨병이라고 하는데, 한국 성인들에게서 많이 나타난다.

인슐린 저항성(insulin resistance)

혈당을 낮추는 기능을 하는 호르몬인 인슐린의 기능이 떨어져 세포가 포도당을 사용하는 일이 원활하지 않은 것을 인슐린 저항성이라고 한다. 근육은 혈중 포도당을 흡수해서 일을 하게 되는데, 인슐린의 도움이 있어야 혈액에서 근육으로 포도당을 이동할 수 있다. 인슐린 수용체의 기능 이상에 의해 인슐린 작용이 떨어지게 되면 인슐린을 더 많이 분비해 포도당을 이동시키려고 한다. 그러나 인슐린 작용이 잘되지 않고 혈중 포도당과 인슐린이 높은 농도를 나타내는 것을 인슐린 저항성이라고 한다. 반대로 적은 양의 인슐린만으로도 세포에 포도당을 이동하는 것을 인슐린 감수성insulin sensitivity이라고 한다.

1 | 당뇨병의 진단기준

혈액 중에는 항상 일정한 수준의 포도당이 유지되고 있는데, 정상인의 혈당은 공복 시 70~110mg/dL이고 식사 후에 140mg/dL 이상 상승하지만 식후 2시간 정도가 지나면 거의 정상 수준으로 떨어진다. 하지만 당뇨병 환자의 경우는 정상인과 다른 수준의 혈당농도를 나타낸다.

임상적으로 혈당 농도를 측정하는 혈당검사와 간단하고 신속한 요당검사가 당뇨병의 진단에 가장 많이 사용된다. 또한 당뇨병의 전형적인 증상에는 다뇨, 다식, 원인 없는 체중감소 등이 있으며 이러한 증상이 있을 때 당뇨병을 의심할 수 있다.

■ 당뇨병의 진단 기준

① 당뇨병의 전형적인 증상 + 임의 시간 측정한 혈당농도 ≥ 200 mg/dL
② 공복(8시간 이상 에너지 섭취를 하지 않은 상태) 시 혈당 농도≥ 126 mg/dL인 경우
③ 경구 포도당 부하검사 2시간 후 혈당 농도 ≥ 200 mg/dL인 경우

경구 포도당 부하검사(oral glucose tolerance test, OGTT)

당뇨병의 정확한 진단을 위해 경구 포도당 부하검사를 실시한다. 12시간 금식 후 성인의 경우 75g의 포도당을 섭취한 후 시간 경과에 따라 혈당 농도의 변화를 분석한다. 일반적으로 포도당 섭취 직전, 섭취 1시간 후, 섭취 2시간 직후에 혈당검사를 실시한다. 포도당 섭취 2시간 후 혈당 수치가 200mg/dL에 가까우면 당뇨 위험군으로 판단하며, 제2형 당뇨병의 발병 위험이 매우 높은 상태이다.

2 | 당뇨병 환자의 운동처방

운동에 의한 혈당조절 효과는 운동 후 12~72시간 정도까지 지속된다. 따라서 운동의 혈당조절 효과가 유지될 수 있도록 규칙적으로 운동을 실시해야 한다. 제2형 당뇨병와 같은 성인 당뇨병은 비만을 동반하며 나타나는 경우가 많으므로, 우선적으로 체중을 감량시킬 수 있는 운동과 골격근의 인슐린 작용을 증가시킬 수 있는 저항운동을 병행하여 실시하는 것이 좋다.

당뇨병 환자의 경우 운동에 대한 피로감이 일반인보다 높은 편이기 때문에 장시간 운동은 피하는 것이 좋다. 또한 운동 전에 충분한 스트레칭을 함으로써 관절의 가동범위를 증가시켜 상해 위험을 줄여주는 것이 좋다. 유산소운동에서는 주당 1,000~2,000kcal를 소비할 수 있도록 프로그램을 구성하고, 주 3~5회 실시한다. 운동시간은 20~60분 정도로 환자의 피로감을 고려하여 1회 20~30분으로 나눠서 수행한다. 운동 후 저혈당(<60mg/dL)의 위험이 증가할 수 있으므로, 저혈당 위험이

높은 환자의 경우 운동 후 48시간까지 주의해서 관찰하도록 한다. 발에 궤양이 있는 당뇨병 환자는 좌상을 주의하고 적절한 신발을 착용해야 한다.

저항운동은 에너지 소비량을 증가시키기 위해 운동 간 최소한의 휴식시간만을 허용하는 것이 좋은데, 휴식은 세트 간 30~60초 정도가 적당하다. 저항운동은 비만인의 운동강도보다 조금 높은 1RM의 40~60% 정도이며, 주 2~3회 실시하도록 한다. 저항운동 시 어지러움, 부정맥, 호흡곤란, 협심증 등의 증상이 나타나면 운동을 즉시 중단해야 한다. 저항운동 시에는 부하를 들어 올릴 때 숨을 내쉬도록 한다.

표 11-3 | 당뇨병 환자를 위한 운동 프로그램

운동형태	운동방법	주의사항
스트레칭	운동 전·후 5~10분간 정적 스트레칭	상해 위험 방지를 위한 스트레칭 시간 확보
유산소운동	• 운동빈도 : 3~5일 • 운동기간 : 20~60분 • 운동강도 : 50~80% $\dot{V}O_2max$	• 주당 1,000~2,000kcal 소비 • 당뇨병 환자의 피로감 고려하여 1회 운동 20~30분 실시 • 저혈당 위험 환자 48시간까지 관찰 • 적절한 신발 사용
저항운동	• 운동강도 –부하 : 1RM의 40~60% –횟수 : 10~15회 또는 15~20회 –세트 : 1~3세트 –운동자각도 : 약간 힘든 정도 • 운동순서 –대근육군 → 소근육 사용 –상체, 하체 모두 사용 • 운동빈도 : 주 2~3회	운동 중 신체상태 체크 부하 들어 올릴 때 호기 에너지소비량 증가(휴식시간↓)

3 | 운동의 효과

규칙적인 운동은 인슐린이 부족한 당뇨병 환자에게 인슐린 작용을 촉진해 근육세포의 포도당 이용률을 증가시킨다. 또한 인슐린 저항성을 낮추면서 인슐린 민감성을 높여서 적은 양의 인슐린만으로도 혈당 조절이 가능하도록 한다.

■ 운동의 당뇨병 개선의 효과

① 혈당 조절
② 인슐린 민감성 증가
③ 당화혈색소 감소
④ 인슐린 요구량 감소
⑤ 지질 개선 및 혈압 감소
⑥ 열량 소모 : 체중 및 체지방 감소

당화혈색소(glycosylated hemoglobin)

혈당 농도가 높게 되면 적혈구의 헤모글로빈이 산소 대신 포도당과 결합하면서 생기는 것이 당화혈색소이다. 혈당이 증가할수록 당화혈색소 양이 증가하며 혈색소의 산소결합 능력은 떨어지게 된다. 당화혈색소가 4~6%이면 정상 범위이다. 최근에는 당뇨환자의 당화혈색소를 6.5% 이하로 조절하는 것을 목표로 하고 있다. 적혈구의 평균 수명은 120일 정도인데, 당화혈색소 농도가 높은 적혈구의 수명은 90일로 짧아지므로 혈중 농도를 당화혈색소를 통해 파악할 수 있다. 당화혈색소를 1%만 낮추어도 당뇨병 관련 사망 위험률을 21% 정도 줄일 수 있어 혈당관리와 함께 당화혈색소의 감소가 중요하다.

4 | 운동 시 주의할 점

혈당 조절이 어려운 당뇨병 환자는 운동 시 혈당의 급격한 변화에 의한 **급성 합병증**에 노출될 수 있으므로 주의해야 한다. 특히 운동 중이나 운동 후에 저혈당이 생기기 쉬운데, 운동 후 저혈당을 예방하기 위해 공복에는 운동을 피하고 식사 후 1~3시간에 운동을 하는 것이 좋다. 또한 탈수로 혈당이 상승할 수 있으므로 장시간의 고강도 운동은 피해야 한다.

당뇨병의 급성 합병증

혈당 조절이 어려운 당뇨병 환자가 운동을 할 때 발생할 수 있는 급성 합병증은 다양하게 나타난다. 주로 피로와 두통, 구토, 빈뇨, 갈증, 현기증, 경련, 희미한 시력, 협응 부족, 아세톤 냄새 등의 증상을 보인다. 특히 제1형 당뇨병에서 발생하는 급성 합병증인 당뇨병성 케톤산혈증ketoacidosis은 포도당이 부족해서 지방을 에너지원으로 쓰면서 간에서 케톤체가 생성되고 혈액 pH를 낮추게 된다. 이 경우 신장이 케톤체와 수분 배설을 촉진하게 되어 탈수증과 과산증acidosis을 초래하면서 혼수상태에 빠지거나 사망에까지 이르게 된다.

03 고혈압

우리나라의 고혈압 발생률은 15~20%로 연령에 따라 증가하는 추세를 나타내고 있다. 고혈압은 수축기혈압 140mmHg 이상, 이완기혈압 90mmHg 이상을 말한다. 고혈압은 뇌출혈, 협심증, 심근경색과 같은 심혈관계 질환의 위험인자이기 때문에 고혈압을 개선하기 위한 생활양식의 수정과 운동치료는 필수적이다.

표 11-4 | 고혈압의 정의

혈압 분류		수축기혈압(mmHg)	이완기혈압(mmHg)
정상혈압*		<120	그리고 <80
고혈압전단계	1기	120~129	또는 80~84
	2기	130~139	또는 85~89
고혈압	1기	140~159	또는 90~99
	2기	≥160	≥100
수축기단독고혈압		≥140	그리고 <90

*심뇌혈관질환의 발병위험이 가장 낮은 최적 혈압
출처: 대한고혈압학회, 2013 고혈압학회 진료지침, 2013

1 | 고혈압의 발생과 원인

고혈압은 노화에 따라 혈관벽의 탄력성 감소로 동맥경화가 증가하고, 신경성 자극과 스트레스로 말초혈관이 수축되어 저항이 증가하면서 혈압이 상승하기 때문에 발생한다. 또한 내분비계의 이상으로 **부신 호르몬**이 과잉 분비되면서 고혈압이 생길 수 있다. 한편 잘못된 식습관 때문에 고혈압이 발생하기도 하는데, 지나친 소금섭취나 포화지방이 많은 육류의 과다섭취도 원인이 된다. 운동부족과 과도한 음주습관, 흡연 역시 고혈압 발생을 초래하며, 과체중인 경우 정상체중에 비해 고혈압 위험도가 2~6배로 높다.

부신 호르몬(adrenal hormone)

부신 호르몬은 부신의 겉질에서 분비되는 부신피질adrenal cortex 호르몬과, 부신의 속질에서 분비되는 부신수질adrenal medula 호르몬으로 분류된다. 부신피질에서 알도스테론, 코티졸, 안드로겐이 분비된다. 알도스테론은 혈압조절에 관련된 작용을 하며 과잉 분비가 되면 신장에서 물과 나트륨의 재흡수를 촉진해 혈액량을 증가시켜 혈압을 높인다. 지속적인 스트레스는 부신수질에서 에피네프린, 노르에피네프린 등의 카테콜아민 분비를 촉진해 말초혈관의 수축과 저항을 증가시키므로 고혈압의 원인이 된다.

■ 고혈압의 원인

① 내분비 이상 : 부신 호르몬(에피네프린, 노르에피네프린, 알도스테론) 과잉 분비
② 신경성 자극과 스트레스 : 만성 스트레스로 교감신경계 자극 → 말초혈관의 수축 · 저항 증가
③ 비만 상태 : 비만일수록 고혈압 위험 증가
④ 지나친 소금 섭취 : 젓갈, 한국인의 고염 섭취 패턴(장아찌, 국, 찌개, 국수, 라면 등)
⑤ 과도한 음주 습관 : 과도한 음주로 혈압 상승
⑥ 포화지방산 섭취 증가 : 비만 및 동맥경화 증가로 혈압 증가
⑦ 운동부족 및 흡연

2 | 고혈압 관리를 위한 생활습관의 개선

고혈압의 예방 및 관리는 혈압을 140/90mmHg 미만으로 낮추고 유지하면서 다른 위험요소들을 조절하는 것이다. 또한 전체적인 위험요인을 관리하면서 항고혈압 약물의 사용에 따른 역반응을 피하기 위해 혈압을 점진적으로 낮추는 것이 권장된다. 특히 고염 식이를 하는 한국인의 경우 소금 섭취량을 줄이는 것이 무엇보다 중요하다. 하루 소금 섭취량이 5.85g 증가할 때 수축기혈압이 4~5mmHg, 이완기혈압이 2mmHg 정도 증가하므로, 저염 식이요법을 꾸준히 실천해야 한다.

고혈압 관리를 위해서는 생활습관의 변화가 필요한데 비만인은 체중감소를 통해 적정 체중을 유지하는 것이 중요하며, 체중이 10kg 감량되면 수축기혈압은 5~20mmHg가 감소되는 효과를 볼 수 있다. 또한 포화지방산이 적은 저지방 식이를 하고 과일 및 채소의 섭취량을 늘리면 수축기혈압이 8~14mmHg 정도 감소되는 것을 기대할 수 있다. 과도한 음주는 혈압 상승의 원인이 되므로 남자는 하루 2잔, 여자나 저체중 남자의 경우 하루 1잔 이하로 음주를 제한하면 수축기혈압이 2~

4mmHg 정도 감소하게 된다. 하루 30분 이상의 보행과 같은 꾸준한 유산소 신체활동은 수축기혈압을 4~9mmHg까지 감소시키기 때문에 고혈압 환자의 생활습관 교정에서 운동의 중요성이 더욱 강조되고 있다 그림 11-5.

그림 11-5 ●● 생활 개선을 통한 혈압 감소

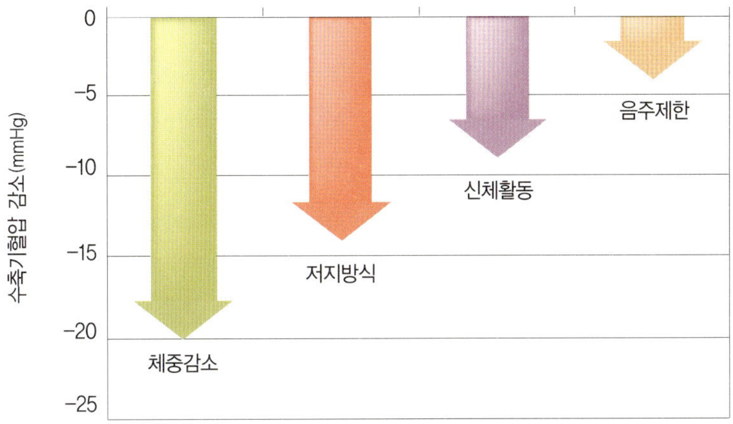

3 | 고혈압 관리를 위한 운동처방

심한 운동이나 최대 운동 검사 전에 고혈압에 관한 의학적 진단을 명확히 하는 것이 권장된다. 일반적으로 제3기 고혈압 환자와 같은 중증 고혈압의 경우, 혈압이 조절될 때까지 운동을 중지하는 것을 원칙으로 한다. 하지만 제1기 및 2기 고혈압 환자의 경우 심장병과 같은 동반 질환이 없을 때에는 규칙적인 운동을 하는 것이 바람직하다.

① 운동검사

▷ 표준운동검사방법과 프로토콜이 명확히 진단된 고혈압 환자에게 적용된다.

▷ 비만 또는 연령 관련 고려사항이 검사방법 수정에 영향을 미칠 수 있다.

▷ 약물은 일상적 시간대에 복용해야 한다.

▷ 운동검사 시 혈압반응을 주의 깊게 감시한다(수축기혈압 260mmHg 이상이나 이

완기혈압 115mmHg 이상일 경우에는 검사를 종료한다).

▷ 집단검사는 높은 혈압반응을 나타내는 고위험군의 경우에는 추천되지 않는다.

② 운동처방

고혈압 환자에게는 운동은 심혈관계, 저항, 유연성의 운동이 추천되며, 특히 대근육군을 포함하는 운동이 권장된다. 심폐기능 향상을 위한 유산소운동을 처방할 때 환자의 안정 시 심박수 상태를 고려한 예비심박수HRR나 최대산소섭취량과 안정 시 산소섭취량의 차이가 포함된 예비산소섭취량$\dot{V}O_2R$의 40~70% 정도의 운동강도로 정한다. 혈압약을 복용하는 환자의 경우 운동 후 회복기에 저혈압으로 떨어지는 것을 주의해야 한다. 따라서 운동 프로그램 구성 시 점진적으로 운동부하를 줄여서 끝내도록 해야 한다. 고혈압 환자에게는 혈압 상승의 우려가 있는 발살바 호흡법은 피하는 것이 좋으며, 등척성 운동보다는 낮은 저항으로 반복횟수를 높이는 등장성 운동이 권장된다. 스트레칭을 실시할 때는 통증이 없는 정도로 관절 가동범위의 끝 지점이 긴장이 되도록 하고, 스트레칭 중 숨 참는 동작은 혈압을 상승시킬 수 있으므로 호흡을 길게 내쉰다 표 11-5 .

표 11-5 | 고혈압 환자를 위한 운동처방

구성요소	빈도	강도	지속시간	활동형태	주의사항
심폐기능	5~7일/주	• 40~70% $\dot{V}O_2R$ 또는 HRR	30~60분	대근육군 동적 활동	• 혈압약 복용 시 회복기 저혈압 주의
저항운동	2~3일/주	• 강도 : 55~80% 1RM • 세트 : 2~3세트	8~20회/세트	8~10가지 모든 주요 근육군 포함 운동	• 낮은 저항과 많은 반복 • 등척성 운동 주의 • 발살바 호흡법 주의
유연성	2~3일/주 ~ 5~7일/주	통증 없이 관절 가동범위 끝 지점이 긴장되도록 실시	15~30초 정지, 2~4회/스트레칭	정적 스트레칭 모든 주요 근육군	• 숨 참지 말기 • 호흡 길게 내쉬기

알아봅시다

*당뇨병 환자를 위한 식사지침

모든 만성질환은 식이요법이 중요하지만, 특히 당뇨병의 경우 적절한 혈당 조절을 위해 식이요법이 더욱 중요하다. 당뇨병 환자의 식이요법은 정상체중을 유지하고 정상에 가까운 혈당을 유지해서 합병증을 예방하거나 최대한 지연시키는 것을 목표로 한다. 당뇨병 환자가 이상적인 체중에 도달할 수 있도록 '표준체중× 30~35kcal'를 적용하며, 비만의 경우 추가로 하루 500kcal를 감소시킬 수 있도록 열량 필요량을 정한다. 하루 열량 섭취량이 정해지면 '탄수화물:단백질:지방'을 '50~60%:12~20%:20~25%' 정도로 배분 비율을 정한다. 특히 당뇨병 환자에게 나타날 수 있는 케톤산혈

표 11-6 | 각 식품별 혈당지수

곡류		채소류		과일류	
식품명	혈당지수	식품명	혈당지수	식품명	혈당지수
보리	50	시금치	15	딸기	29
메밀국수	54	콩나물	22	배	32
호밀빵	55	브로콜리	25	귤	33
현미	56	양배추	26	포도	48
라면	73	토마토	30	수박	60
콘플레이크	75	단호박	65	황도통조림	63
백미	84	옥수수	75	말린바나나	65
식빵	91	당근	80	파인애플	65
바게트빵	93	감자	90	딸기잼	82
콩류 및 견과류		**육류, 어류, 어패류**		**유제품 및 계란**	
식품명	혈당지수	식품명	혈당지수	식품명	혈당지수
호두	18	연어	40	플레인요구르트	25
피스타치오	18	대구	40	우유	25
땅콩	28	참치	40	계란	30
아몬드	30	새우	40	파마산치즈	33
캐슈너트	34	가리비	42		
낫토	33	쇠고기	45		
두부(찌개)	42	돼지갈비	46		
유부	43	소시지	46		
고운 앙금	80	참치통조림	50		

자료 : 이경영, 기적의 다이어트 밥상, 2010

증을 예방하기 위해 최소 100g의 탄수화물 섭취가 필요하다. 따라서 하루 200~300g 정도의 탄수화물이면 뇌조직과 적혈구에도 충분히 탄수화물을 공급할 수 있다. 가급적이면 체내에서 서서히 포도당으로 분해되는 복합 탄수화물로 섭취하고 단순당은 총 에너지 섭취의 10~15%로 제한하도록 한다. 특히 혈당지수(glycemic index, GI)를 응용한 식이요법을 당뇨병 환자에게 많이 적용하는데 섭취한 식품의 혈당 상승에 따른 인슐린 반응이 변하는 것을 수치화한 것이 혈당지수이다. 당뇨병 환자의 식이요법에서는 혈당지수가 높은 식품보다 혈당지수가 낮은 식품 위주로 섭취하는 것이 좋으며 혈당지수가 60 이상인 식품은 피하도록 한다 표 11-6.

당뇨병 환자는 체단백질의 이화작용 때문에 소변으로 질소 배출이 증가하게 되고 단백질이 포도당신생작용을 함으로써 근육량 저하가 발생할 수 있다. 따라서 질적으로 우수한 단백질 섭취가 필요한데, 체중(kg)당 1~1.5g의 단백질 섭취가 필요하다.

한편 당뇨병 환자는 일반인에 비해 고지혈증, 동맥경화증 발생 위험이 높기 때문에 포화지방산 섭취를 줄여야 하고 콜레스테롤 섭취는 1일 300mg이 넘지 않도록 해야 한다. 하지만 지나친 저지방식은 공복감이 빨리 오기 때문에 주의해야 한다. 포화지방산 대신 심혈관질환 예방에 도움이 되는 불포화지방산 특히 오메가 3 지방산이 풍부한 고등어, 꽁치, 연어 등을 자주 먹도록 한다.

당뇨병 환자는 혈당조절 능력이 부족하기 때문에 운동 후 발생되는 저혈당 증상을 예방해야 한다. 식사 후 1~3시간에 운동을 하고 운동과정에서 나타나는 혈당 변화를 관찰해야 하며, 운동 전 혈당 상태에 따라 보충 간식 패턴을 달리한다. 30분 이하의 중강도로 운동을 할 경우 운동 전 혈당이 100mg/dL 이하일 때는 탄수화물이 10~15g 함유된 식품을 섭취하는 것이 좋다. 운동 전 혈당이 250mg/dL 이상일 때는 30분 이하의 가벼운 운동은 문제 없지만 1시간 이상의 운동은 금지한다. 1시간 중강도 운동 시 운동 전 혈당이 150~250mg/dL인 경우에는 보충 간식이 필요 없다. 하지만 혈당이 100~150mg/dL인 상태라면 시간당 탄수화물 10~15g을 추가한다. 운동 전 혈당이 100mg/dL 이하인 상태에서는 저혈당 상태를 방지하기 위해 우선 탄수화물 25~50g이 함유된 식품을 섭취한 후 운동을 실시하고, 운동 중에는 탄수화물 10~15g 정도 함유된 식품을 추가해 준다 표 11-7. 쌀밥 1공기에 탄수화물 66.6g이 함유되어 있고 식빵 한 조각에 15.6g, 고구마 2/3개(140g)에 42.4g, 바나나 1개(135g)에 32.5g의 탄수화물이 포함되어 있다. 따라서 탄수화물 10g을 보충하려면 바나나 1/3개를 섭취하고, 탄수화물 50g을 보충하려면 고구마 1개 정도가 적당하다.

당뇨병 환자는 1시간 이상 장시간 운동이나 강도가 높은 운동은 피하는 것이 좋으며 꼭 실시해야 한다면 운동 중 혈당검사를 자주 실시한다. 특히 고강도 운동 전 혈당이 100mg/dL 이하인 경우에는 탄수화물이 50g이 들어 있는 식품을 꼭 섭취한 후 운동을 실시하고, 운동 중 수시로 혈당검사를 실시해서 저혈당 쇼크를 미연에 방지한다.

표 11-7 | 당뇨병 환자의 1시간 중강도 운동 시 탄수화물 추가 섭취

운동 전 혈당	탄수화물 추가 섭취
>250mg/dL	운동 금지
150~250mg/dL	보충 간식 없음
100~150mg/dL	탄수화물 10~15g
<100mg/dL	운동 전 : 탄수화물 25~50g 운동 중 : 탄수화물 10~15g

연 구 문 제

01 1일 에너지 소비량에서 가장 많은 에너지를 소비하는 부분은 무엇인가?

① 기초대사량 ② 신체활동을 통한 에너지 소비량
③ 식사성 열발생 에너지 ④ 운동의 체온증가

02 다음 중 체중감소를 위한 운동처방에 대한 설명 중 틀린 것은?

① 비만인은 지구력 운동선수에 비해 지방연소 효율이 떨어진다.
② 비만인의 최대 지방산화량은 지구력 운동선수보다 낮은 운동강도에서 나타난다.
③ 걷기와 자전거타기의 최대 지방산화량은 비슷하다.
④ 비만인은 꾸준한 트레이닝을 통해 지방연소 효율을 증가시킬 수 있다.

03 다음 중 제2형 당뇨병에 대한 설명으로 맞지 않는 것은?

① 소아형 당뇨병 ② 인슐린 저항성
③ 성인 비만과 높은 관련성 ④ 공복 혈당이 126mg/dL 이상

04 다음 중 당뇨병 환자의 운동에 의한 개선효과가 아닌 것은?

① 글루코스 내성 증가 ② 인슐린 민감성 증가
③ 혈당 조절 ④ 인슐린 요구량 감소

05 고혈압 환자의 운동 시 주의해야 할 점이 아닌 것은?

① 모든 관절의 가동범위를 포함한 정적 스트레칭
② 혈압약 복용에 따른 운동 후 혈압 감소 방지를 위한 점진적 운동부하 감소
③ 근력과 근지구력 증가를 위한 등척성 운동 실시
④ 저항운동 시 낮은 저항으로 반복횟수 증가

06 다음 중 기초대사량을 감소시키는 요인이 아닌 것은?

① 근육량 감소 ② 노화
③ 임신 ④ 작은 키

참고문헌

강희성 등 공역. 운동과 스포츠 생리학 제3판. 2006

김창규 등 공역. Fox's 운동생리학 제6판. 2002

대한운동사회 역. 운동 검사와 처방. 한미의학, 2003

대한운동사회 역. 운동생리학. 한미의학, 2007

대한비만학회, 비만치료지침, 2012

대한고혈압학회. 2013 고혈압학회 진료지침, 2013

박인국 등 공역. 생리학 제7판. 라이프사이언스, 2003

윤성원 등 공역. 근력 트레이닝과 컨디셔닝. 제2판. 대한미디어, 2002

이경영, 기적의 다이어트 밥상. 조선앤북, 2010

이경영, 김소영 저. 다이어트 영양학. 대한미디어, 2008

이연숙 등 공저. 이해하기 쉬운 인체생리학 제2판. 파워북, 2011

이연숙 등 공저. 생애주기 영양학. 교문사, 2003

장경태, 이정숙 공역. 건강한 삶을 위한 운동처방 기초. 대한미디어, 2005

정성태 등 공역. Power 운동 생리학 제5판. 라이프사이언스, 2003

전국임상건강운동학과교수협의회 역. 운동검사 운동처방지침. 한미의학, 2007

한국영양학회. 한국인영양섭취기준, 2010

한국운동생리학회. 운동생리학, 한미의학, 2010

EBS 피부미용사 필기종합본. 느낌이 좋은책, 2009

O'shea JP, Simmons J & O Connor B. Weight Training Today, 1989(p. 164)

Pipes PL, Trahms CM. Nutrition in Infancy and Childhood, 5th ed. Mosby-Year Book Inc., 1993

찾아보기

저자 소개

이경영
서울대학교 체육교육학과 대학원 운동생리학 박사
현재 한국다이어트 프로그래머협회 회장
이경영 벤에세레 원장

신윤아
서울대학교 체육교육학과 대학원 운동생리학 박사
현재 단국대학교 체육대학 운동처방재활학과 부교수

다이어트운동생리학

2012년 2월 10일 초판 인쇄
2015년 3월 5일 2쇄 발행

지은이 | 이경영 · 신윤아
발행인 | 유제구
발행처 | 파워북
주 소 | 경기도 고양시 일산동구 호수로 358-25
동문굿모닝타워2차 529호
전 화 | (02) 730-1412
FAX | (031) 908-1410
등 록 | 1997. 1. 1 제 300-1997-13

정 가 22,000원
ISBN 978-89-8160-183-6 (93590)